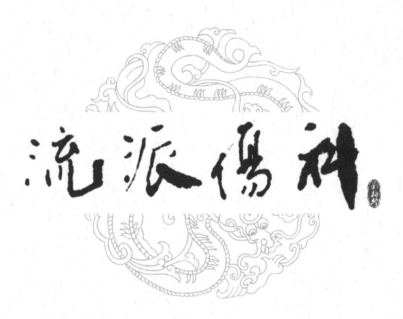

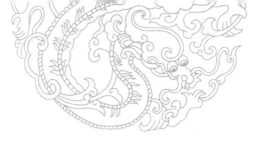

国家古籍整理出版专项经费资助项目

古代中医伤科图书集成

流派伤科

主　　编　丁继华

副主编　余瀛鳌　施杞

特约编委（以姓氏笔画为序）

王和鸣　王咪咪　石仰山　石关桐　邬扬清

刘柏龄　苏玉新　李同生　何天佐　秦克枫

郭维淮　萧劲夫　董福慧

编　　委（以姓氏笔画为序）

丁怀宇　王　宏　王　勇　王宏川　朱淑芬

刘　茜　刘白羽　刘福英　苏　静　苏继承

杜　宁　李　智　李飞跃　李金学　李家红

连智华　吴子明　邱德华　张世明　陈　晶

范少云　范婵娟　赵宏普　奚小冰　郭艳幸

程爱华　蔡静怡

中国中医药出版社
·北 京·

图书在版编目（CIP）数据

流派伤科 / 丁继华主编 . —北京：中国中医药出版社，
2021.11

（古代中医伤科图书集成）

ISBN 978-7-5132-3972-1

Ⅰ.①流… Ⅱ.①丁… Ⅲ.①中医伤科学—古籍—汇
编 Ⅳ.① R274

中国版本图书馆 CIP 数据核字（2017）第 006645 号

中国中医药出版社出版

北京经济技术开发区科创十三街 31 号院二区 8 号楼

邮政编码　100176

传真　010-64405721

山东临沂新华印刷物流集团有限责任公司印刷

各地新华书店经销

开本 787×1092　1/16　印张 16.75　彩插 1.25　字数 347 千字

2021 年 11 月第 1 版　2021 年 11 月第 1 次印刷

书号　ISBN 978 – 7 – 5132 – 3972 – 1

定价　98.00 元

网址　www.cptcm.com

服 务 热 线　010-64405510

购 书 热 线　010-89535836

维 权 打 假　010-64405753

微信服务号　zgzyycbs

微商城网址　https://kdt.im/LIdUGr

官 方 微 博　http://e.weibo.com/cptcm

天猫旗舰店网址　https://zgzyycbs.tmall.com

如有印装质量问题请与本社出版部联系（010-64405510）

《古代中医伤科图书集成》
编委会

主　　编　丁继华

副 主 编　佘瀛鳌　施　杞

特约编委（以姓氏笔画为序）

王和鸣	王咪咪	韦贵康	石仰山
石关桐	邬扬清	刘柏龄	苏玉新
李同生	肖鲁伟	何天佐	郝胜利
秦克枫	郭维淮	萧劲夫	董福慧

编　　委（以姓氏笔画为序）

丁怀宇	马　达	王　宏	王　勇
王　艳	王　萱	王宏川	王京文
朱立国	朱淑芬	刘　宇	刘　茜
刘白羽	刘秀芹	刘福英	苏　静
苏纪权	苏继承	杜　宁	李　昆
李　智	李飞跃	李芳杰	李金学
李沫霖	李家红	李蔷薇	杨国华
杨艳君	连智华	吴子明	吴夏勃
邱德华	张广智	张世明	张家庆
陈　晶	陈　强	陈训华	范少云
范婵娟	赵庆安	赵宏普	钟　方
奚小冰	高　云	郭艳幸	黄　巍
符诗聪	程爱华	傅文彧	蔡静怡

丁继华（1932—2016），浙江奉化人氏。1954年毕业于哈尔滨医科大学，曾任中国中医研究院骨伤科研究所所长、研究员、主任医师，硕士研究生导师，中国中医骨伤科学会顾问。丁氏擅长创伤外科和中医内伤的临床医疗工作，多年潜心研究伤科理论和伤科文献，先后编撰了十余部伤科专著，并发表了数十篇学术论文。1986年，丁继华被英国剑桥传记中心录入《国际知识分子名人录》，1992年获国务院政府特殊津贴。

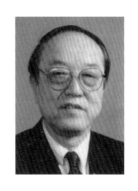

余瀛鳌，1933年生，江苏阜宁人氏。1955年毕业于上海第二医学院，曾任中国中医研究院医史文献研究所所长、研究员、主任医师，博士研究生导师，现为国务院古籍整理规划小组成员。余氏擅长中医临床工作，潜心研究中医临床文献，系我国中医医史文献学科带头人之一。余氏编撰出版了众多著作，发表学术论文170余篇。被英国剑桥国际传记中心收录入《国际知识分子名人录》，1992年获国务院政府特殊津贴。

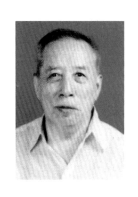

施杞，1937年生，江苏东台人氏。1963年毕业于上海中医学院，曾任上海市卫生局副局长、上海中医药大学校长，主任医师、教授，博士研究生导师，兼任中华全国中医药学会副主任委员、中医骨伤科专业委员会理事长。施氏擅长伤科临床医疗工作，主持参加了许多伤科的临床和实验研究，主编出版伤科专著60余部，发表学术论文数百篇。1993年获国务院政府特殊津贴。

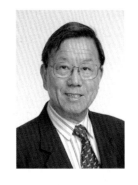

余　序

在人类繁衍迄今的漫长岁月中，骨伤科疾病素以常见、多发著称于世。从文献记述而言，早在《周礼·天官》中已有医学分科的载述。当时所分"食、疾、疡、兽"四科，其中的"疡科"包括了外科和骨伤科。特别是"折疡"和"金疡"，几乎可以涵盖骨伤科的所有病证，亦可视作骨伤科疾病早期分科的渊薮。

现存最早的骨伤科专著，则系唐·蔺道人的《仙授理伤续断秘方》(简称《理伤续断方》)。须予指出的是，《理伤续断方》虽为较早期的骨伤科专著，但其学术奠基的"深广"与"高水平"为历代医家所重视。该书载述了骨折、脱臼、跌仆损伤、出血等病症，实施牵引、手术复位、扩创、填塞、止血、缝合诸治法，并有若干经验效方；难能可贵的是，书中载述了较为成熟、切于临床实用的整骨手法及其施术步骤。从诊疗学发展的角度而言，当时我国骨伤科在世界各国处于领先地位，是毋庸置疑的。嗣后，历代不断有骨伤科著作问世，尤以明、清更为丰富多彩。举其要者，如明·薛己《正体类要》，该书重视整体施治，强调手法须与脉理和人体虚实互参以决定治法。清·钱秀昌《伤科补要》，则详审经穴，明辨骨度之长短与断裂情况，以测其预后。邵勤俊之《跌打新书》，在手法上详于擒拿、运手、点穴。另如清·吴谦《医宗金鉴·正骨心法要旨》、赵竹泉《伤科大成》、胡廷光《伤科汇纂》、江考卿《江氏伤科学》等书亦各具特色，并有较大的学术影响。

释、道中的骨伤科名著，如明·异远真人之《跌损妙方》，该书根据人体损伤部位，分之为七门，药用平稳，立法精审。而少林寺伤科，清代有多种编著传世。其中如《少林寺跌打损伤奇验全方》《少林真传伤科秘方》等书，列述骨折、金疮、夹打、跌损、坠压、闪挫等多种病证，其中《少林寺跌打奇验全方》载方多达500余首，或"以方列病"，或"以证论方"，使读者易于学用，而该书选方之多，在清以前于骨伤科专著之类亦享有盛誉。军事家如元、明之际刘基（伯温）等，曾撰著《金疮秘传禁方》等书；拳术家如清·王瑞伯，撰著《秘授伤科集验良方》等书，再如《中国医学大成》所收编之《伤科要方》（作者佚名）等书，在内容方面均各有侧重。前者详于内伤脏腑之方药治疗；后者着重指出人体108穴中有36个大穴最易伤损，如打中某穴，可见何项外证，用何方加减施治，服药后见何证可治、何证不可治等，均予备载，可谓辨证详明，切于实用。又如《沈元善先生伤科》，沈氏在清乾隆年间曾任镖师，书中介绍接骨上髎、取箭破弹、气血流行之生理病理，辨析腧穴明堂和受伤轻重，均能突出重点，并附经验效方……

在我国自春秋战国至明清，骨伤科专著不足200种（包括一些散在于民间、有较高学术和临床价值的古抄本），但综合医著及其他临床医学古籍文献中，抑或有伤科章节及散在性的伤科论述。

丁继华教授寝馈于中医骨伤科领域不下数十年，在学术临床方面多有建树，论著丰富。在担任中国中医研究院骨伤科研究所所长期间，广泛收集有关古代伤科的专著、章节、其他名医名著中有关骨伤科病证的载述，与国内众多的伤科专家一起，首次将伤科分成经典、儒家、道家、佛家、兵家、民族、汇通、流派、导引、杂家十类伤科，予以分别列述、阐析，明示各个学派的学术临床特点及其同中之异，突出其诊疗（治法包括手法及方药等）诸法。难能可贵的是，丁继华教授又组织全国骨伤科专家合作，将此十类伤科分别编成十册本的丛书，在"十三五"规划的感召下，由中国中医药出版社组织出版。

敝见认为：本套丛书具有以下学术特色：①这是一套划时代的骨伤科宏编，编著体现了继承与弘扬相结合的高水平的学术风貌。共参阅了300

余种医籍、文献，由我国现代的伤科权威专家书写各书按语（含书法），突出了学术中继承与弘扬的编撰风格；②本套丛书始终以"学术与临床并重"作为编写的主旋律。现今存传于世的骨伤科专著颇多，但大多详于临证施治，而在学术方面论析不足。本丛书重视学理的论析，具有丰富的骨伤科病证学术内涵和丰富多彩的治法、方药。在"传其学验，阐其蕴旨"方面下了一番功夫，如此丰盈的集成之作，堪称骨伤科前所未有的宏编；③本套丛书在治法上"去粗存精，去伪存真"，作者重视反映不同学术流派的治法和方药，均足以体现其"方、术并重"的施治特色；④作者阐论诸章节，又能适当注意融贯中西医学，在某种程度上反映了当前骨伤科在治法上的改良与创新，使中西医结合治疗的综合疗效能明显提高，并将使中医骨伤科在"步出国门，面向世界"方面加快步伐，促进中医药学为世界各国人民的医疗保健做出新的贡献。我在访问日本国时，オリエント出版社社长野濑真先生对我国医学界在挖掘和整理古代文献资料方面所做的工作亦予高度赞赏。

编撰、刊行《古代中医伤科图书集成》这套伤科传世之作，是中医学术临床界的盛举。我在欣忭之余，不顾识谫学陋，引笔以为序言。

余瀛鳌

二〇一五年十二月

前　言

　　1983 年，卫生部责成中国中医研究院骨伤科研究所召开伤科发展座谈会，由卫生部下文给全国各省市卫生部门，分别推荐 1 ～ 3 位伤科专家来京，时任卫生部中医司田景福司长主持会议，卫生部钱信忠老部长亲临会场指导。会议达成三项共识：①尽快成立伤科学会；②尽快组办伤科杂志；③尽快开始发掘伤科古籍。

　　历经近三十年伤科古籍的收集，1999 年，经众多伤科专家努力，达成伤科十大分类的共识：①经典伤科：历代伤科医家公认并常引用的伤科医籍；②儒家伤科：儒医撰写的伤科论述及医籍；③道家伤科：崇尚道学的医家撰写的伤科论述及医籍；④佛家伤科：崇尚佛学的医家撰写的伤科论述及医籍；⑤兵家伤科：历代带兵的医家及军医撰写的伤科论述及医籍；⑥汇通伤科：西方医学与中医伤科相结合的伤科论述及医籍；⑦民族伤科：少数民族医家撰写的伤科论述及医籍；⑧流派伤科：流派创始人及后继掌门人撰写的伤科医籍；⑨导引伤科：从事导引的医家撰写的伤科论述及医籍；⑩杂家伤科：上述九类之外的医家撰写的伤科论述及医籍。

　　在国家中医药管理局第十三个五年规划感召下，中国中医药出版社按伤科十大分类编制了十册本的《古代中医伤科图书集成》丛书，它们既是医书，亦是史书。本套丛书收载了自春秋至明清的有关伤科论述、章节和专著，同时书中还载有 19—20 世纪对伤科发展有贡献、有作为的专家们的学术思想和观点、治伤经验、崇高医德和珍贵墨迹。

　　本套丛书共计十册，分别由名家题写书名。原卫生部部长钱信忠先生题写《经典伤科》书名、著名儒医施杞教授题写《儒家伤科》书名、道学专家李同生教授题写《道家伤科》书名、著名医家余瀛鳌教授题写《佛家伤科》书名、原八一骨科医院院长何天佐先生题写《兵家伤科》书名、我国当前汇通派掌门人唐由之教授题写《汇通伤科》书名、原伤科学会副会长李国衡先生题写《民族伤科》书名、当前补肾学派掌门人刘柏龄教授题写《流派伤科》书名、体育运动系专家何天祺教授题写《导引伤科》书名；伤科权威专家郭维淮教授题写《杂家伤科》书名。众多大家名医助阵本套丛书的出版工作，以飨读者。

丛书中不同的专辑可能出现书目的重名，如《仙授理伤续断秘方》是经典专辑，故于《经典伤科》中全文录载，但有学者因其著者名为"蔺道人"而误将其列入道家伤科。其实隋唐时期称"道人"者系指有道之人、有学问之人，而非一定是道家的道士。另如，《秘方》系头陀所传，为正视听，《秘方》在《佛家伤科》一辑中仅挂名而略文；又如《跌损妙方》系道家异远真人所撰，但又系经典著作，故其文归入《道家伤科》一辑，名挂《经典伤科》一辑等。

本套丛书内容翔实，图文并茂，对从事伤科专业的同道及骨伤科爱好者来说，不失为一套实用的工具书及参考书。

丁继华　识

丙申年三月十六日

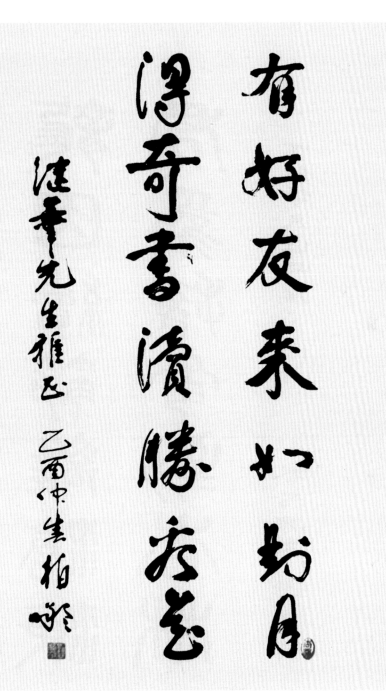

伤科学会副会长刘柏龄题词

"有好友来如对月，得奇书读胜看花"

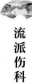

"龙因续筋离沧海，虎象接骨勤杏林"

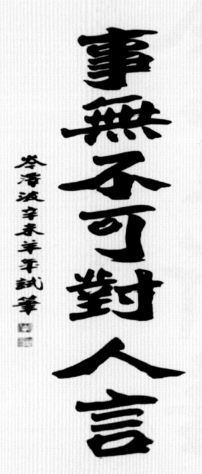

書有未曾經我讀 繼華教授正腕

事無不可對人言 答清波辛未辛年試筆

"书有未曾经我读，事无不可对人言"

恭贺新禧

丁德荣教授 岁次壬午

香港中文大学岑泽波

岭南流派传人岑泽波教授提词

"恭贺新禧"

丁继华按

自有人类以来，便伴之而产生创伤和疾病，它们像孪生兄弟一样，同时降至人间。在与自然灾害和疾病做斗争的过程中，千百万人经过千万年的医疗实践，最终产生了中医药学。其中那些不断总结经验、改进方法、提高疗效、促进医药学向前发展的人们，就是中医药学史上的精英。

在文字尚未发明以前，就有"伏羲尝草制砭""神农尝百草，和药济人"的传说。文字发明之后，历代的事迹就或多或少地被记载了下来。在研究中医药学发展史中，比较可靠可信的历史资料有两种：一为史书，一为医书。前者是历代政府记载的通史，后者是历代医药学精英们的经验和学术总结。

《史记》是我国目前最早的史书，记载了春秋战国时期的重大事件，其中就有介绍医学家扁鹊、仓公的史绩；汉朝的《汉书》和三国时期的《魏书》(《三国志》)中，均记载有名医张机和华佗的医术和贡献；《晋书》介绍了医学家皇甫谧、葛洪；《唐书》记载有孙思邈；《金史》《元史》记载有金、元著名医学家张元素、刘完素、张子和、李东垣等的学术思想和医疗实践；《明史》有葛可久、李时珍等著名医家的传记。上述这些史书，较真实地记载了历代有影响的医学家们的事迹，是研究医学发展的重要历史文献资料。

另一方面，医书亦为重要的历史资料，因为从医书上的经验总结、理论探讨、学术思想、理法方药的介绍中，均能更直接地了解各个历史朝代著名医家的特长和当时的医学水平，以及医学家们对促进中医药事业向前发展的贡献。如目前成书最早的医书《五十二病方》等，它们反映了我国公元前的医学水平；《黄帝内经》是一部有相当科学水平的医学巨著，该书在形式上虽是以黄帝和岐伯、雷公等诸大臣对有关医学理论和临床实践的问答，但书中内容所涉及的方面是相当的广和深。在数千年前就有这样科学的总结，反映出当时相当高的学术水平，该书直至今日仍为中医药学的重要教科书。虽然著书的作者不详，但可以断言，这是秦汉以前无数医学精英集体智慧的结晶。秦汉时期为中医学发展史上的昌盛时期，医学人才辈出，不少经典医著出自医学大师之手，如秦越人（扁鹊）撰《难经》，东汉三国时期华元化（华佗）著《中藏经》，汉·张仲景（张机）撰写了著名的《伤寒杂病论》。东晋·葛洪的《肘后备急方》、皇甫谧的《针灸甲乙经》，隋·巢元方的《诸病源候论》，以及唐·孙思邈的《千金要方》等，也均为医药学史上的著名经典医著，对于医药学的发展起到了积极的促进作用。宋代朝廷十分重视医书的整理工作，先后责成王怀隐等编著了《太平圣惠方》，责成太医院编撰了《圣济总录》。明太祖第五子朱橚汇编了巨型医著《普济方》；清·吴谦等汇编了《医宗金鉴》。这些巨著的特点是整理和总结了前人和该时期精英们的学术思想和宝贵医疗经验，能够反映出各个历史时期的理论水平和学术特长，这些医著和医家们的临床经验成了中医药学的宝贵财富。数千年来，他们在为炎黄子孙解救疾苦和保健延寿上，确实做出了卓越的贡献，这些丰功伟绩，永载青史。

史书和医书中重点介绍的多是大方脉（内科）和小方脉（儿科）等医家的医疗实践和临床经验，关于正骨学或者骨伤科方面的医家涉及极少。虽然《山海经》中有扁鹊曾"以刀刺骨"和"剖胸探心"的记载，涉及一点骨伤科的内容，但扁鹊仍是以大小方脉为主的全科医家。《三国志》虽然也介绍了华佗的五禽戏、麻沸散和开腹截肠手术的事迹，还传说他有开颅、刮骨的技术，他可能还担任过一段时期的随军军医，具有野战外科（相当部分是骨伤科）的经验技术，但可惜他未曾留下骨伤科这方面的专著。

直到唐代，公元841年间，由蔺道人撰写的《仙授理伤续断秘方》问世后，医学史上才出现第一部骨伤科专著。嗣后，历经宋、金、元600多年，中间未曾再有第二部骨伤科专著出现。虽然宋代的《太平圣惠方》和《圣济总录》中有落马堕车、打扑跌伤的专门章节介绍，特别是元·危亦林所著的《世医得效方》中专门有一卷介绍了"正骨兼金镞科"的专业内容，但这几部书都不能算作骨伤科的专著。王怀隐、危亦林等亦非骨伤科专家，他们不过是将前人或当代救治骨伤科疾病的一些理论、经验和方药加以整理汇编而已。到了明代，才出现了《刘伯温先生跌打损伤秘方》和异远真人撰写的《跌损妙方》两部骨伤科专著。明代著名医家薛己和王肯堂，虽然先后也曾撰写了《正体类要》和《证治准绳》，这两本是骨伤科专业性很强的医书，其中也确实有不少新颖的见解和独特的方法，但薛、王两氏仍算是全科医家，只是兼擅骨伤科专业而已。

至清代时，骨伤科发展迅速，特别是西方医学逐渐传入我国，中医骨伤科面临着严峻的挑战。如果说自春秋战国到明代，骨伤科专著只有几本的话，那么到清代，特别是晚清时期，骨伤科专著则犹如雨后春笋般不断涌现。据目前能查到的文献资料来看，可知有钱秀昌的《伤科补要》、胡廷光的《伤科汇纂》、赵廷海的《救伤秘旨》、赵竹泉的《伤科大成》、胡青昆的《跌打损伤回生集》、王焕旗的《全体伤科》、徐瑛的《接骨全书》、王锡林的《跌打伤科》、郑芝龙的《金疮跌打接骨药性秘书》等等丰富的内容。同时尚有一批家传的伤科医书，如《沈元善先生伤科医书》《江氏伤科学》《龙源洪氏家传跌打秘方》《霍孔昭秘传》《黄氏青囊全集秘旨》《朱君尚拳棍师方治》等，它们均各自具有自己流派祖传的特长。此外，还有以武术伤科为特长的一批伤科专著，如《少林寺伤科秘方》《少林真传伤科秘方》等，不但在促进中医骨伤科专业的发展上有很重要的贡献，而且为形成中国骨伤科，进一步造福全人类，奠定了坚实的基础。

所谓"流派"，必须具备两个基本条件：其一，它必须与其他流派有着不同的特点或长处，无论是学术思想或理论观点，或是正骨技术，或是治伤秘方，有其独特的专长；其二，流派不仅有创始人，同时还应有传人或继承人。只有具备这两个条件，流派才得以生存，才能流传和继承下来。

一、流派的形成

一般来说，流派创始人的专业技术，不是袭自祖传，就是继承师业，当然也不排除自学成才者。所谓创始人，即该流派与其他流派不同的学术思想和技术专长，是由创始人形成或在社会上得到公认，具有一定影响，并由其子女或弟子将其继承、流传下来。古有"医不三世"之说，其中有一种解释是，"医不三世，不服其药"，也就是说只有父子相承相传的流派，才可以言医，才可以为人们所信赖。这说明了社会环境对流派形成的影响。

在我国，中医骨伤科流派的形成，可能与我国的地理、历史、传统思想有密切的关系。我国地域宽广，人口众多，但在旧社会，由于交通不发达，医疗技术和设备落后，迫使许多急病重症必须就地抢救，当场解决。久而久之，就在各个地区造就了一批善治跌打损伤的技术人才，其中凡有一技之长或治疗效果卓著者，名声较大，求医者又多，必有一帮人相随学艺，或为子女，或由弟子相继承而流传，这样就形成了流派。

二、流派的兴起

流派兴起的因素颇多，其中最重要的，当然是流派过硬的技术。只有技术高超，才能获得显著疗效。这样，不但邻村邻县的患者前来就医，即使是千里之外的伤员，也会慕名跨省而来求治。高超的技术和刻苦学习、潜心钻研、谦虚讨教、勇于实践、勤于总结是相辅相成、互为因果的，这是流派兴旺的因素之一。另外，创始人有高贵的医德，有救死扶伤的崇高品德，不过于计较经济上的得失。再有，善于总结，善于传授，比较开明，技术上不保守，同时也善于经营管理。还有，在旧社会，流派面临着两个方面的挑战，一方面是自明清两代起，西医在中国的崛起，特别是在一些大中城市里，流派如果无特长、不发奋，则难以生存，更不用说继承、发扬；另一方面，某一流派尚面临着中医其他流派的挑战，如上海伤科八大家，或者广东的五大名家，均属此一类型，他们最终得以生存、发展并流传下来，全仗他们的特长及勤奋。

三、流派的衰落

流派衰落的因素亦很多，但主要的有以下几方面：第一，继承不力是主要原因，但影响继承不力的因素也因派而异。有的是学术问题，有的是继承人的问题。譬如流派继承人膝下无子女，或子女对骨伤科专业不感兴趣，转而从事其他专业，致后继无人。第二，是祖传的秘方或一技之长失传，使其后人无所继承，更谈不上流派的发扬了。在千古兴衰话伤科时，明代盛寅有几句话是值得深思的，他在《医经秘旨》中说道："古之豪杰自振者，不能悉举，若李东垣、朱丹溪、滑伯仁、戴元礼等，皆非世传而精造医术，屡起危殆，著书立言，为后进模范，切不闻其父子相传矣。"生活中也确实如此。所以，祖传能否继承，流派能否兴衰，皆视传人能否自振。勤者兴，惰者衰，此乃事物之客观规律也。

目 录

《沈元善先生伤科》

清·沈昌惠乾隆年间

沈公伤科

先祖讳昌惠，字元善，于乾隆初年间，清朝初平，豪杰治世，勇力为先。敝地是海边之所，多有大盗上岸掳掠，故吾先祖访得名师，教习拳棒武艺。吾祖习学精通，有神功莫测之法，十八器械无一不精，练授沙标百打百中，堵板能穿，跳跃如飞。因南海洋乱，有鸭赛大盗横行，打劫船商，此时蔡千未出，此帮没归蔡千。南田相近有山屿，地名黄衙，捕鱼之要所，强盗累带掳掠。于是商家聘请吾祖保护，使强人不得撄扰。外有镇邑，施世昂侵夺此山，私借官兵大闹黄衙，伤残官兵，上宪两治，吾祖幸得道宪昭雪，施世昂重究治罪。余今受祖业之德，岂可不报祖父之恩。特将秘本刻传于世，为报祖德云尔。

沈扬泰识

沈元善先生伤科秘本上卷

秘本总论

夫伤科者，虽为顽医，外科亦须审辨内理。若不分经络脏腑，不识病原，不熟药性，一味庸方草药，不过暂疗无碍之症。若危险之症，岂能决疑而应手奏效乎。假如方中用自然铜为接骨之要药，今顽医骨不断碎亦用之，令人反成骨痿。乳香、没药、桃仁等药，散瘀止痛为要；然无瘀亦用，令人枯乏。然当归、红花亦为活血破血之分，枳壳、青皮、陈皮、木香亦为顺气之别。以人亦有强实虚弱、老幼男女之殊；受伤内外、轻重之因。若一例而治，是为庸愚之意也。然接骨上骱，必要名师临症传授手法，不能笔记意传。如他症用药照法施治，无不为验。

论生死诀

金疮诸损眼晕青，定立身亡难救命。若益气喘并呃逆，但看一切内中应。鱼际无脉不可治，脉乱洪大命难存。顶门浆出亦不治，口吐涎沫难保命。眼定口攒为肠隔，反肚眼白口吐粪。胸伤气绝心霍肺，大笑不止肾腰侵。面红唇白并气喘，撒手脚直汗珠淋。遗尿发直皆不治，一切犯之命归阴。

接骨上髎诀

凡接骨上髎不能意传，各有手法传授。唯头骨、华盖骨、背脊骨、两肋骨、尾闾骨俱不能接。如四肢骨断，皮肉不破者，将手放平，用解郁宽筋散，放伤膏内贴好，上盖绵絮，外用杉木皮、布帛绑紧，用带紧缚。候七日肿退，再收加紧，切莫宽松。两月放绑，内服飞龙夺命丹加骨碎补、地鳖虫，三五服后，用益补之剂调理，忌一百二十日重力行走。如骨断肉碎者，内服麻药或外敷麻药，将肉破开，以骨排平。如不合筋肉之碎骨取出，合筋肉之骨整好平稳。用清凉太白丹、清凉太乙膏贴好，外用前法绑好，十四日可换、再绑，内服前药调理。

脱环跳穴，将患人卧于平地，一人上身捕捉，医人坐于地上，两手紧握其足，齐力手扯，将足蹬其环跳即进矣。

脱肩，用短梯一部，将患手穿过隔梯，一人将身捕住，医人扯其患手，转动扯续即进矣。

落下颏，将大指插口内槽牙尽根，内外钩住，摇动即上矣。

凡脱诸穴，外贴伤膏，内服补中益气汤数剂，使不后患。其他小伤诸法方药，俱移载于急救良方见之。

取箭破弹诀

箭入肉内不出，用蜣螂、雄黄、象牙屑三味为末，蜜调如丸，纳伤口内；外用羊肾脂打融贴之，必作痒而动，拔出以人尿洗之，贴膏能愈。

中毒箭有二种，交广变夷用焦铜作箭镞，人若中之，腐烂而死，急取金汁内饮、外洗。一时不得，即灌人粪汁，煎后敷之，非此不能解毒也。

中药毒，急用蓝靛汁一大碗灌之，外亦涂之，若用前法更好。

火弹入肉，急饮地浆水一碗。未出者，用麻药内服、外敷，破取；已出者，用洋糖纳入孔内，过夜取换。

夹伤，禁用敷药、膏药及泥涂等法，后必作肿成脓。即用朱砂、银珠烧酒调敷伤处。着一人以十指尖轻啄搔其足心，再着一人以笔管于患者脚面上轻轻赶之，助通血脉。内服琼液散（即闹羊花为末），或五分，或七分，陈酒调服至大醉如瘫，连服二次而愈。

诸穴明堂总记

泥丸穴在头顶心，即前百会穴；听宫穴在耳门前即是；华盖穴在胸前高骨下即是；正心穴在华盖下二寸一分，心窝潭脐上六寸；霍肺穴在正心下一寸一分即是；板肚穴在霍肺下一寸三分即是；丹田穴在脐下二寸即是；气海、精海二穴在脐下一寸五分即是；关元穴在脐下三寸即是；海底穴在肛门前谷道穴即是；上血穴在乳下左旁一寸三分即是；正血穴在上血穴下一寸三分即是；下血穴在正血穴下一寸三分即是；上气穴在乳下右旁一寸三分即是；正气穴在上气穴下一寸三分即是；下气穴在正气穴下一寸三分即是；三侠穴在乳下两旁各开三分即是；分血穴在关元左边开半寸即是；分气穴在关元右边开半寸即是；章门穴在左边肋骨下软胁处即是；池门穴在右边肋骨下软胁处即是；血囊穴在章门下一寸即是；气囊穴在池门下一寸即是；肺俞穴在背上第三节脊骨即是；心俞穴在背上第七节脊骨即是；膏肓穴在心俞两旁各开一寸，高骨内即是；血海、气海二穴在膏肓下一寸即是；肾俞穴在背脊，上至下第十八节，下至上第七节，两旁各开一寸三分即是；命门穴在第七节肾俞之中即是；鹤口穴在尾骨尖头，一名尻神、一名尻间、一名涌泉穴即是；涌泉穴在足底心即是。大凡人周身一百零八穴，属上三十六大穴受伤以致命，宜慎之。

气血流行诀

子胆、丑肝、寅肺、卯大肠、辰胃、巳脾、午心、未小肠、申膀胱、酉肾、戌包络、亥三焦。大凡人一身穴道中，每日十二时辰以合十二经络，气血流行，何时行于何经、何穴。受伤者难治，亦宜慎之。

诸穴受伤轻重分别

泥丸穴重三天，轻六十四天；听宫穴重廿四天，轻半年；华盖穴重即死，轻二十四天；正心穴重即死，轻一百二十天；霍肺穴重即死，轻一百二十天；板肚穴重即死，轻一百二十天；气海穴重即死，轻一百二十天；丹田穴重九天，轻五十天；关元穴重五天，轻一百二十天；海底穴重七天，轻四十九天；上血穴重卅六天，轻一百六十天；正血穴同上；下血穴同上；上气穴同上；血气穴同上；下气穴同上；三侠穴重七天，轻六十四天；气囊穴、血囊穴重即死，轻四十二天；分气穴、分血穴重十三天，轻一百二十天；章门穴重三天，轻一百天；池门穴重即死，轻六十四天；肺俞穴重九天，轻六十四天；膏肓穴重三天，轻一百廿天，吐血不治；血海穴、气海穴重七天，轻一年；肾俞穴重三天，轻六十四天；鹤口穴重七天，轻一年；涌泉穴重六十四天，轻一年。以上诸穴受伤轻重，宜慎审之。

劝相打歌

劝君切莫斗相争，拳棒相打不留情。耐得喉中三寸气，万灾千祸不临身。自己受伤自己苦，伤了他人心怎宁。但存夫子三分礼，不犯萧何六法刑。

沈元善先生伤科秘本中卷

丸散膏丹类方

保安万灵丹：见《卫生鸿宝》卷二外科四肢门。本集以白芷易石斛，每服三钱，小儿减半。主治内又增发背、腹痛泄泻、伤寒瘟疫邪瘴。治痈疽疔疮，一切表症，用葱汤送下，被盖取汗。如汗迟出，再葱汤或热酒催之必出；一治伤风外感湿邪，诸疮诸风，亦用葱汤送下取汗；一治小儿惊风，薄荷汤送下；一治泄泻呕吐等症，陈酒或姜汤送下；一治风痛、痞满臌胀、痢疾，以及瘰疬、乳核、乳岩等症，汗后亦用陈酒送下。

蟾酥丸：加金头蜈蚣，名飞龙夺命丹（见同前）。主治内又添时痧、卒中。制法同，每服减作三丸，葱白须口内嚼烂吐在手心上，男左女右，将药丸裹入葱泥内，热陈酒送下。

太乙紫金锭：见《卫生鸿宝》卷一内科通治门。

神仙蜡矾丸：见《卫生鸿宝》卷二外科内服门。主治内又添虎狮毒蛇咬伤，服之使毒气不得攻心。即汤火伤者亦宜急服此丸，以上护心。本集仅有黄蜡一两，明矾（研细）二两。先将蜡烊，候温入明矾末，搅极匀，随烘随丸，如绿豆大，朱砂为衣，每服三钱，白汤送下，忌葱三天。

九龙丹：见《卫生鸿宝》卷二后部门。有巴豆，无山甲、归尾、红花三味。主治内又添杨梅结毒、大麻风癞等症。制法：为末，和生蜜打成一块，瓷盒收贮，临用作豌豆大之丸，每服九丸，空心热酒送下。

稀涎丹：治一切咽喉痰症、癫痫，可代凉痰丸。明矾一两，牙皂（切）三钱，巴豆（去壳油净）七粒。先将明矾放铜勺内溶化，入牙皂、巴豆仁熬之，矾枯烟尽，取出研细，或散或丸。每服一钱，甚者二钱，即吐其涎，片刻下行而愈。

控涎丹：治一切颈项瘰串痰核、痰饮、痰哮、中风等症。制甘遂、紫大戟、白芥子。上三味等分，共为细末，面糊丸，每服五分。此方一名子龙丸。

化世道人飞龙夺命丹：已抄《验方新编》（跌打损伤门）内。

七里散：巴豆霜、血竭、滑石、地鳖虫、乳香、没药、半夏、归尾。前八味共为细末，每服五分，约走七里而行。

整骨散：六轴子（即闹羊花子，一名铁胡蜂），焙，研细末，每服三分，陈酒送下，摩擦伤处；重者，间日再服。

麻药类方

整骨麻药：闹羊花、胡茄子、生川乌、生南星、生半夏。前五味共为细末，面糊丸如芡实大，约重一分，陈酒送下，大醉开取，针刺不痛。

琼酥散：见《金鉴》六十二卷〈外科心法〉肿疡主治类方。

茉莉酒：茉莉花根肥大者，酒磨一寸服之，一日不醒；二寸，二日不醒。俱用冷水喷面，甘草汤解。

外敷麻药：川乌五钱，草乌五钱，南星五钱半夏五钱，细辛一两，胡椒一两。前六味等分为末，烧酒调敷，刀割不痛。一方加荜茇五钱；一方无细辛，加金蟾酥四钱。

消风青龙散、退消白龙散、解郁宽（筋）经散：俱已抄《验方新编》（跌打损伤门）内。

敷药类方

九如金箍散：治一切无名肿毒、头面肥疮、暑天小疖。大黄、姜黄、黄柏、花粉各一两，防己、南星、半夏、薄荷叶、白芷各一两。九味共为细末，白蜜调敷。

冲和膏：见《金鉴》六十二卷〈外科心法〉肿疡敷贴类方。

回阳玉龙膏：见同上。

真君妙贴散：同上。

去腐拔毒类方

三品一条枪：见《外科正宗》卷五瘰疬门。

冰狮散：见同上。

化腐紫露膏：治发背脓疽、顽毒不化腐者，用此立效。蓖麻仁、轻粉各三钱，血竭一钱，白矾五分，巴豆五钱，樟冰一钱，螺丝肉一钱。七味用杵烂，麻油调敷，膏药盖好。

金不换：治一切疮毒、漏管并效。蜈蚣一条，蜂房二个，全虫三只，雄黄二钱，冰片三分，麝香五分。加五倍子，名八将散。

四味拔毒方：新开刀孔，蘸纸捻使孔不满，一切疮毒通用。月石、枯矾、腰黄、铜绿。

生肌类方

清凉太白丹：生肌长肉，拔毒止痛，敷下疳，夏月通用。煅石膏一两，轻粉一钱，冰片一分。

天蛇消毒散：治吃皮天蛇毒、蛇头指毒、诸疮，冬月多用之。煅石膏一两，腰面雄黄三钱。

珍珠散：煅石膏一两，飞陶丹一钱，珍珠三分。生肌通用。

八宝丹：珍珠二分，琥珀三分，血竭一钱，制甘石三钱，白占二钱，石膏三钱，冰片一分，麝香一分。

丹降类方

三仙丹：治一切痈疽发背、去腐生肌，唯梅疮则禁用之。水银、火硝、明矾（煅枯）各一两。前二味乳钵内研不见星为度，入锅内碗盖，用纸捻塞实。生石膏半斤，研细，铺纸捻上，再用黄沙铺满锅中，以平锅沿为限。碗底上放棉花一块，上用大秤锤压之，用火先文后武，约三炷香时候，碗上之棉花焦黄色，则丹成矣。

红妙丹：五色灵药、白降丹俱见《金鉴》六十二卷〈外科心法〉去腐类方、生肌类方二门中。

膏药类方

万应内伤铁云膏：已抄《验方新编·跌打损伤门》内。

清凉太乙膏：当归、番鳖、元参、甘草各二两，生地、大黄各一两。前六味或用香油，或用麻油五斤，每斤油中铅粉冬六两、夏五两。煎法同万应内伤铁云膏。

紫露膏：专贴发背提脓、烂脚疮，疗效如神。麻油四两，煎至滴水成珠，入松香一斤，冬制夏用。凡制法，候温入研细铜绿二两。

拖油膏：治一切沿皮烂脚、血风等症，并效。文蛤、轻粉、白占各五钱，黄占一两，血竭三钱，冰片一钱。前五味研为细末，用熬熟猪油一斤，前药同化，候温入冰片调和，用棉纸拖之，随患大小剪贴，先以葱汤洗之，三日一换。

隔纸膏：川连一钱，乳香、没药各三钱，白占、炉甘石各五钱，血竭二钱，轻粉三钱，麝香一分，冰片三分。共研细末收贮。临用时，麻油摊油纸上两合，用针刺孔，先洗过贴之；静待三天，反面再贴，不过三次痊愈。

千槌神膏：专贴一切疗疮蛇头、蛀节热毒等症，并效。嫩松香二两，乳香、没药、银朱各三钱，铜绿、胆矾、儿茶、血竭各二钱，樟冰三分，蓖麻子四两。前十味研末，松香、蓖麻各留一半，日晒，如槌时，添加蓖仁、湿松香，要槌千下。

补遗杂类方

结毒紫金丹：治杨梅毒上攻、穿腮透脑及腐烂不堪，并效。龟板（炭火炙，陈酒刷，再炙再刷，共三次）二两，石决明（煅）五钱。前二味为末，炼蜜丸，朱砂为衣，每早晚服三钱。

五灰散：治脏毒、内痔、肛门内肿痛如刺、内毒未出。血管鹅毛、生鹿角（二味俱烧灰）、血余（即人发，亦烧灰）、川山甲（炙）、焙蜈蚣，等分为末，每服五钱。

如神千金方：白砒三钱，明矾一两，黄丹一两，蝎尾七个，草乌五钱。先将罐煅温，下矾，熔时下信石，俟烟尽取出，和诸药共研细末，麻油调敷，一日三次，立效，无论远年近日。此方临安曹五公为高宗取痔有效，官封按察使。

扒疗散：治疗疮走黄，无药可救，以此方并效。腰黄、丁香各五钱，明矾一两。共为细末，裹豆腐皮内生嚼完，其汗如雨矣。

拔疗散：手指甲（炙，研），白丁香（研，即雄雀尿），苍耳虫（用菜油拌，焙、研）八个，拔疗神效。

立马回疗丹：即前三味加金顶砒、雄黄、朱砂、冰片、麝香各等分，蜗牛打烂，丸如米粒之形。

蛭蟾丹：用蚂蝗数十条，泥内火煅，取用净末二钱，全禾一钱（烧酒化为条子），冰片、麝香各一分。共研细末。遇漏管，用银丝探其深浅，满孔插入，其管自然退出而愈。

桃花散：用陈石灰一斤，大黄一两，炒至桃花色为度，愈久愈效，治刀斧伤，止血生肌。

移毒丹：已抄《验方新编·痈毒门》。

沈元善先生伤科秘本下卷

炮制药性则例，已分录《本草从新》各药类中。

试脓用刀法

凡阳毒起势，七日成脓；半阴半阳之症起势，十四日成脓；阴毒起势，二十日后内必成脓。如不起高，顶不见红活之色，必然气血大亏，须服阳和汤加附子数剂，必然红活高起。将两大手指按住患上，轻重按之，内如有水汪动者，非脓即瘀血也。仔细倾捺，自有指印，刀可进矣。又一法，用烧酒浸火纸贴患上，先干之处内必有脓。刀宜直进斜出，口宜大而不宜小，宜浅不宜深。阳毒过深恐伤肉膜，阴毒脓在贴骨宜深。仔细着定，恐伤筋脉；横丝斜流，恐防反花；古云胜形大，而心形小；行形圆，而意形方。此四句是孙真人秘诀。若已溃之患，大孔之旁有小孔，或有一二三孔内肉不合，名搭过桥，必要剪断割去，方能收功。如隐脚，必要剔去硬皮后治，此为刀法之尽矣。

刀针式：图1，图2

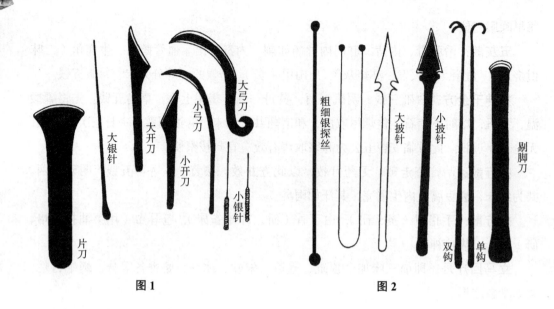

片刀　大银针　大开刀　小开刀　小弓刀　大弓刀　小银针

粗细银探丝　大披针　小披针　剔脚刀　双钩　单钩

图1　　　　　　　　　图2

凡刀剪须用响铜造成，用之快而不痛，况铜无毒，易得收功。又喉枪，自来风利。剪银烙铁必要全备，可能应用。孔子所诏：工欲善其事，必先利其器是也。

针灸禁忌法：逐日人神所在歌、十二支日人神所在歌。二歌共见《金鉴·刺灸心法要诀》。

十二支日人神所在歌：子不治头君须记，丑日腰耳寅胸应，卯日鼻脾辰膝腰，巳手午心真捷便，未头手足申头背，酉行膝背同其类，戌日在阴颔面间，亥日游行头颈位，十二支神禁灸破，男除女破应该会。

十干日不宜针灸，犯之病多反复：甲不治头乙耳喉，丙肩丁背于心求，戊己腹脾庚腰肺，辛膝壬当肾肿收，癸日不宜针手足，十干不犯则无忧。

九宫尻神歌：尻神所在有根由，坤内外踝圣人留，震宫牙口揣宜记，异位还居乳口头，中宫行肩连尻骨，背面目从干上游，手膊兑宫难砭灸，艮宫腰项也须休，离膝肋胁针难下，坎肘还连肚脚求。为医精晓尻神诀，万病无干禁忌忧。

医家五戒十要，造孽报应说，损子堕胎异报：以上三则无非戒花除酒，忍气廉财，以及一切谨慎言行而已。行医固宜如是，即不行医亦宜如是。先哲之书俱在，非此品之所能书也。若在报应之说，尤属腐谈。心即天也，天即理也，但求我心无愧，即是天堂。问心不安，即是地狱。如是报应。故俱阙之。

视病防受毒气：凡医人身边，常佩艾叶，倘遇臭秽之气，塞己鼻孔，不闻臭气。如夏月，到患家外室先坐片刻，饮烧酒一二杯，不受臭秽；亦不可多饮，恐诊脉不准，切宜慎之。

《霍孔昭秘传》

清·霍孔昭　乾隆年间

霍君孔昭，外科甲于长邑，其损伤为尤著。后杨氏略得其传，遂大行于时，欲求其术，盖秘而不传焉。吾友黄君鹤林，好学深思士也，于霍氏亲戚处觅其秘本，观其治法之次序，用药之轻重，井井有条，因抄录之。其在于活人寿世之道，岂浅鲜哉！不敢忘其所传，因弁数言于卷首。

乾隆四十六年岁次辛丑仲冬月胡德昂（日高）抄录

总　纲

凡官刑杖打，皮破肉碎、痛苦难忍，先服回生丸一服、八宝丹一服、麦壳散一服。

凡打缩头板，必生杖痈。用小利刀细细割碎以出毒血，用血竭散干掺，用布卷成一圈。如杖疮大、高寸许，将葱白捣碎、炒软，略掺血竭散在内，将葱填在圈中，平满为度；用烙铁烧热在葱上熨，肉痛提起，痛止再熨，至三四个时为度；去葱，再厚掺血竭散，油纸盖定，软绢包好。倘有深重出脓水者，用芋竿、活老鸦眼睛藤煎汤洗；用川大黄、松香等分为末掺，包好。

凡棍棒杖打，皮不破，血不出，青红肿胀，痛苦难忍，先用加味四物汤酒煎服，外用半夏、大黄末、生姜汁调敷。用前葱熨法，再用血竭散、桐油调敷，油纸盖，加绢缚定。再用通血散二三服，童便下。又有熨法，用粗纸如杖疮大，童便浸湿，烙铁火熨，干则再浸，至二三个时为度。

凡治筋骨断碎、痛苦难忍，内用加味四物汤二三剂，外用葱熨法，麦壳散三服。三炷香时又用肥皂去核，火煨去筋，打成饼子，贴在患处，棉花包好，不可开泄，令热暖。再服回生丸一颗、八宝丹一服、麦壳散一服，俱热好酒下。

凡手足骨断、痛苦难忍，用回生丹一服、八宝丹一服、麦壳散一服。再用通血散一钱，小便调热服。外用雄鸡一只，杀去血、干去毛，剖去肚食，烘热，石臼将鸡捣烂，做成饼子。用自然铜二钱、附子二钱、血竭散二钱，研匀掺在鸡饼上，将饼贴在伤处，用薄板皮细绳扎定。夏一日一换、冬二日一换、春秋二日一换。

凡头脑打碎，天灵盖破者，须衣膜不破、脑浆不出可治。先用血竭散掺伤处，将葱白捣碎、炒软，掺血竭散在内，贴在伤处一寸厚，熨四炷香为度；去葱，用刀伤药厚掺，软绢包好，不可见风开动。倘有脓血流出，用葱椒汤洗去前药，将老松香、川大黄等分为末，掺在伤处，洗时忌风。若被风进肿痛，名破伤风，用玉真散、井花水调涂疮口；内服玉真散二钱，好酒下，以愈为度。破伤风，初发热红肿，风邪传经络未深入者，用杏仁去皮尖，研细飞面等分，新汲水调匀成膏，敷伤处，肿消热退愈。如伤重者，服九味羌活汤取汗。

凡刀伤肚腹，大小肠流出，一人提取病人两手，一人提取两足，其肠自入。用丝线缝好，用血竭散敷，用葱熨法四炷香为度。去葱，用血竭散厚敷，油纸包好，不可开动见风，自愈。内服回生丸、八宝丹、麦壳散各一钱。

凡高处坠下伤筋骨，瘀血凝滞在内，发热、胸腹胀痛，用鸡鸣散一剂，老酒煎服，去瘀痛止。若瘀血不尽，再用通血散、通滞散各一服，童便煎服；如身强瘀重者，可用桃仁承气汤。凡遍身手足打伤，青红肿胀、皮不破、血不出，痛苦难忍，先服鸡鸣散，再服通血散、通滞散，童便煎服；如重者，用葱熨法以消肿，再用粗纸小便浸湿，熨二炷香为度。再服回生丸、八宝丹、麦壳散各一钱。

凡刎伤喉，先服回生丸、八宝丹一服。如伤开阔，用丝线缝好，用花椒汤或茶，用羊毛笔洗去瘀血，敷刀伤药，壁喜蛛窠盖贴，外用膏药软绢包法。一法先敷刀伤药，将葱白捣细炒热厚敷，用葱汁浸粗纸包，熨四炷香为度；去葱，用三七草口内呷细，厚涂刀口；用血竭散掺上，软绢包好，不可开动见风。倘有脓水流出，用葱椒煎汤洗净抹干，掺川大黄、老松香等分为末，外用太乙膏，二日一换。

凡跌打损伤青紫肿痛、皮肉不破、其人如狂、小便自利、谵语烦渴，此蓄血症。用桃仁承气汤，血下自愈；或通血散、通滞散选用。

凡跌打损坠、刑伤蓄血，青红肿胀、疼痛难忍，或大小便不通，乃瘀血不散，邪热传里，瘀血蓄于膀胱经。其人如狂，或小便不利、大便黑色、胸前腹内坚硬肿痛、身目俱黄、谵语憔渴，为蓄血之症。用桃仁承气汤下尽黑血，再服通血散，若血自下，不必服。

凡夹伤筋断骨碎，先用四物汤酒煎，连服三四剂，再服回生丸、八宝丹、麦壳散各一服，俱酒下。仍照前用葱熨法，又用肥皂去核，火煨去筋膜，打成饼，贴伤处，将棉花包定，不可开动见风，令暖热。后服接骨散八分、导滞散三钱，用童便送下。

凡唇皮跌碎不能食者，服回生丹一丸、八宝丹五分；用铁钳二把钳住两边唇皮，用小利刀随钳割去两边碎肉，尽去其血；将钳缚紧，用竹片两块插入钳内，用线扎紧，去钳。又以三七口中嚼碎，内外敷。又用葱白炒软，贴患处，熨至内热；去葱，将刀伤药厚掺，以绢包紧，五日即愈。

凡刎颈断喉，见者人多惊走，束手待毙；不知其势虽凶，死中有可活之机，医者须宽慰其心。不论气、食二喉，急令人扶正其头，托凑喉管，勿使气出。如伤口阔大者，用线缝一二针，小者不必缝。用川椒汤以绵洗去瘀血，敷刀伤药，照前用壁喜蛛窜同膏药封好，软绢包，服回生丸、八宝丹、麦壳散自愈。此处见效甚速，但食饱之人犯之则不可救。此伤不宜用掺药，夫气必由之出入，若复用燥烈收敛之品，吸入肺经，阻塞气道，必发呛而血沫不止，立毙，须慎之。

凡手足骨断碎，先服回生丸、八宝丹、麦壳散，随用熨法，再上敷药。将杉木板或杨树皮衬以灯草及棉花絮扎缚，令其暖而血易行。若患者畏痛，不肯令人动手，先将麻头或麻药煎汤，医人用手和汤缓缓捻之。碎者捻必有声，良久痛渐减半，急用左手把定伤处，不可让其退缩，即绑扎敷药。夏天一日一换，冬天三日一换。换时解开，须照前法，不可摇动其骨。令少年男人以热手摩其下段，使血暖得以活动。

凡从高坠下，轻者令其如僧盘脚而坐，至一二时方举步行走，内服行气活血之药，可以无恙。如重伤几死，只有一息未绝者，令一人席地而坐，轻轻把双手抱患者于怀中，倘牙关紧闭药无所施，急用半夏末吹入鼻中，稍苏，以麻油、生姜汁调匀灌之。待醒却用夺命丹一服，好酒送下，若过咽喉即可不死，方视其或外伤、内伤，从容调治，无不痊愈。如取药不及之处，急用童便冲热酒灌之后再治。

凡斩颈断骨，急扶正其颈，用杉木板连胸绑定。其头盖元首至重，此骨一断，头必垂下故也。外敷生肌收口等药，或先用熨法洗亦可，内服接骨丹及生气补血之剂，多方调治，庶可活命。

凡肩颈骨断，头必翘起，先熨后贴膏药，再以纸或棉花铺衬；用性极柔软之板压之，以长布带穿缚在腋下，紧紧拴定。内服接骨丹及上部等药。

凡膝盖骨碎或脱出，若不治则终身不能站立。以柔软之物，或牛皮、诸色树皮，如骨大小，做成一圈，紧紧箍住其骨，以长带扎缚停当。内服接骨等药，如愈后去箍。

凡斩断指头，须即刻拈起装上，用顶好沉香、苏木为细末，少加轻粉敷断处，外用蛋壳包好，完固数日如故，稍迟则不可接也。

凡诸骨断折出皮外者，必甚尖利。先以麻药麻定，然后用极利之器锉去其锋，凑准捺入，依接骨法扎定，药亦如之，脉络相生，自然坚固。若患者畏痛、医者畏难，不去其锋，潦草捺入，则方欲生肌，稍一运动，而尖锋复刺，以致伤久不合，遂成残疾。

凡囊裂卵出，轻手送入，以针缝之，敷上生肌散，外再以青荷叶包好，如无绣帕亦可。若龟头毁坏，只以粉霜掺之，忌熨。

凡铅弹入骨肉，刀钳无所施，须割开皮肉，用象牙、蜣螂、滴乳等分为末，掺入自出，或土狗七八只，共捣汁，滴入亦出。如竹木刺入肉内，用鹿角尖及象牙尖、蜣螂末，香油调敷自出。如中火箭，恐毒气攻心，须服金汁或粪清及松叶汁皆可。

凡骨突出，或箭入骨不出，及吊喉、吊唇，必须吃麻药，方可下手。

凡肚破肠伤，取上好火酒灌之，候片时闻其伤处；若有些火酒及秽气，则肠破；如遇此症且宽心，若伤口有蛆，亦耐性缓治。

凡天灵骨碎或颅裂骨陷，或出白浆似髓，见者畏之，多信是脑出而人即死，其不死者乃衣外之酱也。先用法熨之，脓水流出，用川椒汤洗之，将香黄散敷上，洗一次，敷一次。脓水净，不必洗，切不可见风，内服玉真散，酒调送下。如或破伤风而头面红肿发热者，服九味羌活汤。

入骱法

臂骨出臼：医人用左手仰掌，托捏被伤之处，右手将下节拿定，切不可让其退缩，尽力一扯，徐徐放入故位，服行气活血之药自愈。

胯骨出臼：其骨从臀上出者，用一二人捉定腿，拔伸节骨，医者用脚捺入。如从裆出者不治。诸处脱臼可得以治，唯此十有九难，不可不知。

肩骨出臼：令患者坐于低矮之处，医者以两手指镶入，抱自膝上，其膝须并拢竖起；将膝借力着实拔宽节处，轻轻松手，放入故位。又法：用梯二只对缚取齐，置一矮凳于梯下；先令患者服回生丹及七宝丹、麦壳散，立于凳上，两手凭之架梯，左右捧定；令患者闭目，从而颠之，臼自复矣。若臼复而不时脱者，宜多服强筋壮骨之药方愈。

颌骨出臼：先令患人坐定，双手揉脸数百遍，使热气深入骨髓，医人方用大拇指入其口内，拿定下颌之牙，外以两手指将下颌往上一兜便是。

鼻骨出臼：鼻骨有筍有臼，如被伤脱出，用手按入臼，鼻自正矣。若伤折者，须捺平其骨，熨之。先以空膏封贴二眼，以避其药，再用硬物护之，以避其火，头面诸处均要护之，熨后更换敷药，内服接骨散。

总　诀

损伤生死诀：出血过多，脉宜沉细，若反浮速者，是风热所染，必死。从高坠下等证，内有瘀血，其腹胀满，脉宜强旺，若虚弱者死，命脉起者生。出血一二日，脉来洪大者二十日死，滑细者生。内伤心肺、天柱骨折、衣破脑碎出、腰背腹肋、小腹受伤或粪出者，俱不治。

损伤不治诀：右伤入肺，其人虽不死，至二七日难过不治；左胁下伤透内者不治；肠伤一半者可治，若全断者不治；小腹下伤内者不治；如症候繁多者不治；脉来洪浮不实，重按无根者不治；年老之人压碎左股者不治；肾子破伤者不治；如血出尽，不止者不治；或肩内及耳后伤透内者不治。

损伤戒禁诀：一戒房事；二戒暴怒；三戒寒凉药；四戒食毒物；五戒食生冷；六戒用布包，凡敷药，外须用油纸衬，然后以绣帕包，使血不染包上；七戒冷水洗；八戒热汤洗；九戒犯火气；十戒与妇人同睡。

回生丸： 乳香、没药（焙）各一两，全蝎（焙）一两，蚯蚓（去土）二两，丁香、木香、无名异各一两，麝香五分，自然铜（煅）一两。为末，蜜丸如龙眼大，金箔为衣，黄占包裹，每服一丸，好酒送下。

八宝丹： 丁香七钱，木香、乳香、没药、血竭、檀香、沉香各五钱，麝香五分，鳖儿虫五钱，加土鳖五钱，儿骨三钱。为末，每服五分，酒下。

麦壳散： 自然铜、古铜钱（醋煅十次）各二两，鳖儿虫（焙）五钱，乳香（去油）、没药各三钱，麝香五分。为末，瓷器收贮，不可泄气，每服五分，酒下。

血竭散： 千年石灰四两，风化灰二两，大黄、肉桂各二两，生半夏四两。将灰为末炒黄，下黄、桂二味和匀，入风化灰末和匀；如桃花包，候冷入半夏末，再研，筛过收贮。如治杖打，先将小利刀去毒血，此药掺上。就用此药末，生桐油调膏帖，其效如神。

加味四物汤： 川芎、归身、白芍、地黄、丹皮、川乌（生）一两，丁香五钱，槟榔七钱，大黄一两，桃仁二十粒，官桂、牛膝、木香各五钱，胡椒一两。老酒煮服，作散，每服二钱。

通血散： 治打伤重者，皮肉不破，瘀血作痛发狂。大黄（半生半熟）五两，当归二钱，大附子五钱。为细末，每服三钱，童便调服，重者用二服，或用五钱，加桃仁七粒。

玉真散： 治跌打金伤或破伤风。南星、防风、白矾各三钱。为末，水碗半，煮干，取出晒燥听用。如破伤风，用井水调敷，内酒服一钱，或童便服；如牙关紧闭，角弓反张，童便服二钱；如颠狗咬伤，口含浆水洗净，抹干敷上，永不发，亦不作脓。

九味羌活汤： 治破伤风咳嗽，面肿，发热。羌活、防风、白芷、干葛、川芎、细辛、赤芍、桔梗、甘草。姜葱煎。

鸡鸣散： 治坠下及木石压伤，皮肉不破，瘀滞作痛。川大黄一两，归尾五钱，桃仁（去皮尖）十一粒。老酒碗半，煎至一碗，冲童便七分，头一晚夜煎至鸡鸣热服，以下其血。倘有发晕者，热童便灌之，或作末，每服五分，热酒冲服。

通滞散： 治跌打伤重者，二便不通，瘀血攻心，腹作痛将死。大黄、桃仁各三钱，红花二钱，芒硝四钱。水煎，冲老酒、童便热服。天寒加干姜、肉桂。

桃仁承气汤： 桃仁（去皮尖）二十一粒，大黄三钱，芒硝一钱五分，甘草一钱。姜三斤或加归身、红花、苏木，水煎，冲童便尤佳。

热瘀散： 治天寒瘀血、寒凝作痛。干姜、肉桂各三钱。为末，随病轻重服。

洪宝丹： 治伤在胸膈上，血不得下，服此其血即吐出而愈。花粉三两，姜黄一两，白芷（忌火）二两，黄柏一两。为末，加绿豆粉，水调服。

化瘀散： 治瘀血攻心作痛。川大黄五钱，肉桂、桃仁、当归各三钱，附子一钱，红花二钱，苏木三钱。为末，童便煎服。一方：当归五钱，大黄一两，桃仁二十粒。为末，童便、酒下。

均气散：治从高坠下，跌扑损伤，胸胁刺痛。丁香、木香、沉香各二钱五灵脂三钱，枳壳、首乌、当归、官桂、乌药、赤芍、玄胡索各八钱，红花、红曲、苍术、青皮各二钱，槟榔、桃仁各三钱，甘草、砂仁各四钱，白芷五钱，藿香八钱，小茴香、破故纸各六钱，川乌七钱，苏木五钱。为细末，酒服三钱，童便服亦好。

止痛长肉散：治打伤或破或不破，服此不痛不烂。露天窖内砖片（四五十年者佳）洗净，炭火上醋煅十次为度，为末，瓷器收贮。每服二钱，老米饭为丸，童便、老酒各半，食远服。不作脓溃不可多服，多则骨软。若要长肉，前末二两，自然铜醋煅十次，为末，凡末一两加麝香一钱，每服四钱，童便、老酒各半调服。

接骨散：自然铜、古铜钱（醋煅）各五钱，大半夏（焙）五钱，土鳖（焙）五钱，乳香、没药（去油）各五钱，血竭三钱，无名异（煨）、当归各五钱，生附子六钱，骨碎补（炒去毛）七钱。为末，每服八分。凡治损伤，用导滞散三钱，老酒调服，服后药到痛止；次日再进接骨散五分，导滞散一钱。重者下三服；若腹内有瘀作痛及青肿无血者，用化瘀散同接骨散八分、导滞散五钱服之，一次血自便出矣。

如圣散：治金疮出血不止、牙关紧急。掺在伤处四边围转，其血自止。破伤风，酒调热服一钱。凡风牙、虫牙疼痛，掺痛处涎沫出愈。犬咬伤，盐水洗、干掺，酒服一钱；重者服二三次。凡恶疮，煎葱盐汤洗净，敷之自愈。苍术、川乌、川芎、白芷各一两二钱半，草乌、细辛各七钱五分，防风、全蝎、天麻各三钱。为末，每服一钱，酒下。

熟粘皮散：治金疮出血不止。龙骨三钱五倍子（半生半枯）一两，白矾（半生半熟）一两，乳香、没药各二钱，无名异（煅）三钱。为末敷。

导血散：治瘀停积，胸腹作痛。胆矾三钱，茶子一两。为末，每服二钱，酒下，血从口中吐出。

一斗麦散：治跌伤骨断，用药一厘，老酒热服。如重，车行十里许，其骨接之有声；将骨整理如旧，扎定，绵衣盖好，忌风寒。土鳖虫（瓦焙）一个，巴豆（去壳）一粒，自然铜（煅）少许，生半夏一个，乳香、没药各一厘，端午日制合，忌妇人、鸡、犬。每服一厘，好酒下，不可服多。

麻药方：川木鳖（去毛）三钱，川乌、草乌、牙皂、乌药、半夏、紫荆皮、小茴香各二钱，木香五分。为末，每服一钱，酒下，盐水可解。

九炼丹：治跌打损伤重者。人中白（醋炙九次）二两，鳖儿虫（焙去足）五钱，乳香、没药各五钱，血竭一钱，辰砂一两。为末，每服一钱，用当归、红花、苏木、乌药、枳壳，酒煎调服。

一夜愈神丹：治杖伤。轻粉三钱，冰片五分，水银五分，血竭二钱，儿茶一钱，龙骨（煅）三钱，黄占一两，白占一两五钱，鸡子油三两，油发灰一两。为末，用鸡子油、黄白占化开，候冷，入前末搅匀，水浸一昼夜取贴。若要收功，加鳖虫二钱，乳香、没药各一钱五分，海螵蛸五分，麝香一分，赤石脂（炙）五分，自然铜（煅）三钱；收口加龙骨。

外敷麻药方： 川乌、草乌、川椒、细辛、南星、半夏、蟾酥各等分。火酒熬热，调涂五六次，必麻木不痛。

生肌肉方（即后生肌散）： 石膏（焙）三两，黄丹（水飞炒）一两四钱，乳香、没药（俱去油）各一钱。为末，刀斧砍伤，掺之即愈。如跌打者，加冰片三分。

一黑散： 治刀杖伤痛不止者。苎根、降香、老松皮（烧灰）、百草霜。为末敷。

收口方： 麝香壳一个，大蜘蛛一个，铁锈七钱，月石一钱，龙骨五分，儿茶五分，轻粉一钱。将蜘蛛、龙骨入麝香壳内，泥涂裹糠，火炙，待冷，同前药研细，瓷器收贮听用。

溃脓散： 治伤后有脓水者。老松香、川大黄，等分为末，干掺，外用膏贴。

护心散： 乳香五钱，绿豆粉一两五钱，雄黄、辰砂各五分，甘草节五钱。为末，灯心汤下。

生肌长肉散： 白占五钱，轻粉一钱五分，血竭一钱五分，龙骨（炙）一钱，儿茶一钱。为末，填平疮口内，膏药贴之。待肉长平，用收口药。

刀伤敷药： 龙骨、血竭、乳香、没药、赤石脂、海螵蛸各等分。为末敷。

出箭方： 花蕊石（煅）。为末，围转自出，敷。

止痛生肌散： 治刀伤血出不止。乳香、没药、象皮（炒）、龙骨（煅）、石膏（炙）、黄丹（炒）、三七、儿茶，等分为末。

一捻金： 千年石灰，同韭根捣饼，阴干，为末掺，止血生肉最好。

接骨膏： 当归七钱五分，川芎五钱，乳香、没药各五钱，木香一钱，川乌四钱，骨碎补五钱，古铜钱三钱，黄香六两，香油一斤半。为末，和油成膏，油纸摊贴。

接骨止痛方： 凡伤筋断骨，此药止痛活血。月石二钱五分，官粉、当归、自然铜各二钱。法制为末，酒和丸。酒煎当归、红花、川芎、白芍、枳壳、乌药送下。如有损伤，急切无药，用童便或小便与老酒兑冲，热服四五次好。

坠马落地折伤筋骨方： 玄胡索焙燥为末，酒服。或黑豆为末，酒服亦好。

接骨止痛方： 绿豆粉，以新铫内慢炒紫色，新汲水调，厚敷，外用白纸杉木扎定。

补骨续筋膏： 专治筋骨损伤。当归二两，川乌、草乌、红花、官桂、白芷、赤芍、桃仁、防风、甲片、补骨脂、羌活各一两。麻油二斤，入前药微火煎枯，绢滤清；复入勺内，下松香一斤溶化，将葱汁一盏、烧酒一斤入松香内和匀略煎，方入前油慢火熬成膏；住火，下乳香、没药、麝香、阿魏二钱，不住搅匀，摊贴；贴用姜擦。

跌打损伤散： 乳香一分，倍子一分，狗骨一分，锅煤五分，灰面五分。为末，好酒调服。糊敷痛处，不可敷伤处。

乌龙接骨丹：䗪虫四十九个，土狗四十九个，苏木七钱，乳香、没药各六钱，麝香三分，自然铜五钱，朱砂三钱。为末，沙糖拌酒下，每服三分七厘。

接骨散：自然铜、无名异、麝香、紫木香皮、肉桂、丁香、猴姜（忌铁）。为末，大人服五分，小儿服三分，砂糖下。

刀伤药：乳香、没药、赤石脂、海螵蛸、东丹、冰片。为末敷。

六厘散：金毛、仙毛、乳香、没药、降香、苏木。等分为末，空心酒下。

朱砂指甲散：治破伤风，手足战掉。指甲（炙）六钱，朱砂、南星、独活各二钱。为末，热酒服四钱。

七厘丸：治打伤。乳香（去油）、没药（去油）、龙骨（火煅）、血竭、儿茶、红花、朱砂各二钱，土鳖（酒醉死，火焙干，研末）五十个，巴豆（去油尽方用）五十粒，桃仁（去皮、尖，研）廿粒，生半夏一钱，苏木三钱，当归（焙）五钱。共为末，黄米饭捣成丸，酒服。

七厘散：治跌打。乳香（去油）、没药（去油）各三钱，血竭、归尾各五钱，硼砂一钱，巴豆霜（去油）二钱半夏一钱五分，土鳖不拘多少。共为末，好酒送下七厘，以汗为度。

八厘散：治同七厘散。骨碎补（去毛）、金毛狗脊（去毛）、杜仲（炒、去丝）、川断各五钱，乳香、没药（俱去油）各三钱，大黄、血竭、自然铜（醋煅七次）、红花各三钱，土鳖（酒醉死，火焙）一两。共为末，好酒送下八厘。若小儿只用三厘。一方：加归尾一钱、硼砂一钱。

上骱散：治骨脱节不能合。丝毛雄鸡一只，捣碎成酢，以糯米饭糊掩患处，外以布包；尽量饮醉，睡至半夜，鼻闻鸡香透出，患处内作响声，其骨自上。——

面伤青肿方：茄子种（通黄及大者）切作如指厚片，新瓦上焙干，为末，临卧时用酒调服二钱，一夜消尽无痕。

伤齿方：治牙落有血丝未断，掺牙根间亦可复牢。点椒五钱，天灵盖、红内消、白芷各三钱。为末，掺动处即安。

理伤膏：治刀斧伤。黄占、猪油、乳香、没药各一两，密陀僧五钱，黄丹五两，松节、麻油各一斤。先将松节入油内煎数沸，沥去渣；入密陀僧、黄丹，慢火煎成膏；次入黄占、猪油溶化，再煎至滴水成珠，入乳、没摊贴。

止血方：毡帽（要油腻头垢及癫痫头者更佳，火上烧过为末）一个，烟（炒黑）四两。共为末敷之。又方：文蛤（炒黑）一两，降香（炒黑）一两。共为细末，掺上即止。

生肌散：即前生肌肉方。石膏（火煅）三两，东丹（水飞，炒）一两五钱，乳香、没药（俱去油）各二钱。共为末敷之。

鬼代丸：治官刑夹打，预服不痛。乳香、没药（各去油）、无名异、窨砖（醋煅）、土鳖、自然铜（煅）、红花、胆矾、赤芍各一两，古钱（醋煅）、地龙（去土，焙）三钱，胎骨五钱。用蜜丸似弹子大，每服一丸，临刑细嚼，酒送下。

夺命灵丹：治被重伤或受极刑，有起死回生之妙。归尾、桃仁各一钱，黄麻根（烧灰）三钱，土鳖（焙，去头、足）五钱，大黄（酒蒸）一钱，自然铜（煅）一钱，乳香、没药（各去油）各二钱，儿茶二钱五铢钱（煅）二钱，骨碎补、血竭、辰砂、透明雄黄、川断各二钱，麝香四分，苏木一钱，骨灰二钱。共为末，入瓷瓶内封好。如人虽死而心尚温者，轻轻扶起，照从高坠下之法，用好酒送下一分二厘。若能入咽，即可不死，连进数服自愈。

清脓散：治有脓。老松香（炼过）一两，川大黄二两。共为末，干掺，外用膏药盖帖之。

熏洗方：治打伤后遍身脓臭。麻黄、荆芥、白芷、桑皮、赤芍、藿香各二两，橘叶、紫苏、老姜各三两，葱五两。如臭烂，加乌桕树根三两，土乌药二两；骨肿痛，加枳壳二两。共为末，煎汤乘热熏洗，切忌见风。

鹿灰散：治竹木入肉。鹿角一只，烧灰研末，水调敷上立出，久者一夕出。

跌打煎方：归尾、五加皮、刘寄奴、乌药、红花、丹参、泽兰、白芷、川断、肉桂、苏木、紫木香、猴姜。上部：羌活、川芎；中部：柴胡、青皮；下部：牛膝、木瓜、防己；手臂：桂枝、灵仙；破伤风：南星、羌活、防风、荆芥；蓄血：大黄、桃仁；胸满：枳壳；小水不利：车前、木通。

归芍汤：治跌打气血凝结。归尾、赤芍、乌药、香附、苏木、红花、桃仁、官桂、甘草；腰痛，加青皮、木香；胁痛，加柴胡、川断。水、酒各半煎服。

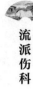

《江氏伤科学》

清·江考卿

受伤治法

凡脑受伤，使人轻轻扶正。皮未破，用二十号黑龙散；已破，用十四号桃花散填破口，避风禁口自愈。

凡顶门受伤，用二十四号止血散，搽服俱用此药。

凡气喉受伤，令人扶头托凑，喉管不使出气，用银针连好，外用十八号贴膏，内服上部药方。

凡眉甲骨出，用椅圈将软衣垫好，令伤人坐圈中，使一人捉定，以绢缚之，外用十八号贴膏，内服上部药方。

凡肩髃骨折，必先使骨平正，用十八号贴膏，以油纸扎好，内服六号接骨丹。

凡金井骨在胁下，若损伤不宜夹缚，扶平，用二十六号黑龙散。

凡两胁骨折，如金井骨治法。

凡肩臂脱出，令人抵住，以手抱着手臂轻轻送入故位，内服六号接骨丹，外贴十八号膏。凡人膝盖，乃另生者，跌少不治；跌破者用篾箍以带缚定，外用二十四号止血散。

凡伤破腹，大肠跌出，被风吹，其肠干，不能收口，用麻油搽上，使肠润泽，用一人托肠，一人默含冷水，喷泼伤人身上，其人必然一惊，托肠人即随惊送入，再用银针连好，先敷二十四号止血散，后用十八号膏贴。伤破目难看见，用好酒一杯，令伤者饮下，即使人嗅伤，如若有酒气，其肠已破，难以救治。

凡人骨跌出，内外折肉中，用二十号宝麻药一服，再将肉破开取膏，整换，用二十四号止血散，十八号贴膏外，以笋箬包好，内服六号接骨丹。

凡打伤跌肿肉中之骨，不知碎而不碎，医人以手轻轻摸肿处，若有声者，其骨已破，先用二十号宝麻药一服，然后割开。如血来不止，用二十四号止血丹，又用二十号宝麻药一服，再取骨出。若骨碎甚，即以别骨填接，外贴十八号膏药，内服六号接骨丹。

凡平直处，跌打骨伤皮不破，先用二十号黑龙散敷好，再用板夹缚平正。如曲折之处，只宜缚药，不宜夹缚，免愈后不能伸屈。凡服跌打药，要忌冷水冷物，其药必要热服。凡跌打伤重，必先用二十七号药水洗过，然后敷药，轻伤不必如此。凡跌打血来不止，用二十五号桃花散，或二十四号止血丹。再不止用三七、山羊血，外用桃花散圈上。

凡骨未碎者，轻者，外用十八号贴膏，内服上中下三部之药。照伤何部，即用何部药方。凡山谷乡村无药铺之处，若遇跌打，暂用糯米、水、酒、姜、葱同捣包熨，不使血凝，内服老酒，再治可也。

凡跌打药，宜磁瓶收贮，不使出气。凡人周身一百另八穴，小穴七十二处，大穴三十六处，打中小穴重亦无妨，打中大穴虽轻亦死。今将三十六个大穴，道明受伤治法。

头顶心，名为元宫穴，打中者二日死，轻者耳聋头眩，六十四日死。先用加减汤加羌活一钱，苍耳子一钱五分，次用夺命丹二三服，再加药酒常服。

前胸，名华盖穴，打中者人事不省，血迷心窍，三日而死。先用加减汤，加枳实一钱，良姜一钱，次用七厘散二分，后用夺命丹二三服。

后背心，名肺底穴，打中者两鼻出血，九日而死，先用加减汤，加百部八分，桑皮一钱，次用七厘散二分，后用夺命丹二三服，再用紫金丹。

左乳上一寸三分，名上气穴。打中者发寒热，三十二日而死，先用加减汤，加沉香五分，肉桂一钱五分，次用七厘散二分，后用夺命丹二三服。

左乳下一分，名中气穴，打中者十二日而死。先用加减汤，加青皮一钱，乳香一钱，次用七厘散二分，后用夺命丹二三服。

左乳下一寸四分，名下气穴，打中者七日而死。先用加减汤，加枳实一钱五分，石菖蒲一钱，次用七厘散二分，后用夺命丹二三服。

右乳上一寸三分，名上血海，打中者口中吐血，十六日死，先用加减汤，加郁金一钱二分，沉香一钱。次用七厘散二分，再用夺命丹二三服。

右乳下一分，名正血穴，打中者口中吐血，十八日死，先用加减汤，加郁金一钱五分，寄奴一钱五分，次用七厘散二分，再用夺命丹一二服。

右乳下一寸四分，名下血海，打中者三十六日吐血而死，先用加减汤，加五灵脂一钱二分，蒲黄（炒黑）一钱，次用七厘散二分，再用夺命丹二三服。

心中，名黑虎偷心穴，打中者立刻眼目昏花，人事不省，拳回气绝，速宜治之。先用加减汤，加官桂一钱，丁香六分，次用七厘散二分，再用夺命丹二三服，再用紫金丹三四服。

心下一分，名霍肺穴，又下半分名肺底穴。打中者劈面一把即醒，然后用药，先用加减汤，加桂枝一钱二分，贝母一钱，次用七厘散二分，再用夺命丹二三服，又服加减汤，后用紫金丹。

心下一寸三分，偏左一分，名翻肚穴，打中者七日而死。先用加减汤，加红花一钱五分，木香一钱，次用七厘散二分，仍用加减汤二三服，再用夺命丹二三服，又用紫金丹三四服，或吊药一敷。

脐下一寸五分，名气海穴，打中者二十八日而死。先用加减汤，加杏仁一钱，玄胡索一钱，次用七厘散二分，再用夺命丹二三服。

脐下三寸，名丹田穴，打中者十九日而死。先用加减汤，加木通一钱五分，三棱一钱五分，次用七厘散三分。

脐下四寸五分，名分水穴，打中者二便不通，十三日而死，先用加减汤，加三棱一钱五分，莪术一钱，生军三钱，次用七厘散二分，再用紫金丹二三服。

脐下六寸，名关元穴，打中者五日而死。先用加减汤，加车前子一钱，青皮一钱，次用七厘散二三分，再用夺命丹二三服。

左边胁脐毛中，名气海穴，打中者六个月而死，先用加减汤，加五加皮一钱，羌活一钱，次用七厘散二三分，再用夺命丹三四服。

右边胁脐毛中，名血海门，打中者五个月死。先用加减汤，加柴胡一钱二分，当归一钱，次用七厘散二分，再用夺命丹二三服，或用药酒常服。

左边胁梢软骨，名章门穴，打中者一百五十四日而死，先用加减汤，加归尾一钱，苏木一钱，次用紫金丹三四服。右边胁梢软骨，名地门穴，打中者六十日而死。先用加减汤，加丹皮一钱，红花一钱五分，次用夺命丹二三服，仍服加减汤。

下一分，名血囊穴，打中者四十日而死，先用加减汤，加蒲黄一钱，韭菜子一钱，次用夺命丹二三服，再服药酒。

两耳下半分空处，名听耳穴，打中者二十四日死。先用加减汤，加川芎一钱，细辛五分，次用夺命丹一二服，再服药酒。

背心第七个节两边下一分，名石骨穴。打中者吐痰吐血，十个月而死，先用加减汤，加杜仲一钱，骨碎补一钱，次服夺命丹三四服。

下一寸一分，名后气穴，打中者一季而死，先用加减汤，加补骨脂一钱，乌药一钱，次用紫金丹三服，再用药酒。

两腰眼中，左边名肾经穴，打中者三日大哭而死，先用加减汤，加桃仁一钱五分，红花一钱，次用夺命丹二三服。右边名命门穴，打中者，即日而死，先用加减汤，加桃仁一钱五分，前胡一钱，次用夺命丹三服。

尾梢尽下一分，名海底穴，打中者七日而死。先用加减汤，加生军一钱，朴硝一钱，次用夺命丹二三服，再用紫金丹三四服。两腿中同名鹤口穴，打中者一季而死，先用加减汤，加牛膝一钱，苡仁一钱，次用紫金丹二三服。左右脚底中同名涌泉穴，打中者十四个月死，先用加减汤，加牛膝一钱，宣木瓜一钱，次用夺命丹二三服。

以上三十六大穴，指明受伤之法，然用药虽无大异，不过加减汤及七厘散、夺命紫金等药。唯加减方中所加二味零药，不可错误，切宜紧记。大凡人于既跌之后，或相打受伤之后，感冒经风，发寒发热，头身皆痛，先用解肌汤或小柴胡汤治之，然后再服跌打之药。

通用方

解肌汤：广皮一钱，防风一钱，葛根一钱，木通一钱，姜活一钱二分，荆芥一钱五分，前胡一钱，桔梗一钱，苏叶一钱五分。加葱白三根，姜三片，水煎服。

小柴胡汤：柴胡一钱，桔梗八分，连翘一钱二分，花粉一钱五分，葛根一钱，黄芩一钱，广皮一钱，木通一钱五分。加灯心十根，砂仁末五分，水煎服。

十三味加减汤：五加皮一钱五分，枳壳一钱，刘寄奴一钱，肉桂一钱，杜仲一钱五灵脂一钱，蒲黄一钱，归尾一钱五分，广皮一钱二分，红花八分，玄胡索一钱，香附一钱五分，青皮一钱。加砂仁五分，用陈酒煎服。

金疮药方：生南星五钱，生半夏五钱。共研细末搽之。

吊药方：专治接骨入骱，打伤骨头，止痛去伤。赤芍二钱，麝香五分，乳香二钱，没药二钱。各研细末，临用糯米饭、烧酒调涂。

七厘散：专治跌打血迷心窍，人事不省，服之可行，用冷粥即止。硼砂八钱，朱砂四钱，血竭八钱，土狗六钱，地鳖八钱，归尾五钱，红花五钱，苏木四钱，茄皮四钱，枳实五钱，木香五钱，大黄六钱，巴霜三钱，蒲黄三钱，青皮三钱，广皮四钱，乌药三钱，灵脂五钱，三棱五钱，莪术五钱，寸香一钱，肉桂三钱，猴骨三钱。以上共研细末，重者二分半，轻者一分，再轻七厘，陈酒下。

飞龙夺命丹：专治跌打接骨，皆可服之。当归五钱，赤芍二钱，三棱四钱，寸香二钱，土狗三钱，土鳖八钱，莪术四钱，青皮三钱，蒲黄二钱，碎补三钱，茄皮八钱，广皮二钱，硼砂八钱，自然铜八钱，木香六钱，乌药三钱，朱砂二钱，胡索四钱，桂心三钱，香附四钱，寄奴三钱，桂枝三钱，血竭八钱，羌活三钱，前胡三钱，贝母二钱，葛根三钱，秦艽三钱，桃仁五钱，苏木四钱，杜仲二钱，猴骨二钱，韭菜子二钱，古钱（醋酒浸）四个。共研末，重服三分，轻分半，再轻一分，酒下。

地鳖紫金丹：专治远近跌打内伤，面黄肌瘦，四肢无力，并腰痛皆服之。青皮三钱，黄芩三钱，赤芩三钱，乌药三钱，红花三钱，赤芍三钱，血竭八钱，朱砂二钱，自然铜八钱，土狗五钱，土鳖三钱，猴骨三钱，虎骨八钱，牛膝三钱，灵仙三钱，灵脂五钱，木香二钱，寸香三钱，香附四钱，肉桂三钱，枳壳二钱，丹皮四钱，桃仁五钱，贝母三钱，寄奴三钱，广皮三钱，苏木三钱，远志二钱，归尾五钱，桂枝三钱，木通三钱，三棱四钱，莪术四钱，秦艽三钱，茄皮五钱，续断三钱，杜仲三钱，骨脂四钱，碎补三钱，羌活三钱，葛根三钱，蒲黄四钱，泽泻三钱，松节五钱，枸杞三钱，韭菜子三钱，硼砂八钱。共研细末，重服三分，轻二分，再轻一分，酒下。

万应回生膏：专治远近跌打，接骨，风气，周身大穴受伤，贴即效。生地五钱，熟地五钱，当归二钱五分，川乌二钱五分，草乌五钱，红花五钱，灵仙二钱五分，寄奴二钱五分，杜仲一钱五分，木瓜一钱五分，牛膝二钱五分，胡索三钱，桂枝二钱五分，防风二钱五分，骨脂二钱五分，荆芥二钱五分，独活二钱，赤芍一钱五分，碎补五钱，香附三钱，桃仁三十粒，升麻三钱，丹皮二钱五分，苏木二钱五分，青皮二钱五分，乌药二钱五分，韭子二钱五分，松节二钱五分，秦艽二钱五分，续断二钱五分，元参二钱，麻黄二钱，蒲黄二钱五分，虎骨五钱，猴骨三钱。共研细末，将麻油一斤，血余四两，煎好，共熬成膏。

临用加膏上末药：寸香七分，丁香一钱，血竭一钱，木香一钱，桂心一钱，乳香一钱，没药一钱，香附一钱，东丹一钱，苏合油一钱。

劳伤药酒方（女人加益母草）：油发灰、阿胶各四钱，红花二钱，黄芩五钱，乌药五钱，白茯五钱，生地五钱，当归六钱，茄皮五钱，骨脂三钱，杜仲五钱，牛膝五钱，枳壳三钱，桃仁四钱，远志五钱，续断三钱，麦冬五钱，秦艽五钱，丹皮五钱，狗脊五钱，桂枝三钱，香附三钱，泽泻五钱，胡索五钱，虎骨八钱，枸杞子六钱，白胡根三两，胡桃肉四两，大枣头三两。以上等药共置，入好酒中，随饮。

劳伤丸药方：生地、熟地、茄皮、当归、丹皮、黄芩、杜仲、黄芪、麦冬、天冬、远志、川牛膝、补骨脂、柏子仁、白茯苓各等分。以上共研细末，白蜜和丸，白汤送下。

体仁子曰：跌打损伤之症，皆从血论，损有重轻之不同，伤有浅深之各异，岂能一概而治乎？盖皮未破，多用串皮破血之剂；皮既已破，多用通利兼补之方，此乃跌打中之大要也，学者用心详焉，今将秘方开列于后。

秘传方

君臣散：肉桂（童便浸）一两，红花（酒洗）五钱，归尾五钱，生地五钱，甘草梢五钱，赤芍五钱，乌药五钱，牛膝五钱，玄胡索五钱，杜仲三钱，桃仁（去油）五钱，碎补（去毛）五钱，续断二钱，花粉二钱，川芎三钱，羌活二钱，牡丹皮五钱，茄皮二钱，防风二钱。共研细末，临用加姜末少许。

紫金散：紫金皮，酒浸一宿，瓦上焙干为末用。

黑神散：黄金子，麻油拌炒黑为末。

桃花散：乳香（炙）、没药（炙）、血竭（炙）各等分，共研细末。

玉龙散：人中白，醋炙七次，研末。

乳香散：乳香（炙）、没药（炙）、碎补（去毛）、当归（酒浸）、硼砂（煅）、血竭、土鳖（去头足醋炙）各等分，酒醉瓦焙为末。

一粒金丹：醋（炙）两钱半，土木鳖两半，瓜蒌仁（去油）每一钱者三钱。共研细末，以饭丸粟米大，上部一钱，下部一钱五分，酒下。

八仙丹：乳香二钱，没药二钱，巴霜二钱，碎补二钱半夏二钱，归尾（酒洗）五钱，硼砂三钱，大黄五钱，血竭三钱，自然铜（醋炒）三钱，无名异（醋炙）二钱。以上共研细末，每服八厘，酒下。

川芎散：上部头伤痛用。川芎一钱，白芷一钱，防风一钱，赤芍一钱，生地一钱，当归一钱二分，羌活一钱二分，花粉一钱二分，陈皮一钱，桔梗一钱，黄金子一钱二分，姜三片。水、酒煎服。

桂枝汤：上部手臂伤痛用。桂枝、枳壳、陈皮、红花、香附、生地、防风、当归、赤芍、独活、玄胡索各等分。加童便煎服。

荆蔓散：上部眼目伤用。白芍一钱，生地一钱二分，红花一钱二分，白术一钱二分，川芎一钱二分，当归一钱二分，蔓荆子一钱。水、酒煎服。

杜仲散：中部腰痛伤用。肉桂一钱，乌药一钱，杜仲一钱二分，赤芍一钱，当归一钱，丹皮一钱，桃仁一钱，续断一钱，玄胡索一钱，童便煎服。

杏仁汤：中部肚痛伤用。甘草三钱，归尾一钱，生军三钱，杏仁（去皮）三钱，桃仁（去皮）三钱。童便煎服。

桔梗汤：下部二便闭用。红花、苏木、芒硝各五钱，煨大军七钱，桔梗二钱，桃仁二十五粒，猪苓、泽泻各三钱。加姜三片、童便一钟、酒半斤煎服。

车前散：下部二便闭用。当归、枳壳、赤芍、车前子、木通、桔梗、大黄、芒硝。以上各等分，童便、水、酒煎服。

海桐散：手足伤亦可用。独活、牛膝、秦艽、桂心、生地、陈皮、赤芍、续断、当归、防风、丹皮。加皮姜黄、海桐皮。以上各等分，童便、水、酒煎服。

麝香膏：红花五钱，归尾一两，苏木三钱。加皮五钱，肉桂五钱，地黄五钱，白芷五钱，紫金皮五钱，防风五钱，荆芥五钱，牛膝五钱，续断五钱，灵仙三钱，独活五钱，麻黄五钱，黄柏五钱，丹皮五钱，桃仁五钱，苦参五钱，血余五钱，大黄一两。以上用麻油斤半，将上等药浸下，夏二日、冬四日为度，用铜锅熬至枯色，入姜少许，再熬，去渣，又熬，入片黄霜三味，又熬数沸，取起，收拾听用，用时加麝香、乳香、没药三味药末于膏上。

象皮膏：凡跌打骨断皮破皆用。大黄一两，川归一两，肉桂三钱，生地一两，红花三钱，川连三钱，甘草五钱，荆芥三钱，白及五钱，白蔹五钱。以上肉桂、白及、白蔹、黄占共研细末，余药油浸，照前熬法，成膏收用时加膏上末药土鳖、血竭、龙骨、象皮、螵蛸、珍珠、乳香、没药八味再贴。

药酒方：凡打伤跌损可用。当归、生地、乌药、三七、肉桂、乳香、没药、牛膝、丹皮、红花、胡索、防风、独活、杜仲、加皮、落得打、川芎、虎骨、干姜、姜黄、紫荆皮、海桐皮各五钱。米酒浸煮，早晚服。

八厘宝麻药： 川乌、草乌、蟾酥、半夏、南星、黄麻花、闹羊花共等分，研末，苎叶汁拌末晒干，再研末收好，每服八厘，酒下。

杨花散： 闹羊花二钱，南星二钱，草乌一钱半夏二钱。共研末，用麻黄根、蓖麻根、蓖麻叶三味绞汁，拌上末药，再研末，开割肉用者搽上。

续筋骨方： 土鳖、血竭、龙骨各等分，研细末，唾调涂。又方：旋覆花，取汁调涂。

止血散： 治顶门受伤。血见愁、马阑头、川三七、旱莲草。共研细末，取好便用。

桃花散： 治凡跌打血来不止。陈平石灰一斤，用牛胆浸七次，取出，同大黄炒如桃花色，去大黄用。

黑龙散： 治两肋骨折。川山甲丁皮六两，川芎二两，枇杷叶（去毛）五钱，百草霜五钱，当归二两。共研细末。

洗伤药方： 跌打伤重。艾、葱、桂枝、荆芥、当归、槐花、苍术、防风、玄胡索。以上各五钱，水、酒、童便煎服。

阴江汤： 妇人损伤用。阿胶、没药、油发灰。水、酒煎服。

血竭汤： 跌打，血从口出用。发灰、茅根、血竭、韭菜根。水、酒、童便煎服。

跌打既好，筋不伸方： 黄荆子一两，续断八钱，海桐皮八钱，虎骨八钱，鸡骨八钱，犬骨八钱，秦艽七钱，独活七钱。共研细末，每服一钱五分，合下宽筋汤服。

宽筋汤： 肉桂、牛膝、姜黄、黄芪、川芎、地黄、独活、续断、白茯苓、海桐皮各等分，用水、酒煎，空心服。

人参散： 凡接骨之后，无力、不能行动用。人参、白术、肉桂、续断、黄芪、当归、乌药各等分，用水煎服。

桂枝汤： 凡治一切跌打通用。陈皮、芍药、枳壳、丹皮、香附、生地、桂枝、归尾、桃仁、乳香、没药、川芎、牛膝、藿香叶。水煎服。

姜黄汤： 凡一切跌打通用。桃仁、兰叶、丹皮、姜黄、苏木、当归、陈皮、牛膝、川芎、生地、肉桂、乳香、没药。水、酒、童便煎服。

消风散： 凡跌打损伤牙关紧闭。赤芍一钱二分，川芎一钱二分，当归五分，升麻一钱，羌活一钱，陈皮一钱二分，半夏一钱二分，防风七分，南星五分，甘草三分，老姜三片，煎服。

麻黄汤： 凡破伤风发寒用。肉桂三分，干姜五分，半夏一钱二分，厚朴七分，桔梗七分，枳壳七分，麻黄（去节）二钱，苏木五分，川芎七分，陈皮（姜汁制）一钱。煎浓热服。

升麻汤： 凡损伤头用。白术、附子、升麻、麻黄、红花、川芎、干姜、肉桂、甘草各等分，用加老姜三片、葱头三节，水煎服。

杏仁汤：肉桂、麻黄、桑皮、杏仁、桔梗、细茶、甘草各等分，加灯心煎服。

治破伤风：荅草一两，水、酒煎服。

金枪方：上三七三钱，水粉（炒黄）五分，片香（制）三两。共研细末用。又方：旧毡帽边三两，烧灰存性，用香油调涂。

刑杖方：歌云：既救诸伤又救刑，乳香没药合无名。土鳖再加真猴骨，然铜宜以醋来烹。六位一同研细末，炼蜜合成打弹丸。临用须饮三杯酒，那怕黄昏打到明。乳香、没药、土鳖、无名异、猴骨、自然铜。

又方：治刑杖。白芷三钱，赤芍三钱，乳香（炙）一两，没药（炙）一两，黄金子一两，陈年尿坑瓦（童便酒煅）一两。共研细末，未杖之前，酒调服之，若既杖伤甚，只宜用下药。

红花散：治刑杖。酒醉土鳖、醋煅古钱、炙乳香、炙没药、苏木节、巴霜各等分，研末，一板一厘，水、酒调服。

刑伤夹板方：大黄四两，半夏二两，白芷二两，官桂四两，甘草二两。共研末，酒调敷伤处，内服上桃花散。

治足骨夹碎：土鳖二个，生蟹一个。共捣敷患处，内服六号乳香散。

治打足拐：牛膝二钱，土鳖二钱。共捣服患处。

被人咬伤方：栗子一撮，口中嚼碎，敷患处。

抓破脸皮方：用姜汁调轻粉一钱，敷患处。

打伤接气方：参须一钱，朱砂三钱，乳香一钱，川乌一钱，北细辛三钱，寸香一分。共研细末，每服五七厘，童便下。

开关吹鼻散：细辛二钱，牙皂二钱，山奈一钱，良姜二钱，寸香一分，共研细末，吹鼻即苏。

击开吹喉散：治牙关紧闭。牙皂二钱，细辛二钱，巴霜二钱。共研末，入喉即苏。

击开灌下方：蝉退三钱，朱砂一钱一分。共研末，酒或碰便下。

急救灌转方：乳香（去油）四钱，没药（去油）四钱，名异（煅）四钱，枳壳（面炒）三钱，寸香二分，木鳖（便炒）三钱，土鳖（火煅）四钱，土狗（麦炒）四钱，川铜（醋煅）四钱，血竭五钱，闹羊花（酒蒸去心）五钱。共研细末，重服七厘，或酒、或碰便下。

欲吐痰方：胆矾三分，铜绿三分。以上共研细末，用神仙醋调服即吐痰。

鸡鸣散：治跌打瘀血攻心，脉欲死服。生地二钱，大黄三钱，杏仁（去衣）一钱，当归（酒洗）一钱五分。用生水、酒煎服。

脑头引：藁本、川芎、白芷、白芍、苏叶、升麻、木香、羌活。

咽喉引：玄胡、碎补、干姜、防风、桔梗、薄荷、桔根、连翘。

胸前引：枳壳、厚朴、干姜、郁金、陈皮、乌药、木香、甘草。

腰上引：杜仲、小茴、菟丝、木香、故纸、枸杞、玄胡、加皮。

手上引：桂枝、当归、透骨草、甘草、羌活、防风、神仙剑（即千年健，十指全伤用）。

脚上引：川膝、独活、木瓜、苡仁、怀膝、苍术、加皮、木香。

脚脊引：怀膝、南藤、棕根、木瓜、苡仁、螺蛳骨、透骨草。

潮热引：柴胡、羌活、黄芩、陈皮、厚朴、甘草、人中白。

浮肿引：生地、防己、漏芦、防风、乌药、甘草。

气急引：沉香、枳实、陈皮、木香、郁金、乌药。

腹内痛引：玄胡、吴萸、石蒲、白芍、木香、蕲艾。

二便闭引：大黄、车前、泽泻、木通、枳壳、猪苓。

血聚引：红花、桃仁、生地、苏木、血竭、当归。

气聚引：沉香、小茴、三棱、莪术、灵脂、乳香。

遍身引：乳香、碎补、木香、没药、吴萸、寄奴。

消风引：荆芥、白芷、犀角、薄荷、葛根、草乌。

止呕引：炮姜、砂仁、藿香、白苓、酸车草（取自然汁）。

失气引：金凤花叶、佛指甲花、寸香，三味共研细末，姜汁服。

接骨引：然铜、虎骨、小茴、当归、土鳖、猴骨、枸杞。体之虚者：加附子、肉桂、洋参、黄芪。体之健者：加黄连、黄芩、紫苏、薄荷。

接骨膏：当归（酒炒）一两五钱，羌活五钱，骨碎补（去皮）五钱，牛膝（酒洗，炒）一两，木香五钱，威灵仙一两五钱，桂枝一两，川芎五钱，川乌（去皮净）五钱，加皮（酒炒，去皮）一两，杜仲五钱，北细辛五钱，防风（要鲜，捡净）五钱，香附五钱，乳香（去油）五钱，没药（去油）五钱，桃丹（后放，收膏）二两五钱，嫩松香（后放）二两。以上共药十八味，外加四叶对三钱，土茯苓三钱，海风藤五钱，将真正菜油数斤熬滚，将药十四味先入锅内，再将草药三味共浸油内，春天浸五日，夏三秋七冬十天，期满入锅内，慢火熬，根浮起滤渣，再入乳香、没药、松香三味，又熬数沸，滴水成珠，再下黄丹收膏矣，退火三日再用。此膏专治骨跌打伤者，皮未破者，将此膏贴之，其骨陆续如初。并一切跌打损伤，贴患处，伤骨自好，其肿自消，散血通气效验。

凡跌打不能言语，人不知打坏何处，急用不满尺丛树，连根拔来，洗净去泥捣汁，量人酒量若干，如饮约一壶者，即用一壶和丛树内搅汁，令伤人饮之，免其血瘀冲心，再请医生治疗可也。

又十直路口，尿桶底砖瓦片，取来炒干，研末，亦医跌打。

按：江先生，乳名祥，号瑞屏，住婺源北乡清华街双河头，道光庚子年七旬，善于跌打，此书珍之宝之。

附录验方四则

三合济生丸： 专治四时不正之气，头疼身热，腹痛胀闷，霍乱转筋，呕吐泄泻，四肢厥冷，绞肠痧气，伤寒伤暑，伤食疟痢诸症，每服一钱，重症加倍。舌苔白者，用藿香汤下，黄者用荷叶汤下，寒重用姜汤下。吐泻转筋，用丸四服，加生姜、灶心土煎服，忌食米粒。此方历年合药施送，活人甚多，而需费甚少，务望诸方善士，或合药，或刻方，广为施送，则费小而功极大矣，方列于下。

川厚朴（姜汁炒）六两五钱，乌药二两，枳壳三两五钱，羌活四两，广藿香七两，木瓜一两三钱，紫豆蔻二两，茅术三两，半夏四两五钱，苏叶七两，香薷二两，草果二两，赤苓六两，香附三两，桔梗二两五钱，甘草三两，茯苓二两，川芎三两，白朴一两五钱，檀香一两，陈皮六两五钱，防风三两，木香三两六钱，柴胡八钱，白芷五两，神曲五两，砂仁三两。以上药料须拣选明净，共同研为细末，用薄荷、茶叶、大腹皮熬汁，米汤一碗泛丸，朱砂为衣，每丸重七分，晒干，收入小口磁瓶，不可泄气为要。

跌打损伤膏验方： 生地、薄荷、独活、赤芍、川芎、川羌、连翘以上每味各一两，香附、荆芥、当归、防风、桃仁、米仁、青皮、加皮、丹皮、杜仲、川柏、元胡、白芍、白芷、牛膝、红花、鲜皮、木通、苏木、木瓜、甘草、厚朴、苏梗、枳实、枳壳、秦艽、川断、黄芪、甘松、三棱、山柰、元参、刘寄奴、骨碎补（去毛）以上每味各六钱，外加铅粉七十二两，炒黄色。用上等好麻油十斤，以上各药，先浸两三日，后入锅煎熬去渣，再入铅粉，用桑枝搅匀，扇至烟尽，候冷，浸水中，愈陈愈妙。

又末药方： 摊膏时，临用加入每油一斤，加放药末一两。肉桂一两，制乳香二两，制没药二两，血竭一两，龙骨一两，丁香一两。以上共研极细末，收藏磁瓶内听用。余每遇疯气，贴以此膏，较市上所售之万应膏，功效尤捷。

秘制朱砂膏： 专治疔疮痈疽、对口发背、颈项一切无名恶毒均效。松香（葱水煮）一斤，麝香五分（如嫌麝香贵，可另改加入八将散），冰片五分，制乳香五钱，制没药五钱，樟脑三两五钱，银朱（漂）一两，朱砂（研漂）二钱，蓖麻子肉五两，杏仁（去皮尖）一百五十粒，明雄黄二钱，全蝎二钱五分。葱水洗，各为细末，打数千槌为膏，磁罐收贮，临用时隔水炖软，入平常油纸膏药上贴之，当看疮形之大小，酌量用之。

八将散古方： 治痈疽大毒，拔脓去腐生肌等症。川五倍（焙研）一两六钱，川雄黄（水飞）三钱，冰片五分，蜈蚣（七条，去钳足，炙净）一钱二分，全蝎（十个，漂净，去尾，炙末净）七分，麝香五分，山甲（十片，炙净）二钱，蝉蜕（二十个，去头足，焙，研净）七分。各研细末，和匀，再研细末，磁瓶收贮。

《伤科杂症》

娄门曾氏秘传

此书系娄门曾氏秘传，凡命临危急，无不应验，死者亦能回生，此药妙通仙，千金定不传，保不赴黄泉。

凡踢打跌扑损伤，男子伤上部者易治，伤中下部难治，以气上升故也。女子伤下部易治，伤中上部难治，因血下降故也。男子十六岁以上者易治，以其血气有余故也；男女十六岁以下者难治，血气不足故也。

凡伤须验在何处，当按其受伤之深浅。男子气从左转则属阳，女子气从右转则属阴。伤左者气促面黄，伤右者气浊面肿。须要四季看伤，春伤肝必凶，夏伤心必凶，秋伤肺必凶，冬伤肾必凶，四季伤脾必凶。痰多者、眼白者、口臭者、鼻耳皆黑者一概不宜。须要看形状、按时景治之。

伤背者，五脏皆近于背，虽凶可缓百日，后见危。

伤胸者，血气涵蓄之处。

伤心者，又咳嗽迷闷，面主黑色，身体发热，胸高浮起大凶，三四日死。

伤背，用小续命散，次用通圣饮，后用和中丸，久服。

伤胸，先用流伤饮，后用和中丸服，愈。

伤肝者，面主红紫，眼多红身发热，主一七日死。先服流伤饮，次服小续命饮，后下和中丸。

伤肺者，鼻白气喘，声急哑，主二七日死。先服活血汤，次服小续命饮，后服和中丸愈。

伤食肚者，即脾胃之属也。心下痛发热高肿，饮食不进，气急口臭，眼闭，面主黄黑色，身发热，主二七日死。先服大续命饮，次服七厘散，后服和中丸愈。

伤心口者，面青，气微，有血吐出，呼吸大痛，身体欠动，主三七日死。先服护心养元汤，次服大续命饮，后服和中丸愈。

伤肾者，耳内不聋，耳角多黑色，面浮光白，常有笑哭容，睡如弓状，主一七日死。先服小续命饮，次服流伤饮，后服大续命饮愈。

伤少腹，小便不通作痛，发热，口干，面肿。先服流伤饮，次服小续命饮，后服续神汤，再用和中丸愈。

伤肠者，气急作痛，口有酸水。先服流伤饮，次用小续命汤，后服续神汤，再服和中丸。伤脏者，去红后便急涩，面赤气滞，限半月死。先服流伤饮，次服小续命饮，后服中神汤。其症不受药主。

伤男女小便者，即时气升，心迷，面黑，手足冷。先服护心养元汤，次服大续命汤，后服降气活血汤愈。

胸背俱伤者，面渐白瘦，食少发热，咳嗽，主一年死。先服流伤饮，次用和中丸，一二十服限愈。

伤血海者，喘气即痛，前胸板滞，有死血停滞，限九十日死。先用活血汤，后服流伤饮，再用药酒愈。

伤两胁梢者，喘气大痛，着席如刀刺，面白气虚，主百日死。先服活血汤，次服小续命饮，后用和中丸愈。

伤膀胱以上，诸伤皆可起死回生，唯打断盖心骨、伤损耳门脑衣者，难治。打伤肺者难治。

伤背、胸、肝、肺、血海、气眼、胁、腹、心、胃、食肚等处，宜用膏药，唯腰、命门、阴囊托户不可用。

伤后气喘大痛，夜多盗汗，身瘦食少，睡坐不宁，先服流伤饮，次用和中丸。

伤膀胱，小便之中作痛，有尿出膨胀发热，用中续神汤、降气汤丸；有膏药，先用葱白头打烂，用麻布包紧，在伤处擦，之后用膏药热贴；打伤重甚者，将褥子靠之，或烧沉香、降香、安息香，以顺其气。

如遍体皆伤，用好煮酒洗浴至妙。先服黄麻皮灰一两，老酒送下。凡食物，忌煎炒炙煿，用安息香以顺气。如通身皆伤，用热酒洗浴至妙。伤心则忌苦，伤肝则忌辛，伤脾则忌甘，伤肺忌酸。因补在内难愈，更忌生冷、油垢、鸭蛋、细粉、茶、醋等物。

诸方于后。

大续命饮：桔梗八分，乳香一钱，没药八分，山楂八分，苏木六分，赤曲六分，菱牙六分，桃仁一钱，官桂八分，生地八分，归梢（酒洗）二钱，通草八分，山甲（炙）八分，红花八分，丹皮八分，甘草（生）六分，陈皮六分，香附（童便浸）、乌药八分。水、酒煎，水钟半，酒一钟，不拘时服。

小续命饮：赤曲（炒研）一钱，苏木一钱，通草一钱，丹皮一钱，山楂（去核研）一钱，棱牙（炒研）二钱，当归（酒洗，炒）一钱，乌药二钱，山甲二钱，香附二钱（童便浸），红花五钱。水、酒各半煎，不拘时服。

和中丸：当归（酒洗）一两，苏木六钱，桃仁一两，赤芍五钱，丹皮八钱，枳壳六钱，乌药六钱，木香末六钱，香附（童便炒）一两，三棱四钱，蓬术四钱，山甲（土炒）八钱，槟榔五钱，沉香四钱，甘草四钱，姜黄六钱，玄胡索六钱，乳香四钱，没药四钱，降香四钱，麝香五钱，地鳖虫（去头，麝香、烧酒炙用）、香附、皂凡（研末，晒白）。上为末，炼蜜为丸，朱砂为衣，每丸重二钱，空心服，水、酒送下。

通圣散： 通草一钱，赤曲一钱，苏木一钱，甘草（生）五分，麦牙（炒）一钱，红花（炒）三钱，香附（便浸，炒）二钱，山楂四分，乌药二钱，山甲（土炒）二钱，桃肉一钱，归梢二钱。水、酒各半，不拘时服。

降气活血汤： 初伤先服。五加皮一两，红花八分，官桂六分，苏木八分，杏仁（去霜）八分，归梢二钱，牛膝六分，桃仁（便制）一两，赤芍八分。上煮酒、水各一碗，煎一碗，不拘时服。

流伤饮： 纸药三味煎。刘寄奴一钱，骨碎补五钱，玄胡索五钱。水二钟半，临服入便温服。

夺命七厘散： 行血方，先用降气汤，后用行血方。黄麻灰一两，大黄五钱，桃仁（取霜）五钱，自然铜（醋浸一周时，煅七次）三钱，地鳖虫（去足，烧酒、麝香浸炙存性）三钱。上为末，每服一钱，水泉酒空心行血法。

中续神汤： 归梢八分，乌药六分，红花六分，川芎六分，赤芍八分，桃仁八分，丹皮八分，苏木八分，官桂六分，神曲六钱，麦牙六分，陈皮六分，蓬术六分，赤曲六分，枳壳六分，乳香八分，山甲（炙）一钱，柴胡八分，没药八分。酒煎，不拘时服。

护心养元： 如若发热服此。紫苏八分，当归一分，川芎（童便炒）一钱，陈皮六分，连翘六分，独活六分，杜仲一钱（盐水炒），柴胡六分，青皮八分，枳壳六分，甘草六分，香附（童便炒）一钱。水二钟，煎八分，不拘时服。

追魂夺命丹： 或跌死，或打死，但有气者，打烂如泥，一服见效。地鳖虫（将水洗净，用麝香、烧酒浸死，瓦上炙，研末）不拘多少，地龙（翻转去泥，用水洗净，瓦上炙用）不拘多少，当归、红花（焙为细末）不拘多少。将童便浸晒，再浸再晒，或炙干，如此九遭为度。共为细末，如遇急症，每服钱半，热酒调服，见伤处筋骨有声即愈。

煎酒药方： 不论远年近日伤俱可。当归二两，赤芍一两二钱，红花八钱，苏木八钱，陈皮八钱，桃仁一两，甘草三钱，杜仲五钱，牛膝五钱，木香三钱五加皮二两，地骨皮一两，碎补三钱，木耳灰三钱，胡桃肉二两，天花粉（看热用）六钱。酒二十斤入坛内，隔汤煎四五滚，凉透后温服。

膏药方： 血余一两，老松香二斤，桐油二斤，硫黄一两，东丹二两。先将血余放在锅内，将化完，次下松香掺之，煎化一二滚，下桐油煎成珠，四下硫黄再煎三滚，即成膏。以看软硬听用。如患处，葱姜擦之，然后贴膏药，先用回生散打上速妙。

九转丹： 治内伤吐血不止，咳嗽瘦损，将以成劳危急症，服此药立见回生，秘方十八世民朱氏简传。真琥珀三钱，木耳灰一两，乳香一钱，没药一钱，仙鹤草（即醒头草，去梗、梢）一两，加人中白五钱。上药各为末，每服三钱，老酒送下，稳时许行动为妙。

大和伤丸：当归一两，姜黄五分，川芎一两，赤药一两，生地一两，红花五分，寄奴一两，续断一两，官桂一两，杜仲一两，牛膝一两，桔梗一两，枳实一两，乌药一两，青皮一两，陈皮二两，丹皮一两半，加皮六两，骨皮一两，没药一两，乳香五分，木香五分，丁香三分，沉香三分，麝香一分，香附四两，甘节一两，老油松节二两，苏木一两，地龙干二两，麻皮灰一两，刘寄奴一两，碎补一两，玄胡索一两，自然铜一两。上为细末，炼蜜为丸圆眼大，每服一丸三分，每朝一丸，热酒化服，酒过大醉为妙。

古星风散：治诸般跌打伤方。南星（皂矾、姜水浸一日煮，无白星用）、防风各等分，为末。如遇打伤破刀伤，外用药敷伤处，后以温调一二分；如遇牙关紧闭，角弓反张，打如死，但微温服者，童便服二分。

回生散：细辛、干姜、良姜、官桂、白芷、草乌、南星、半夏、胡椒、雄黄、东丹、麝香、黄柏。上为细末，掺膏上，先以葱头、老姜搽患处贴之，后以衣盖，将手磨擦三五十遍，其患如火烘热鞋底磨搽甚妙。

跌打内伤七厘散：月石二两，人中黄（即坑沙，煅过用）五钱，自然铜（末注七滚）五钱，乳香。上为末，每服一钱，热酒送下，盖暖四五日，痊愈。

立验打伤药方：煎末俱用。红花五分，当归五分，杜仲五分，丹皮、羌活、川三七（有血用）、广木香、牛膝、大黄（第一服用）、没药（炙）、川芎（此药俱要炒热），以上药各五分。问何处增减，重伤只用二服，轻者一服即愈。黄酒二碗煎一碗，如要紧穴道所伤命者，用闷醋，麝内当门子用三钱，熨斗伤处，口内有麝香气出即止。四味另煎，方为应验。

秘传跌打内伤方：归梢三分，牛膝（下部重用三分，上部用一分），红花三分，苏木（伤胁重用）二两五钱，黄柏（夏用一钱，冬用七分，春秋用一分），木通一分半，桃仁（去皮尖）一分，赤芍一分，地骨皮一分，加皮二分，肉桂（春秋用五分，冬用一分，夏天不用），紫苏一分，赤茯苓二分，枳实一分，青皮一分，山栀（炒）一分，陈皮一钱五分，乌药二钱，乳香（去油）二钱，没药（去油）二钱。上药用陈酒两碗，加童便一钟，调乳、没两味服。如一年半年，加延胡索、苍术各三钱。小便不通，加白茯苓一钱，泽泻一钱。如伤二三年，加用地鳖虫三四个。破伤凡重，加蝉蜕四五个，地龙（净末）一钱五分，姜七钱（三钱醋煅），土鳖虫三钱，自然铜（醋煅）三钱，无名异一钱，巴豆（去油）五分，血竭七分，乳香七分，没药七分。共为细末，每服七厘，沙糖调黄酒送下。

回生散：地龙、木香、丁香、乳香（去油）、没药（去油）、无名异、自然铜、血竭。上药以上各一两，共为末，炼蜜为丸，重五分，入蜡壳内封好，久远不坏。每服一丸，黄酒送下，重者二丸。

八宝丹：沉香五钱，云香五钱，丁香七钱，木香五钱，乳香七钱，没药七钱，血竭五钱，麝香五分。共为末，入磁瓶内，每服五分，陈酒送下，最重二服愈。

打伤方：自然铜（醋煅七次）三钱，乳香三钱，没药三钱，血竭（共研末）二钱，大黄一钱，土鳖五钱，当归八钱，木香。同煎，药酒煎服。

换骨还元丹：地龙（童便制）二十四条，蟹（烧酒制）三只，水蛭（闷醋制）十四个，土火（葱汁制）八十个，血鳖（姜汁制）三百六十个，天雷石一钱五分，乳香一钱五分，血竭一钱五分。共为末极细，葱汁为丸，三十六丸，每服胡桃细花酒下一丸，其患处须用好酒糟、活鸡血调敷之，外用柳树皮系扎紧，看好，耐久不可轻动，即愈。如骨碎者，用手捏上，用薄糕板柳系紧，不可解，久自愈。皮青气紫黑者，用醋喷，沥青掺之，外边亦用葱头好酒糟贴，日久即愈。

损伤煎药方：续断、猴姜、红花、当归、羌活、独活、桂枝、香附、乌药、刘寄、银花、活蟹（用火酒浸死存性，研末）。用好酒煎就，去渣，入蟹灰三分，调服。

内伤末药方：甘松（上焙）五钱，山奈（上焙）五钱，白芷（生研）五钱，麝香一钱。上共为末，每服用一钱五分，黄酒送下，幼者用五分，服药出汗为妙。

跌打内伤煎药方：当归（酒洗）一钱五分，红花一钱二分，苏木一钱二分，桃仁（研）一钱五分，小姜黄二钱，续断一钱，玄胡一钱二分，青皮一钱，独活一钱，骨补一钱二分，杜仲一钱。如若下步，加牛膝、当归。若新伤，加大黄、朴硝各一钱五分。上药水、酒煎八分去渣，加大黄、朴硝再煎温服。有气，再加砂仁八分；身热，加柴胡一钱五分。

末药方：乳香（去油）一钱，没药（去油）一钱，血竭五分，苏木（研）七分，桃仁（去油）一钱，然铜（醋制）八分，土鳖（烧酒制）一钱五分，绝木（童便制）二分。上为末，每服一钱五分，陈黄酒送下。

紫金丹：治跌打损伤，骨断可接，吐血立效，仙方。月石二钱，地鳖虫十二个，乳香三钱，没药三钱，毛姜（生）三钱，乌药三钱，血竭二钱，归梢二钱，大黄三钱，然铜二钱，木鲋五分，木耳灰三钱五分，黄麻皮灰三钱五分，麝香少许。上共为末，每服四分，陈酒送下。断其骨者自接；吐血，陈酒送下一分；其余打伤者只用四分，陈酒送下。损人血崩者，陈酒、童便送下一分，每日一服，三四日正。

头上：川羌二钱，菊花三钱，红花六分，川芎一钱，归头二钱。

手上：熟附子五分，木瓜二钱，红花六分，桂子五分，秦艽二钱。

身上：归身二钱，独羌活二钱，广皮一钱五分，桂子五分，枳壳二钱，生杜仲四钱，川断三钱，秦艽二钱，胡桃五个。

脚上：牛膝二钱，木通一钱，红花六分，车前二钱，木瓜二钱。

金钱换寻痛散：能治远年近日诸般伤，遍身宜服此。乳香三钱，没药三钱，血竭三钱，沉香一钱五分，当归二钱，白芷二钱，木香一钱五分，花粉一钱五分，肉桂一钱，甘草一钱，川芎一钱，丁香一钱五分，草乌（制）一钱，羌活一钱五分，独活一钱五分，茴香一钱，郁金一钱五分。共为末，每服一钱八分，陈酒送下。

又方自造：能治诸般损伤，不论远年近日，遍身宜服此药。乳香三钱，没药三钱，血竭四钱，沉香一钱五分，加皮三钱，白芷一钱五分，木香四钱，肉桂一钱五分，甘草一钱，川芎一钱五分，麝香二分，羌活一钱五分，独活二钱，郁金三钱，红花二钱，赤芍三钱，苏木三钱，上药共末，每服一钱五分，陈酒送下。

伤药方：当归尾一钱，粉丹皮一钱，红花二钱，地骨皮二钱，广木香（勿见火）一钱，乌药二钱五加皮二钱，没药（热土洁，若去压，去油）五分，自然铜（醋制七次）一钱，乳香（热土洁，若压去油）五分，小青皮（炒）二钱，秦艽一钱，卯针花二钱，木通一钱，枳壳一钱，桃仁（去尖，双仁不用）二钱，白桔梗一钱，苏木一钱，广皮一钱，桂枝一钱，伤头上，加川芎、茯苓。伤心上，加五灵脂、广木香。伤背上，加虎骨（醉三次）。伤左胁，加姜黄。伤右胁，加柴胡。伤腰上，加杜仲。伤手上，加川续断、桑树皮。伤小肚，加车前子、大腹皮（盐水炒）。伤下部，加牛膝。小便不通，加淡竹叶。大便不通，加灯心（多用）、生大黄、元明粉。伤脚上，加刘寄、牛膝、汉防己。气分不通，加紫降香、油松节、广木香。远年，加丹皮、丹参。以上加引各二钱，煎末随意。

水金疮：白及四钱（先同二油煎枯，滤去渣），乳香（研去油）二钱，芸香（去油，用清水煎，去黄色则油尽）二钱五分，木香（童便拌炒，研）三钱，洋樟三钱，黄占三钱，白占一两，羊脑芦根石（煅，童便制七次，研末）三钱，雄猪板油五两，大麻油五两，如欲止血，加血竭一钱。先将二油煎至滴水成珠，下二占溶化后，入药末，再煎数沸离火，候半冷，入樟调匀，磁碗收贮，愈久愈妙。

干金疮：生半夏、制松香、炙没药、洋樟、紫降香。凡刀伤跌碎，血未凝时，用经霜丝瓜叶风干，研细，干掺血止，极妙极效。

医方杂录

太乙紫金锭：黄晓峰重刊集验良方。山茨菇（去毛皮）一两，川文蛤（去虫）二两，红芽大戟（去骨）一两五钱，麝香（净）三钱，千金子（去壳油）一两，明雄黄（水飞）三钱，朱砂（水飞）三钱。上为末，糯米粥汤和，打千下，光润为锭，重一钱，少则五分，解除一切中毒、积毒、虫毒，菌、砒石、死牛马河豚等毒，及时行瘟疫、山岚瘴气、喉闭喉风、头邪鬼气、狂乱迷死、牙关紧闭、小儿急惊等症。用井花水或薄荷汤磨服半锭，利一二次，用粥止之。若治痈疽恶毒、汤、大蛇虫、大兽所伤，以东流水所磨服，并敷患处。如治癫邪鬼气、鬼胎，挛急疼痛，须暖酒磨服。金生集云：醋磨涂毒消痈化，服通节窍消热痰。

塘栖痧药方： 茅山苍术（色黑而小，有朱砂点者佳，米泔水浸软，切片晒干为末）三两，丁香（不拘公母）六钱，明天麻（切片，焙干为末）三两六钱，锦纹大黄（切片，晒干，为末）六两，麻黄（去节，细锉，晒为末）三两六钱，麝香（须上好者，为末）三钱，甘草（微炒为末，去皮）三两六钱，真蟾酥（好烧酒化）九钱，雄黄（透明者，研细水飞）三两六钱，朱砂（研细水飞，为衣）三两六钱。上药选天医吉日，于净室虔制，以蟾酥化丸，如药不能胶粘，酌和以糯米粥酱丸，如萝卜子大，朱砂为衣，晒干收贮磁瓶，勿令出气。一此药丸成，将两碗对合摇掷，使药在碗内摩荡，则坚实而光亮。又一此方：用蟾酥，防假，以舌舐之而舌即麻者真。

治法：

中暑，头晕眼黑，绞肠腹痛，一时闭闷，不省人事，及斑痧等症，先将二丸研细，吹入鼻中，或纳舌下，发麻吞下，再灌六丸，阴阳水或凉水送下。

中寒，骤然腹痛，阴阳反错，睡卧不安，转筋吐泻，手足厥冷，并吐泻不出然难过者，治法如前。

感冒风寒、恶心、头胸腹饱胀及风痰等症，治法如前。

山岚瘴气，复月途行及空心浊秽，口含三丸，邪热不侵。

小儿发痘，闭闷而死，及痰涎盛雍，并老年膨胀噎膈等症，灯心汤或凉水加倍调服。

小儿急慢惊风，角弓反张，牙关闭紧，不能服药者，将四五丸研细，吹入鼻中醒，即以药末汤调灌下。

痈疽疔毒及蛇蝎毒虫所伤，捣末好调敷。

遇有缢之人，轻解下，速即将此药研细，吹入鼻中，胸口温者，皆可复活。

凡跌死、打死、惊死、蝎死，及气闭死、溺死、痰厥，略有微气，皆可以此药研细，吹入鼻中，汤灌于口内，可冀复生。此药宜贮小瓶，随带以备急用，唯孕妇不宜服。

辟瘟丹： 雄黄五钱，天南星五钱，鬼箭羽一两，明矾五钱，夏曲一两。上为细末，每用二钱，投入水缸内，再将一钱投入井中，能令门不染气。又方：乳香、苍术、北细辛、生甘草、真降香、川芎上各一两。共研细末，枣肉为丸，如桐子大，投入炉中焚之，能驱一切疫气。

仙传稀痘方： 古人言：立稀痘方未尝不具有成法，然往往多用凌厉寒凉之药，易伤小儿胃气，故有效、有不效。今方以不治治之，平平无奇，却能解先天交感之毒，神效易常。勿视为轻忽。甘草一钱，元参一两，苦参三钱，银花三两，丹皮三钱，黄芩二钱，川贝五分。

蛇咬神方： 蝉衣五分，木瓜五分，银花五分，归尾五分，甘草一钱，蜈蚣（去足）

一条，赤芍一钱，连翘一钱，白芷一钱，僵蚕一钱。用陈黄酒煎服，将药渣打烂，敷咬处空头。

戒烟鸦片烟秘方：白下钟山老人救济除害第一良方，屡试屡验，百发百中，无论身体虚弱，服之皆可就痊，故而翻板广传，愿醒恒者诚之。狗脊三钱，广郁金三钱，牡蛎（研）一钱，山杏（研）一钱，龙骨（研）一钱，鹤虱三钱，杜仲二钱，罂粟花三钱，怀牛膝二钱，金铃子三钱，施覆花一钱，甘草三钱，延胡索三钱，使君子三钱，茯苓三钱，川断二钱，加土皮一两、生姜三两（盐钟炒），姜不可轻，盐不可少。上药绢包，水两大碗，煎至一碗，分为五日，烟瘾之前服下，断瘾。为瘾年久，再服一贴痊愈。第一天吃两钟，第二天吃钟半，第三天吃一钟，第四天吃八分，第五天吃半钟。此方与寻常戒烟方不可同服，药后即不必吸烟，慎勿耽误，照天煎成，恐坏，逐日在锅饭上复蒸。

王萝记五十九岁膏方：何鸿舫抄录。潞灵参三两，枸杞子二两，煅龙骨三两，炙乌贼骨四两，怀熟地七两，怀牛膝二两，秦艽肉一两五钱，广陈皮五钱，制於术二两，酸枣仁四两，炙甘草五钱，当归身三两，远志肉一两五钱，胡桃肉（上煎滚汁去渣）五两，生黄芪（酒炒）三两，白芍二两，桂圆肉（以驴皮胶四两收膏，每服滚水冲服二三瓢）八十个，川断肉二两，厚杜仲三两，五加皮二两，白茯苓三两，制首乌三两，湖丹皮一两五钱。上共药二十三味同煎，用黑驴皮胶收膏。

治疔疮良方：旧草屋上，雨后最多，墙脚边钉缸螺蛳，形似海蛳，生于阴山背后潮湿处，洗净捣烂，酌加银朱、象贝母粉再捣，晒干，研极细末，收贮于磁碗瓶内。临用糁于膏药上贴于患处，定能随手应验，重至走黄，此获奇效。治指上天蛇头亦妙。又方：番瓜柄炙灰研末，壳树上汁调涂甚效。蛔虫剖开洗净，剪细捣烂，涂于患处，膏药盖贴定，能随手应验，或有走黄，此皆可治之。唇口疔头肿如斗，以此治之如神丹。又方：野茄窠，即苍牙草根内蛀虫，立秋前后各半月及时收取，不拘多少，捣烂，酌加象贝母粉，再捣丸如绿豆大，晒干收贮磁器内。临用捏扁，放膏药上贴患处，其效如神。或有走黄，此亦可治之。此虫或麻油亦浸妙。蜂房煎汤服之，通利小便甚速，小便一利，肿势从此即退，毒从小便而出，定能应手取效。虽至走黄者，均有神效。鲜蜂房内有子者，更灵更妙。

治乳岩良方：羊粪炒焦黑，研细，用沸滚陈酒冲服，随量饮之。经年累月溃烂不堪者，不一月可愈。

治瘰疬良方：鱼腥草捣烂，涂于患处，不论初起如粒，以及溃烂不堪者，皆得奇功。此草气味如鱼腥气一般，故名鱼腥草。长不过六七寸，叶如山药者即是。亦能涂痔。

蛇咬神方：冰片十四两，银黄（去足一条）十四两，朱砂十四两，麝香五分。共研细，用大酒冲下，吃下一服。

烂如膀药方：流条（煅灰），冰片（同绿蒜锉），橄榄核，蜡烛油，共调。

林文忠公戒鸦片烟神效方： 白党参、云苓、炙黄芪、潞党参、玉竹、僵炭、杜仲、橘红、罂粟壳、枸杞子以上各二钱，旋覆花、炙甘草、制半夏、益智仁以上各一钱二分，枣仁一钱，如肚腹下坠，加沉香一钱，无者不必加。引用红枣（去皮核）二钱，同前药十五味煎好汤，布淋清汁，另用鸦片烟灰五钱，红糖三两，照熬烟法熬过，淋去渣，再将前药汁与灰糖汁和在一处，照熬烟法收成膏子，药用磁瓶盛好，每晨量瘾之大小，开水冲服。初服时须三茶匙或两茶匙，以后即可递减。服药后不禁吃烟，久之闻烟便臭，吃烟即呕，自然烟瘾断绝。至第二剂只用烟灰三钱，三剂烟灰钱半，四剂烟灰五分，五剂即不用烟灰，以后并药均可不服，此屡试屡验，并不生他病，亦不四肢酸痛，诚救生之第一良方也。

愚按人之不肯戒烟者，世以人所刊戒烟之方皆以不准吃烟为主，是以人恐瘾来时支持不住，并有各种病痛。此方第一不禁吃烟，且服药后毫无疾苦，自然即不想吃，久之吃了必吐，虽欲再吃亦不能矣。气壮者一二服即愈，气虚者三五服必愈。非身历其境不能知此方之妙。若得此方而犹不肯戒者，其人真是不自惜命，不可救药矣。普愿诸君子仁心济世，广为传播功德无量。

此方流传至浙，凡照方制服者，无不效验。毫无疾苦，其瘾重者，如能将每日须食之烟逐渐减少，尤易见效。

此方系林文忠公督粤时向夷细意询之，深知鸦片烟之性，用药克制，门门关到，故服之自然断瘾，无不立效。此方所需无多，贫者亦力能制办，费一日之烟资，即可制药一服，费三五日烟资，省尽终身冤钱，并去尽一切大害，熟得熟失，幸自爱者悟之。

救自食生鸦片烟起死回生急救良方： 藜芦五钱，生甘草五钱，生大黄一两，三味三大碗煎汁，滤去渣入后药；白蜜五分，胆矾一两，研细末，冲入。

凡食生鸦片烟，不论茶酒服者，即以此方服之，皆能全活。服后在上焦者即吐，在下焦者即泻，或吐不净，再服一剂，起死回生，无不应验，真良方也。每日早晚焚香虔诚叩诵，林文忠公宝诰感应尤捷也。

应元坛司事张真人急救吞生鸦片烟方： 雄黄五分，胆矾五分，生南星五分，生半夏五分，青黛五分，朱砂五分。共为研末，将药纳入口中后，以开水灌下，令其身侧不得平卧，速救勿迟。遵方连服两次，顷刻呕吐，一时苏醒。此系近邻邱姓吞服生鸦片烟，诸药罔效，其气几绝，即于坛上恭请颁发此方，如法服下，呕吐即苏，目击情形，故特刊布遍告。又谕，倘有与酒同吞则其烟易化，则其毒已入经络，恐难再救。若未化，尚可以加葛花二钱、鸡巨子一两解之。

斩蛇端咒尼： 天上青龙，地下青蛇、白蛇，天斩龙，地斩蛇，吾逢九天玄女娘娘、太上老君，望如立令救。要念三遍，斩一刀，要路豆。

又伤方：自然铜三分，山柰一个，甘松三分，柴胡三分，红花五分，白芷三分，铜绿一分。共研细末，陈黄酒送下。

偷鸡伤方：六轴子五分，五林子一钱，穿山甲一钱五加皮二钱，杜仲二钱，红花七分，甘草三分，共研细末，陈黄酒送下。又方：归身二钱，桃仁三十粒，朱砂五钱，木香六分，没药一钱五分，加皮三钱，乳香一钱五分，红花一钱，柴胡一钱，防风一钱五分，三棱八分，青皮一钱，加韭菜头十二个，水煎，陈黄酒温热送下。

宗浩兄，三十八岁。甲辰岁十二月初六日定膏方：绵黄芪（木香三分同制）一两五钱，制首乌二两，福泽泻（吴茱萸三分同制）一两五钱，粉甘草三钱，西潞党（苍术五分同制）三两，制川附三钱，粉归身三两，厚杜仲（盐水炒）三两，大生地（砂仁末二钱同制）三两，青陈皮六钱，白云苓三两，瓦楞子三两，黑牵牛（杵）二两，贡肉桂三钱，制香附（打）三两，京山棱一两，野於术（米泔浸切制）一两，怀牛膝（盐水炒）三两，蓬莪术一两，鹿角胶三两，淮山药（麸炒）三两，带心冬三两。上药为法制炒收，长水煮三次去渣，再熬稠，加入鹿角胶三两，黄酒化再熬，溶入炼白蜜收成膏，磁瓶收贮。每朝晨，清白滚汤送下三茶匙，忌生冷消燥等物。

朝卿草，定膏方：绵黄芪（木香气同制）一两五钱，白茯苓三两，肥玉竹三钱，西潞党（桂枝三钱同制）三两，炒淮山三两，粉丹皮六钱，炒冬术三两，厚杜仲（盐水）三两，炒广皮六钱，东白芍三两，大生地（砂仁二钱同制）三两，粉甘草三钱，麦冬肉三两，炒归身三两，炒泽泻一两五钱，炒川芎五钱，怀牛膝（盐水同炒）三钱。上药为法制炒，取长流水煮叶枝四两汁，代水煮药煎三次，滤去渣再熬稠，清阿胶三两，黄酒化入再熬浓，入炼白蜜收成膏，磁瓶收贮，每朝晨精米送下一二三茶匙，忌生冷、一切消燥等物。

闫林官，定膏方：西潞党三两（木香二钱同制），干首乌（料豆衣汤制）三两，怀牛膝（盐水炒）三两，绵黄芪一两五钱（水制），苋麦冬二两，东白术（酒制）二两，天冬术六钱，补骨脂二两，粉丹皮六钱，甘杞子二两，归粉身（酒制）二两，炙甘草三钱，福泽泻一两五钱（麸制），抚川芎六钱，广陈皮（盐水制）六钱，大生地（砂仁末二钱同制）二两，鸡巨仁二两，清阿胶（黄酒化）二两，厚杜仲（盐水炒）二两，肥玉竹二两，龟板胶（黄酒化）二两。煎膏照上法，纹冰二两，白蜜二两。

河白鸡登故方子：西潞党（半）一两六钱八，奎枣杞（四两）一两一钱二分，元纪芪（半）一两六钱八，厚杜仲（四两）一两四钱，新冬术（四两）二钱四分，杜阿胶（三两一钱）七钱五分九，奎怀山（半）六钱八，老川断（半）二钱八，新于肉（四两）二钱二分四，土照子（四两）八分四，江支毛（半）三钱二分，沙苑子（四两）二钱二分，原归头（半）五钱六，熟乌（半）四钱四分八，贡芍（半）四钱四，花提（四两）二钱八，秃枣（半）三钱四，拣泻（半）三钱三分六，上广（四两）二钱二分四，上白方（半）四钱四分八，提夏（四两）二钱二分四。共计十二两二钱五分，当收洋八元七角。

讫膏方： 统西潞（半）一两四钱，拣怀山（半）六钱四，上芪面（半）一两三钱八，新萸肉（四两）二钱，新冬术（半）四钱四，新枣杞（四两）一钱一钱二分，龟板胶（四两）一两四钱，秃枣（半）三钱二分，花提（半）五钱六，原归头（半）四钱八，拣天冬（四两）一钱六，江毛地（一分）四钱八，上白方（一钱）八钱八，杜阿胶（五两八钱）一两四钱五，厚箱仲（四两）一两四钱，加指力二钱五分，计十二两五钱四分二，收洋八元两讫。

膏子药方： 西潞党半，拣安竹（即玉竹）半，川断片二两，拣壮芪半，新奎杞（即枸杞）四两，杜白角（即茯苓）半，紫皮术（即白术）半，支毛地（即生地）一分，老萸肉四两，白厚桂半，歧奎山（即淮山药）半，杜阿交四两，厚仲角（即杜仲）半，二提膝（即牛膝）四两，姜熟夏（即半夏）二两，拣熟乌半，狗脊片四两，菟丝子四两，补骨脂二两，料丹头（即丹皮）二两，净龟板八两，赤芍片二两，熟地四两，顶白蜜八两，白芍片四两，净槐米（即槐花）四两，杜龟胶一两，泽泻四两，新杭菊二两，上中黄（即陈皮）二两，老潼膝（刺蒺藜）二两，净如意（即米仁）四两，净鳖甲四两。

《黄氏青囊全集秘旨》

清·黄廷爵　光绪年间

自　序

　　窃稽医之为道，奥妙无穷，一十三科皆由内出，其中神化精微，非片言可明其旨者。若夫扑跌金枪、取割铅码，世之传其方术者实不乏人，要知指明穴络、按定方位者殊落落也。多见庸流术士，诡诈欺心，假渔利而实无能，视生命而同草芥。抑或偏见偶存，怀怨仇而不肯就视；需索稍拂，乃袖手以旁观。此皆失夫古圣之良，非仁人之用心济世者也。余家藏《秘传青囊集》一部，内载针刀灸法之方，寒热虚实之详，罔不层次，井井爽若列眉。唯凭诀穴以定吉凶，按穴络而分部位，依法施治，又何必取灵验于他方哉。愚简练揣摩，非敢肱经三折运用之妙，亦唯期在于一心。投军以来，施治不一，所经针砭，应手生春。

光绪丙戌仲冬

昭潭松柏林虎臣氏黄廷爵序

凡例

　　——是书所录生平经验良方，拣选精要所用者，独存一览，无余他求矣。

　　——药性只一二句，多则三四句，用者必详。

　　——接骨难道说（古称挪接），定要分清断处前后高低，总要崩低处套正，方可挪捻，腕节皆同，响声不住，方可接上，形复如初。观察左右，一样平正，方可罨药，用毒油膏敷上，皮纸包缠，再加杉木皮，去粗宜软，布帛条捆夹绑上，或竹片亦可。如不平正，皮纸摺贴，外用绵带加捆，过七日开看，接骨如初，方可松夹。尚有响声、不平，照前罨药，再夹数日。如腕节挪套，只可以布帛包缠，不要上夹，细心照法，视若权衡。

　　——取铅码、枪子、剖毒，总之刀针砭刺，定要分清穴络经路。针刀不宜横刺，查明逐日、人神、血忌，若不查明，恐伤血络，徒劳而无功也。若铅码抢子，随伤随取无忌。

　　——扑跌之人，不可专攻瘀血。总求其源，固其本，用四物加苏木粉、红花，兼

《黄氏青囊全集秘旨》

039

调瘀血；照部位、穴路，分加引经药主之。老幼虚弱之人，用四物或独参汤或八珍加苏木、红花可也。

——扑伤吐血不可服参，亦不可破血。宜犀角地黄汤入归尾、甘橘、红花、陈皮，童便下，或凉血地黄汤二三剂后，连服十三太保夺命丹数剂而愈。

——扑跌时不省人事，何其绝速？曰：血闭也。如心头尚有热气，脚大拇指后冲阳、太冲、太溪三脉有动，速将伤人踞地盘坐，将辫捻提，将伤人大便抵紧为要。速取半夏、南星末吹入鼻中，或二乌散急救之，或将稻草一二把烧，至避风静室去灰，倾尿一桶，上设席一床，以伤人面扑向地，扶好被盖，将粪门抵紧，旁人不得高声，恐魄散难救，使热气冲开毛窍，气行血活。如牙关紧闭，打去一齿，抖蜜葱汁擦入两腮牙根处，取闹羊花吹入喉内。活后，用甘草汁和姜汁并灌解之；或用半夏、南星末，男左女右，填塞鼻门，随服白马尿一二匙，和白糖更妙，或童便、大人溺，宜多服，以免污血攻心。虚老人，四物煎汁鼻下熏之，服加苏木、红花，鼻吹七厘夺命丹，兼可服也。如皮伤肉破，玉真散调涂。凡新损陈伤，传经之后为呕吐，难医。药虽无假，亦难起死回生也。

——金枪之伤，恐血出多，四物加味，或八珍兼理，不可破气血为要。如外感风寒，九味羌活冲和汤，分引经药主之。倘出血不止，急选卷后止血方，按四季金枪神药治之，万无一失。

药性赋

药有五味，性有温凉，方知加减，变化多端。提纲总领，熟读宜参。通经活血、刘寄奴草；行血定痛，王不留行；法炼广生花雨石，不可多服；恶血攻心得马溺，真似活神；半夏止血，能走能散；土鳖活血，通络通经；骨碎补主血气，断筋折骨皆有效；川续断理筋骨，补肝益肾用之灵；泽兰行损伤之血，紫草通九窍之关；桑寄疗瘀舒筋活血有灵，白及理败死肌并涂火伤；然铜火煅醋炙，挪接医骨有效；海马足膝骨痛，舒筋骨断有灵；威灵仙医折伤颇效，山甲珠达病所称奇；乳香定诸经之痛，已溃忌服；没药医疮腐之脓，血虚忌之；石菖蒲利窍除肿，远志肉上达于心；麒麟和血之上剂，真同仙授；五灵脂理气血之刺痛，如用手拈；红花破血，多服不止而毙；田七散血，重用化血而亡；三棱破一切血凝气滞而有据，莪术破一切痰瘀达窍而有凭；当归拈痛，头能止血，尾梢破血，全用安营；苏木医新旧之恶血，能升能降；沉香除心腹之气逆，降亦能升；桃仁缓肝气而生新血，生地凉血脉并定痛宁；茜根有名血见愁，蚤休、七叶草、河车、金银花消热毒，故无禁忌；白芷梢排疮脓，妙且生肌；天南星、生半夏、童便调服可活，塞鼻门神效方奇；生川乌和草乌并星半，研兑合敷尤良；川杜仲除腰膝骨冷，破骨纸补骨有灵；五加皮腰膝骨痛之用，海桐皮逐风湿宜求；槐实、槐花而凉血，辛夷、木香鼻窍能通；黄柏消瘀热之上剂，黄芩活血而治乳痈；知母能除热便，贝母润肺消痰；麦冬调中定魄，天冬益气养肌；生黄芪排脓托里，西党参补气培中；白术能治头眩、益津、补土，藁本可通头顶而至会阴；桂枝通节而止汗，厚朴益气而宽肠；荆芥血晕治头痛，炒黑止血；薄荷破血而通关，亦搜肝风；羌活除百节之骨痛，防风搜肝肺之邪风；桔梗消瘀疗胁疾，苍术除湿解郁灵；木通利窍施用，通草除闭难行；元参除无根浮游火毒，前胡疗乳膈肺热极灵；防己开窍疗湿热，秦艽风湿遍宜求；生栀子凉心肾、鼻衄可服，炒黑亦理三焦；红柴胡退诸热，少阳要领酒炒，活血平肝；枳壳破至高之气，有传道之官；枳实破积风之势，有倒劈之威；人参补元气，吐血禁用；丹参破宿血，腹痛有灵；首乌宽筋治损，茯苓利水宁心；赤芍除红退肿，白芍和中敛阴；香附血中气药，藿香快气和中；川芎祛风医头痛，明麻通血定诸风；沙参退皮间邪热，补阴而治阳；苦参故金枪有功，非大热敢投；消瘀恶血，须用羚羊角；治腰膝冷，快觅真鹿茸；丹皮排脓破血，连翘清热诸经；板蓝、射干喉红咽肿，豆根、牛子消毒利疼；明雄化血成水，赤豆散毒如神；木瓜止呕医脚气，泽泻治乳而生阴；地榆止金枪之血热，汁涂火疮极妙；麻油调诸药，解燥、杀虫、除毒尤良；白蜡生肌而润燥，黄蜡定痛宜合膏；花粉、黄柏生津降火，芙蓉、茶花兼调火疮；牡蛎涩肠医腹胁，茱苓解毒利便难；车前利便而明目，苡米益气而舒筋；瓜蒌退热圣药，虫蜕乳痛肠鸣；胡麻疗风生肌长肉，僵虫搜风行走如云；甘松、山奈心腹痛、理气醒脾颇效；大茴、小茴治阴疝、能暖丹田；郁金、姜黄祛风，而破血速降；沉檀行瘀，可敛金疮；青皮兼能发汗，性颇猛锐；陈皮觉无峻烈，颇得中和；阿魏极臭而止臭，藤黄消瘀而退疼；梅片能走而能散，神丹能降亦能升；熊胆凉血喉眼宝，珍珠败肌可转鲜；虎骨驱风而壮骨，犀角定狂而疗风；协和诸药，甘草无二；发邪避恶，朱砂无双；海螵蛸燥脓收水，双螵蛸益精何忧；箭头入肉，医附骨并是推车；客恶毒医疮，敷跌损本草即蟾酥；白蜜和药而解毒，黄丹治痛炒黑传；密陀僧镇心，合膏主灭瘢痕；橄榄骨磨涂面伤，无迹无踪；秦王试剑一名鹿蹄草，紫贝龙牙又名蛇含落得打；即名碎碎粉，实名长生草；血三七又名金不换，即是草河车；象皮合金枪之要领，龙骨长肌肉之仙丹。此其大略而言，以便学者熟记。

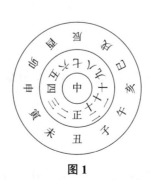

图1

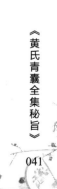

行刀须明血忌，正丑二未三寅，四申五卯六酉，七辰八戌九巳，十亥十一逢午，腊子不宜针刺。

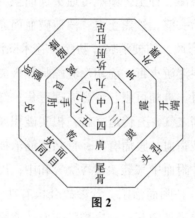

图 2

尾神图，一岁起坤，二岁到震，十岁至中宫，数顺情几十几岁，到处不犯则吉。行刀针灸，均不可犯部位。圣人所起合，看逐日、人神、血忌，查阅天干部，合之吉则吉。

尾神图论（行年至此，不犯则吉）

尾神所载有根由，坤内外踝圣人游。震宫牙端分明记，巽位还居乳口头。中宫肩骨连尾骨，面目还从干上留。手肘兑宫难砭灸，艮宫腰项体也须。离宫膝胁针刀免，坎肘还连肚足求。

天干论

甲不治头乙耳喉，丙肩丁背与心求。戊己脾腹庚腰肺，辛膝壬当肾胫收。癸日不宜治手足，十干不犯则无忧。

人神地支论

子踝丑腰寅在目，卯面辰头巳手属，午胸未腹申在心，酉背戌头亥股录。

逐日论

初一十一二十一，大拗鼻头手小指。初二十二二十二，外踝发际外踝位。初三十三二十三，股内牙齿足股肝。初四十四二十四，腰间胃脘阳明手。初五十五二十五，口舌遍身阳明足。初六十六二十六，手掌胸前又在肠。初七十七二十七，内踝气冲并在膝。初八十八二十八，十腕股内并阴属。初九十九二十九，在尾在足膝胫后。初十二三十日，腰间内踝足觉觉。太古相传真莫犯，世间不犯皆为吉。

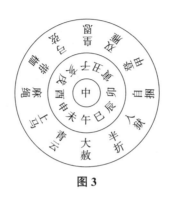

图 3

其法，年上起月，月上起日。如正月建寅，寅上起日，一日一位数须行，遇吉则吉，亦可以回避出外，可定吉利，万无一失。

大赦图论

子午皇恩大赦图，丑未双雁入青云，寅申登甲秩马上，巳亥弓弦半折明，辰戌带枷出入狱，卯酉麻绳自缚身。

脚三脉图（略）

太溪肾水又名猛虎吞食，危急之症、一切痧毙，急将人口咬定齿，擘或手指紧捻推经，即可活也。冲阳胃土太冲肝，即大敦穴冲阳脉，脚背上五寸，骨间动上，去骨三寸。属土，盖土者万物之母，故脉不衰，胃气犹在，病虽危，犹可生也。太冲脉，足大拇指后二寸。东方木，生物之始不宜衰，则生生之机尚有望也（女人专以此脉为主）。太溪脉，肾在足内踝骨跗后，孤骨陷中动。盖水者天一之元，不宜衰，尤未绝，即危尚可活也。

黄氏青囊全集秘旨

接骨药法： 治一切取割铅码枪子、硫黄硝毒、火疮肉烂、挪接痛甚等症，神验神效。异人传授毒油神膏：除红退肿，止痛妙极。凡治一切金枪损破、杀虫止臭、退红除肿，屡验如神。此膏头部禁用，入口伤人，慎之慎之。香油一斤，藤黄二两，熬枯去渣，入白蜡二两。亦有加紫草、苏木、生地、红花、川柏、归尾，接骨至妙。凉血生肌入四六、甘石、龙骨粉、象皮、云连、川柏、白芷。拔毒生肌入甘石、红粉。涂火疮入轻粉、梅片。

圣灵接骨丹：一取老伤铅码，先敷此药，半日去药行刀；挪接，敷过半日再挪接，接后用毒油膏加味敷。生半夏八钱，生南星五钱，生川草乌各三钱，白细辛二钱，胡椒二钱，蟾酥一钱。酒化。

二乌散：不省人事，吹鼻，服九分，酒兑接骨；服接后，用甘草汁、姜汁和服，急灌解，不可乱用。接骨先敷半日，去之后挪接，照圣灵丹法。闹羊花五分，胡茄子一钱，姜黄一钱，麻绒一钱，生川草乌各一钱。

儒门事亲接骨方：灵脂五钱，白及一两，小茴二钱，乳没各五钱，米炒焦煮粥，香油合调。

夜合木接骨方：合木皮一两，归尾一两，然铜（醋炙火煅）五钱，乳香五钱，川芎三钱，赤芍八钱，白芥（炒黑）五钱。黄蜡酒化，汁服渣敷。

续断丹散：续断五钱，骨碎五钱，甜瓜子五钱，红花二钱五分，然铜三钱，田三七（研）一钱，八棱麻五钱，角弓膏三钱。白蜡酒化，汁服渣敷。

四生散：生川草乌各二钱，竹子青五钱，防风三钱，红花二钱，续断三钱，骨碎三钱，赤芍三钱，生半夏一钱五分，生南星（炒）一钱五分，红曲二钱五分，川柏三钱，生地一两，灰面（炒黑）五钱。葱汁和灰面、红曲熬汁，调服渣敷。

碎骨断筋接骨方：骨碎五钱，归尾一两，川芎三钱，乳没一两，嫩松香五钱，广木香一钱五分，白蜡一两，古钱（火煅醋炙）三文。香油熬，化蜡调敷。

无名异散：无名子八钱，甜瓜子五钱，乳没各六钱，牡蛎粉五钱，黄米炒黑熬膏，和药贴之，包捆。又方：螃蟹，抖溶，汁服渣敷。又方：海桐皮（鲜用）二两，抖汁服渣敷。又方：檬桄树根皮一两，水桐树根皮一两，苎根诸一两，榆树皮八钱，桐子树根皮五钱，杨柳叶（或红根）六钱，皂弓（取面皮）一两，或鱼鳔煮汁捣溶入灰面（炒黑）一两，荞麦粉（炒黑）一两，熬膏合抖敷捆。

接骨服药方

千金秘诀异人传海上方：烧黄麻五钱，烧散发五钱，乳没各三钱。研酒兑服。

朱砂散：真豆砂一钱，皂弓角（烧）二钱，研酒兑服。

赵真人方（刀伤火疮，香油调敷）：白及一两，然铜（醋炙火煅）二钱，石膏（醋炙火煅）一钱五分。研酒兑服。

接骨断筋报捷方（无力不服可）：真龙骨（煅）四钱，象皮（炒）二钱五分，虎骨

（煅）六钱，猴骨（煅）三钱，然铜（火煅醋炙）一钱，骨碎五钱，活土鳖（抖）七只。研，加参蒸，水、酒兑。附方：鹗骨（或鹰骨醋炙）三钱，古钱（醋炙碎火煅）十枚，红花一钱五分，甜瓜子二钱，乳香二钱。共研酒兑。一嫩松树根半斤，熬汁酒兑。一粪砖醋炙便屑，老古钱醋炙，研，酒下三分。一赤屑铜醋炙，碎如粉，丝头子烧灰，研，酒下五分。一破损内有碎骨难出，披针刺开钳取，如难尽出，口小，用七贤丹化腐拔提，膏盖，或用田螺抖溶酒糟，敷中留一孔，吕祖传贴，其骨自出。

吹药法方

通关散： 不省人事。白细辛一钱，牙皂一钱，石菖一钱五分，生半夏三钱，生南星（炒研）一钱五分，蟾酥一钱五分，元寸八分。合乳收，听用。

七厘散： 吹服，每七厘；亦可搽涂。田三七一钱，豆砂五分，梅片五分，乳没一钱，儿茶一钱，红花一钱五分，猴结一钱五分。研末。

八厘散： 巴豆霜一钱，乳没一钱五分，生半夏三钱，西砂头一钱五分，归尾五钱，正明雄一钱五分，土鳖九只，香瓜子二钱，血竭（无真山羊血或田七亦可）一钱五分。研，酒兑八分。

九分散： 制马全子（去毛）三钱，麻黄（去节）二钱，乳没五钱。合研童便下九分。

闹羊花散： 不省人事，遍身如冰，将药吹入鼻内；牙关紧闭，打去一齿，吹入喉内三分即活，用甘草水、姜汁解醒。闹羊花（俗名老虫花、杨花）三钱，生半夏二钱，生川草乌各三钱，桃枝（切碎）四钱，马全子（去毛制）二钱，生南星一钱五分。合研极细，晒干再研乳任用。

玉真人散： 如破伤风酒调涂，每服三钱，酒兑，头面最宜。白附子五钱，生南星三钱，防风五钱，明麻五钱，羌活五钱，白芷一两。研细。附方：遍体可用。白木耳（焙）一两，苎麻（烧共研）五钱，苏木一两。煎水服，或韭汁、童便兑。

又方： 手足处最妙。松根节，一斤切片，炒至烟尽。嫩松根亦可，酒煮汁服。

又方： 仙桃草。此草出广西阳朔一带，八九月内采之，阴干为末，酒下一两。

四物汤： 遍身痛，血虚之人可也。秦尾尖三钱，川芎一钱五分，赤芍一钱五分，生地三钱，加苏木、红花各一钱。气虚之人或入西洋参五钱可也。

八珍汤： 遍身伤，老人气弱气虚之人可用。西洋参（腹痛用丹参）一钱五分，漂苍术一钱五分，茯苓二钱，甘草八分，归尾三钱，川芎一钱五分，赤芍一钱五分，生地三钱，入苏木一钱，红花一钱。

犀角地黄汤： 吐血下血，或狂大热，不宜破气用之。明犀牛角二钱，生地三钱，丹皮一钱五分，黄芩一钱五分，红胡一钱，生栀子（抖）一钱，或加归尾三钱，甘草八分，桔梗一钱五分，红花一钱，陈皮一钱。童便一杯兑服。

凉血地黄汤：血分有热，及鼻血不止，吐血下血，腹痛可用。小生地黄五钱，牡丹一钱五分，生栀子一钱五分，黄芩一钱，归尾一钱五分，丹参二钱，槐花三钱，生地榆一钱，辛夷一钱。童便兑服，或白马尿极妙。

十三太保丸：遍用酒兑。羌活一钱五分，杜仲三钱，桔梗一钱五分，续断三钱，防风三钱，官桂一钱，台乌一钱，灵仙二钱五分，升麻一钱，骨碎三钱，乳香二钱五分，破故纸一钱五分，川牛膝二钱。

追魂复还夺命丹：遍用，腹痛欲死，用此神效。山羊血三钱，丹参三钱，红花一钱五分，生地三钱，三棱一钱五分，田三七一钱，莪术一钱五分，丹皮一钱五分，桃仁（去皮尖）七粒，归尖五钱，茜根一钱，乌药一钱。瘀血凝滞在腹作痛，酒兑童便下，马溺和白糖兑服尤妙。

固真汤：刘寄奴三钱，王不留一钱五分，羌活一钱五分，防风一钱五分，建菖一钱五分，白芷一钱五分，生地三钱，当归五钱，广皮一钱五分，独活一钱，秦艽三钱，土鳖七只，续断三钱。苏节为引，酒兑。老损加甲珠，手足加桂枝。

起死回生丹：土鳖十一只，乳香二钱，豆砂一钱，元寸二分，巴霜三分，山羊血一两，真血竭五钱。合研童便下，每一钱五分，小儿老弱人每五分。

救命夺魂丹：归尾一两五钱，红花三钱，土鳖十一只，儿茶三钱，血竭五钱，赤芍八钱，青皮二钱，粉草一钱五分，元寸三厘，陈尿桶底下人中白一两。合研，马溺调拌，阴干数次，童便下，每一两。

夺命丹：陈粪砖屑（煅醋炙碎）一两五钱，精人中白五钱，生半夏二钱，细辛二分，金箔（火煅醋炙）五分，豆砂一钱五分，红地龙（小灯心，大黄土内取之，红色一寸长）三十六条，辰砂一钱，山羊血一两五钱，粉草一钱五分，骨碎五钱，上元寸五厘。共研制，童便下研，马溺拌，阴干，再研数次更好，每两酒下。

救命回生丹：田三七三钱，母丁一粒，四生草一两，官桂一钱，血竭五钱，上元寸三厘，广香一钱，仙桃草二两五钱。马溺拌数次，阴干再研，酒、童便下三钱。

三黄宝蜡丸、黎峒丸二方：治扑跌金枪，其妙无穷，但药味难以精治，故未录方。

加味四物汤：香附一钱五分，乌药一钱，楂炭一钱，条芩一钱，砂仁八分，白术一钱，川芎一钱，当归五钱，酒芍一钱，生地三钱，粉草八分。

头部：面破，生半夏研水涂，广羊皮金剪贴，橄榄核磨涂，乌金纸贴，听自落。头面诸伤，破损出血，急嚼生姜敷止，然后罨药，以免伤口受风，良方。

九味羌活：即和冲汤，并治头风。羌活一钱五分，防风一钱五分，酒芩一钱，白芷一钱五分，川芎一钱，苍术二钱，生地三钱，细辛一分，甘草七分。项后头顶加藁本；头兼足冷气逆，倍细辛，加麻黄；耳后加红胡；头痛有火热渴，倍酒芩，加石膏；头痛身重，倍苍术；又兼吐涎沫，手足厥冷，加法夏；阴虚加附子，去酒芩；兼吐痰涎，四肢不冷，加法夏；大便闭，加生军；太阳头额、眼目、胃，倍白芷，加葛根。

荆防灵仙散：头痛顶疼。荆芥一钱五分，防风一钱五分，灵仙三钱，川芎一钱，当归三钱，藁本二钱，薄荷八分，羌活一钱五分，陈皮一钱，白芷一钱五分，乳没一钱五分，僵虫一钱五分，粉草八分。

　　生芪灵仙汤：头痛眼痒流泪，并治眼目。生黄芪一钱五分，当归三钱，川芎一钱五分，酒芍一钱五分，生地二钱五分，藁本一钱，茯苓一钱五分，苍耳（炒）二钱五分，明麻一钱，薄荷一钱五分，蔓京一钱五分，西当四钱，白菊一钱五分，七厘一钱五分。

　　六味地黄丸：血虚。熟地八钱，淮山五钱，茯苓二钱五分，丹皮一钱五分，泽泻一钱，枣皮八分。眉棱骨痛，去枣皮；虚寒，加附桂；腹痛，加丹参、怀膝；口渴加五味。

　　眼部：伤时艾煮鸡蛋去壳，再煮，用蛋揉眼，去瘀血，亦有加红花、归尖、生地同煮，揉后再煮再揉，水熏气洗。

　　眼药附方：生白矾一分，真明雄一钱，小云连一钱，大梅片一钱五分，雄胆一钱，上元寸二分五厘，飞甘石二钱。

　　荆防白菊散：散肿除痛服。荆芥一钱五分，防风一钱五分，白菊三钱，西羌一钱五分，僵虫（炒）一钱五分，归尾三钱，赤芍一钱五分，谷精一钱五分，粉草五分，蛇退（焙枯研）一条。起翳加青葙、木贼；蒙加门花；伤痛加日月砂；肿痛加苦参；热甚亦可加元参、连翘、艾叶。敷药法：口嚼敷尤妙，看伤之大小酌量；亦入白芷，去银花。归尾一两五钱，生地一两五钱，红花三钱，川柏五钱，银花一钱。拔瘀血，取牛口涎调半夏末涂，神效。南瓜瓢子，青绢包揉，若误割喉舌半断，并用前五味，口嚼敷之神效。舌断，熬膏噙之，或好人口嚼溶，送入病人口内自噙更妙。又再附药味分数：割颈，嚼敷牙端根齿可。归尾一两五钱，生地一两五钱，白芷一两，红花三钱，川柏五钱。

牙端部

　　六味汤：青皮一钱，生地三钱，升麻一钱，荆芥一钱，粉草五分，石膏一钱五分。上正中加连麦；下正中加知柏；上左加枳壳、大黄；下左加红胡；上右加羌活、龙胆；下右加黄芩；上左右加川芎、白芷；下左右加白芍、茯苓。青竹叶熬汁，入白盐、姜汁，再熬成膏，涂搽。

　　玉带仙膏：龙骨二两，宫粉一两，月石五钱，梅片五钱，元寸五分，黄蜡四两。提净开水化溶，切勿入火。将药味研细，入蜡和匀，竹片开入纸上。如凝，开水熏气使软，再括纸上均匀，剪贴收用，不可泄气。卧时椒衣水漱口，将条贴之，次早取看，毒重者黑，轻者黄。如伤口贴水熏透软，不可见火。一切齿痛拔毒神方。

喉部（误割方）附眼部

加减消风败毒散：荆芥一钱，桔梗二钱五分，前胡一钱五分，薄荷一钱，生地二钱，防风一钱五分，甘草七分，羌活一钱五分，归尾二钱五分，红花一钱，赤芍一钱五分，酒芩一钱。排脓加生芪、白芷，口干加花粉，热甚加元参，肿红加青鱼胆，即清凉散是也。

手部：肩臂肘痛。

桑枝秦艽汤：鲜桑枝尖每岁一寸，秦艽三钱，明麻一钱五分，广皮一钱，当归三钱，川芎一钱，羌活节三节，小桂枝二钱，桔梗二钱，甘草一钱，皂刺二钱。

灵仙枫藤汤：痛肿。灵仙五钱，枫藤三钱，桂枝一钱五分，石菖七分，升麻八分，细辛二分，桔梗一钱五分，羌活一钱五分，防风一钱五分，槟榔一钱，全皮一钱，草节八分，乳没各一钱，赤芍一钱五分，生地二钱。老损加甲珠一钱五分；肘加酒芩一钱，北召、白芷、归尖、内消红；骨损加海马（炙研）一条，然铜（醋炙火煅）一钱，骨碎三钱。

卫生济世汤：班肩损骨。刘寄奴二钱，乳没各一钱，羌活一钱五分，当归三钱，骨碎二钱，红胡一钱，山甲珠一钱五分，白芷一钱五分，玉丰二钱，桂枝一钱五分，皂刺一钱五分，草节一钱。酒煎，入元寸乳细，兑服。

两胁部

疏肝散：此散治左胁痛。红胡一钱五分，赤芍一钱五分，陈皮一钱，川芎一钱，香附三钱，枳壳一钱，粉草八分。

推气散：此散医右胁。片子姜五钱，郁金一钱，枳壳八分，桔梗一钱，桂心一钱，粉草八分，广皮八分。

柴胡片姜散：两胁坚硬兼腹痛瘀凝。归尖二钱五分，赤芍一钱五分，红胡一钱，片姜三钱，桃仁十一粒，红花一钱，花粉一钱五分，山林一钱，甲珠一钱五分，石菖一钱。

腰部

人参顺气散：偶感风寒。西党五钱，川芎一钱，荷梗一钱五分，白术二钱，广皮一钱，枳壳一钱，台乌一钱五分，白芷一钱五分，麻绒七分，北羌一钱，甘草八分。

敷法：风寒老损。生川草乌各五钱，良盐一钱五分，胡椒一钱五分，羌活五钱，防风五钱，生姜一两，葱白一两，灰面炒黑大枫子（去壳）三钱。研醋炒，调敷。又方：一切老损至妙神方。生川草乌各五钱，苍术五钱，西硫黄三钱，皂牙三钱，细辛一钱五分，闹羊花一钱五分。研细，入元寸等，用皮纸包成条，烧燃，隔蒜片炙之。又方：手足痛弯亦效。生川草乌各三钱，姜黄一钱五分，生半夏二钱五分，五倍子一钱，内消红二钱，山奈一钱五分，良姜一钱五分。灰面炒黑，姜葱抖汁，酒调合敷。

救急方：川仲三钱，破纸一钱五分，肉桂一钱五分，首乌一钱五分，续断三钱，当归五钱，川芎一钱五分，北羌二钱五分，台乌一钱五分。酒煎。

灵仙杜故汤：新损。灵仙三钱，川杜仲三钱，破纸一钱五分，骨碎三钱，台乌二钱，茴香一钱，乳没各一钱五分，然铜（火煅醋炙）一钱。酒煎。

济生枸杞苁蓉汤：老损虚弱。制大云五钱，枸杞三钱，青盐一钱五分，建菖一钱五分，防风二钱五分，川杜仲五钱，白木耳（焙研，另兑）一钱五分，菟丝饼二钱，骨碎三钱，官桂一钱，台乌一钱五分，续断三钱，制首乌一钱。用酒煎。

腹痛

乌药沉香散：瘀凝气滞。台乌一钱五分，沉香一钱，乳没各一钱，郁金一钱，苍术三钱，藿香二钱，赤苓一钱五分，伏毛一钱，官桂一钱，青皮一钱，广皮一钱，楂肉一钱五分，元胡二钱五分，草节一钱。瘀血不行加桃仁、红花、王不留，大便闭加生军，凝结成团加三棱、莪术、元寸、硝黄，小便闭加木通、车前。

逐瘀汤：酒兑。刘寄奴二钱，茜根一钱，王不留一钱五分，漆渣（可炒尽烟）八分，归尾三钱，赤芍二钱，生地三钱，桃仁七粒，红花一钱，紫草一钱，楂肉一钱五分，青皮一钱，苏木一钱五分。

十香丸：气弱人忌用。沉香一钱，檀香五分，母丁一粒，广香八分，乳没各一钱五分，槟榔一钱，茯苓一钱五分，枳壳一钱，台乌一钱五分，官桂八分，伏毛一钱，荷梗三钱，青皮一钱。小腹胀痛加小茴，研酒下三钱。

散瘀活血汤：少林寺神效方。当归三钱，泽兰一钱，桃仁七粒，红花一钱，川芎一钱，苏木一钱五分，丹皮一钱。上至头顶后加藁本，下至会阴、班顶加皂刺、甲珠、元寸，手骨痛加羌活、秦艽、桔梗，遍身筋骨加续断、桑寄生，胁加白芥，胸加枳壳，足加川膝，喉加甘桔，气加香附、台乌，心加建菖、良姜，腰加杜仲、故纸，咳逆加姜汁、苍术、朴陈，老积加三棱、莪术、甲珠，聚结宜，肩背加皂刺，头加羌活，肘加桂枝，左胁加红胡，右胁加片姜。

大成汤：便秘腹痛，随手而应。根卜一钱五分，明粉（兑）八分，生军三钱，枳壳一钱，归尖三钱，木通一钱五分，红花一钱，广皮八分，甘草七分，苏木一钱。

复元活血汤：甲珠一钱五分，瓜蒌子二钱，红胡一钱，桃仁（去皮尖）九粒，红花一钱，生军三钱，甘草七分，全归三钱。

脚部

海马独活汤： 大海马（炙焙研）一条，独活一钱五分，秦艽三钱，防己二钱，续断三钱，然铜（火煅醋炙）一钱，当归三钱，加皮一钱五分，苡米三钱，宣瓜一钱五分，桐皮一钱五分，川膝一钱五分，甘草八分。湿重加苍术三钱，升麻一钱；老积加甲珠一钱五分，元寸一厘；痛甚加乳没各一钱。

当归拈痛汤： 湿热、红肿、溃烂，酒兑。归尾五钱，羌活一钱五分，防风一钱五分，粉葛一钱，升麻一钱，苍术三钱，白术三钱，猪苓二钱，泽泻一钱五分，苦参一钱，酒芩一钱，川柏一钱五分，知母一钱五分，西党一钱五分，甘草八分。

独活寄生汤： 桑寄生三钱（难得真的，续断代之亦可），独活一钱五分，细辛二分，杜仲三钱，川膝二钱，秦艽三钱，茯苓二钱，粉草八分，桂枝一钱五分，赤芍一钱，生地二钱五分，防风二钱五分，当归三钱，川芎一钱，西党五钱。亦加海马、虎骨、然铜、骨碎，骨痛加羌活，湿加苡米、加皮，痛甚加乳没。

五积散： 兼治脚气。秦艽三钱，白芷一钱，陈皮一钱，川朴一钱五分，桔梗一钱五分，枳壳一钱，川芎一钱，酒芍二钱五分，甘草八分，茯苓二钱，苍术三钱，法夏一钱五分，北羌一钱五分，桂枝二钱。咳加麻绒（去净灰）；腹痛加藿香、香附、吴萸；骨节痛加羌活、防风；寒入阴分以至骨痛，宜加附子；年久损足疾不愈，合独活寄生汤，名交加散，神效，浸酒极妙。

下阴部

洗浸方： 除红退肿，熏气后洗，煎服亦可。槟榔一钱五分，红花一钱，赤芍一钱五分，苍术三钱，草尖一钱五分，归尾三钱，生地三钱，银花八分。

泽兰猪苓散： 泽兰一钱五分，猪苓一钱五分，木通一钱五分，车前一钱，滑石一钱，泽泻一钱，小茴一钱，丑牛一钱，草梢一钱五分，灯心一把，竹茹一把。

五苓散： 猪苓一钱五分，官桂一钱，茯苓二钱，白术三钱，泽泻一钱。小便赤痛加车前、草尖；肾气加荔核、吴萸；丹田脐下痛加茴香，又有加故纸、胡桃；寒气加附子、川楝。

熬膏治油法： 香油十斤，桃柳槐（浸二十一日，熬枯去渣）各二十一寸，入当归、木鳖、知母、细辛、白芷、文合、红吉、山慈菇、续断、巴豆肉合熬，去渣枯任用。

琥珀膏： 琥珀、续随子，加入前油内浸，春五夏三，秋七冬十日，熬枯去渣，再熬滴水成珠。乳、没、广丹（炒黑）。收锅，倾入水内，手扯不断，水浸任用。

止痛万应膏： 生西庄二两五钱，浸油一斤，枯去渣，入乳、没、广丹（炒黑）各二两五钱，收锅。

去腐生肌巴豆膏： 香油四斤，木鳖二十一只，巴豆（去壳）三十五粒，象皮（切片）、甘石（炒研），甲珠四十九片，生栀（捣）八十粒，桃、柳、槐、桑、芙蓉枝各九寸，共熬枯去渣，加血竭、儿茶、乳没、月石各三钱，炒广丹收锅。

生肌白膏：飞甘石，猪油抖和摊贴。

活血归黄膏：当归、生地各二两，香油四两，熬枯去渣，白蜡收锅。

拔风毒黄明膏：牛皮胶，醋煮，入炒广丹二钱，轻粉一钱，抖合任用。

追脓生肌白芷防风膏：前制油斤半，加白芷、防风各五两，熬时入鸡蛋一个，熟时取起，去壳同熬，枯去渣，入蛋再熬，照见人影，出蛋收锅，加白蜡五两，黄蜡二两，溶化，和匀收锅。用时开水熏软，贡川纸乘热用竹片括匀，俟冷剪贴，日换数次。

拔除紫血黄香膏：制松香二两，入菜油抖槌千余下，入轻粉三钱，银朱一钱，白蜜一钱，又合抖槌，入水内浸，愈陈愈好。治一切紫血、臁疮，一张全愈，愈后收入水内浸，再用神效。一张能医几人，不可弃之。

槌除胬肉黑龙膏：大熟地、乌梅肉，均烧研，入黄香膏抖合用。

生肌玉红膏：香油一斤，紫草、当归、血竭、轻粉、白蜡、白芷尖、红花。异人传授毒油膏（见前接骨部）。

红升丹：升提拔毒之祖。真豆沙五钱，正明雄五钱，火硝四两，皂矾六钱，生矾、水银。

白降丹：外科化腐去瘀，除毒灵丹之祖。真豆沙二两，正明雄二两，月石五钱，火硝一两五钱，食盐一两五钱，枯矾一两五钱，生白矾一两五钱。

炼丹之法，选择天月德黄道日。如红升丹，先将水银炒成砂子，入各药合研，以不见水银星为度，入阳罐内，或入小锅内，上用铁盖，要光亮，可盖之，周围用石膏或盐押紧，秤锤押住，升三炷香久，取文武火三次为度。炼后用笔蘸水涂搽扇凉，次日取看。各丹炼法均同，凡丹内有水银，眼角上下、阴处禁用。无则不忌，切记切记。

拔毒生肌散：四季随用。脓甚，去乳没，加矾。生半夏、轻粉、甘石、正雄、儿茶、川柏、梅片、元寸（即麝）、乳没。

扫金夜光：血口生肌，秋夏季不宜。飞甘石、生半夏、真龙骨（煅）、象皮（甘石炒，切片）、梅片、猴结（猴结无真的，用珍珠代之）、元寸、白芷。

七贤丹：治取铅码、拔毒，并治无名肿毒，去瘀。黑砂、红粉、轻粉、正雄、硇砂（月石可代）、生明矾、真血竭（无真，用珍珠代之）。

八圣灵丹：金枪至宝圣丹，秋夏禁用。花雨石（炼）、龙骨、象皮、珍珠、甘石、元寸、梅片、生半夏（花雨石无真的，用真琥珀代之，冬末可用，夏季不宜）。

月白珍珠散：并治火疮，疮头多热，肌肉赤紫塌崩，神效。珍珠（制碎）五钱，青缸花五钱，轻粉、猪髓调抖，或板油亦可。

如意凉血生肌散：夏秋用。黄柏、儿茶、白芷、生矾、正雄、白及、生半夏、珍珠、元寸、四六片、小云连。

出血不止附方：疮口出血不止，服菜油一杯即止，或麻油亦可。蜣螂（焙研），麻油调搽亦可。

头上出血不止：花粉三钱，白芷三钱，姜黄一两，赤芍五钱。研，水调敷颈上，或口嚼亦可。甲珠、棉花、草纸，烧灰研细。传之有名神仙止血丹，此三味也。救急，口嚼生姜敷之，俟换药，万无一失。

误割神方：生地、归尖、白芷、红花。口嚼溶敷。

吐血不止方：白茅根、荷蒂、萝卜子（炒）、草纸灰。共研，京墨水兑下。蒲黄（炒黑）、芥炭、侧柏叶、龙骨（煅）、生地汁。童便兑服。

腹破肠出：麻油浸手，传肠上，送入腹内；用小针穿粗发或细白丝线缝腹皮，将乔麦粉（炒黑）熬入腻粉，麻油搽之；上用生肌玉红膏，盖皮纸摊贴，或白芷膏亦可。取活鸡皮贴，误割破腹妙极。

药线方：铅码伤筋，难以行刀，恐伤络见血不止；即止愈后，总之难缩伸，后患不浅，用药线插入口内一宿后，次日取去药条，方可下钳，如骨碎小，并取不难。砒粉、生矾、正雄、蟾酥、白丁香、硇砂（无真，月石、降丹代之）、轻粉、元寸。共研，酒化酥，合药成条，阴干任用，膏盖一日一夜取看，孔大方可下钳。

火疮药附：鲜地榆不拘多少，熬汁，去枯渣，再熬成膏，入麻油、四六，熏洗刷涂。

月白珍珠散（见上金疮部）

汤火伤：吴芋四两，乳没五钱，梅片一钱，柏叶汁合麻油涂。又方：白及、乳香、西庄、川柏、银花、芙蓉花。共研，小麦（炒黑）熬汁，用白蜜、麻油合涂。又方：归尾四两，麻油浸七日，熬枯去渣，入吴黄、四六、蜂房窝（烧研灰）、地龙（白沙糖化水）、白蜜、白蜡。入油内化后，入各药搅匀。

应急方：名清凉膏。角子灰（定水去浮灰）一碗，入桐油二两五钱，或菜油、麻油亦可，竹片搅成丝如膏，鸭毛涂。

火疮服药

四顺清凉饮：口干、大小便闭、热毒攻里。羌活一钱五分，防风一钱五分，生栀子（抖）七粒，北召三钱，归尾三钱，粉草一钱，赤芍二钱，生军五钱，灯草一个。

凉膈散：口渴、胃热、唇燥、便结。荆芥二钱，薄荷一钱，生栀一钱五分，西庄五钱，粉草五分，苦竹叶三钱，元明粉（兑）一钱五分，生石膏二钱。

黄连解毒汤：火毒攻心用之。云连三钱，川柏三钱，酒芩一钱五分，生栀一钱五分。大小便闭加西庄、元明粉（兑），亦合人中黄五钱同煎服。

内疏黄连汤：火狂、呕渴、燥极、便闭、喜冷凉水。归尾三钱，槟榔一钱五分，西庄五钱，木通三钱，赤芍二钱，生栀一钱五分，北召三钱，薄荷一钱，酒芩一钱五分，云连一钱五分，桔梗一钱，甘草八分。

消毒饮子：善却火毒。生地五钱，黄芩三钱，北召二钱五分，牛子一钱五分，红花一钱，甘草八分，赤芍二钱，木通三钱，明犀三钱，灯草大个。

初起鱼口便毒附方：用生葱抖，白蜜炒热，敷上神效方。服仙方活命饮，或神授卫生汤，或入生军。

附仙方活命饮：金银花三钱，防风二钱，白芷一钱五分，归尾二钱五分，陈皮一钱，甘草节一钱，贝母一钱五分，花粉二钱五分，乳没各一钱五分，甲珠一钱五分，皂刺片二钱，赤芍一钱。入酒一杯煎服。大便闭入生军。

神授卫生汤：表里之剂，初起憎寒，壮热主之。防风一钱五分，白芷一钱，乳没各一钱，沉香粉一钱，皂刺二钱，甲珠二钱，羌活一钱，红花一钱，石决明（火煅）一钱，连翘一钱五分，银花一钱五分，花粉二钱，归尾三钱，西庄黄四钱，甘草节八分。酒兑煎。

《劳氏家宝科》

附武进先声《宋氏伤科验方》

明·劳天池　编辑

《剑平丛书》第三集医药部《劳氏伤科》，附武进先声《宋氏伤科验方》，辛酉编辑于大亭

劳天池公家宝原叙

夫医各有科，皆赖先圣传授于世，唯骨科一门遍阅诸书，不得其详。余少游江湖，遇一异人，业精此症，讲之甚明，上髎有术，接骨有法。余侍奉如父，随行一世，不惮辛劳，方得传授，试之无不效验如神，以为子孙保身济世之至宝。今将原伤骨骱论方，着之于书，后世子孙一字不可轻露，当宜谨慎珍藏，毋违我之嘱。

大明嘉靖六年荷月，上浣天池自序于姚江北海滨

劳氏祖传秘书，得之不易，论列诸方，神效非凡，所当视为无价之宝，受传者坚嘱，当守秘密，不可一字轻露，曾以名誉为质焉。

十年春日展平

跌打损伤医治诸法列下

凡踢打跌扑损伤，男子伤上部易治，伤下部则难治，因其气上升故也。妇人伤下部者易治，伤上部则难治，因其气下降故也。凡伤须验在何部，按其轻重，明其受伤之久新。男子气从左转则属阳，女子血从右转则属阴。要分气血论之，此症既受，必伤脏腑，脉络又伤，验其生死迟速，然后看症用药，或专服吉利散（二），治之亦可。

一、伤全体者死必速，然亦宜按其轻重，随症用药。先以砂仁泡汤，调吉利散服之；次以顺气活血汤治之，仍以糖酒下活伤丸（四）四五粒，然后调理酒（十）每朝饮下，轻者竟以红糖油和酒调吉利散（二）而安。（注：）打扑金刀损伤乃血肉筋骨受病，当专从血论。但须分其有瘀血停积与亡血过多之证。盖打扑堕坠，皮不破而内伤者，必有瘀血；金刀伤，皮破出血，或致亡血过多。二者治法不同，有瘀血则攻之，若亡血则兼补而行之。

二、伤肩者，看其轻重。如重者，先将砂仁泡汤调吉利散，次以酒化和伤丸（四）服之，再服调理酒（十）更妙。轻者，但用红糖油调服吉利散（二）而安。砂仁入脾、胃、肺、大肠、小肠、膀胱、肾七经，为行散之剂，性湿不伤热，行气不伤克，太阴经要剂也。又当察所伤上下、轻重、浅深之异，经络气血多少之殊，唯先逐瘀通经、和血止痛，然后调养气血，补益胃脾，以致收效故也。

三、伤左边者，气促面黄浮肿；伤右边者，气虚面白少血，均以行气活血汤（九）治之，再服调理酒（十）。跌扑破伤，或因枪弹伤，或因干戈伤，既伤之后，切勿多用手法察探伤处，恐碍无病之中增添新病。

四、伤背者，五脏皆系于背，虽凶死缓。先服吉利散（二），次以糖酒下和伤丸（四）四五粒。百日后见危，须服调理酒（十）。

五、伤胸者，系血气停涵来往之所，伤久必发咳嗽，隔气逆闷，面黑发热，主三四日死。先服疏风理气汤（十一），次服行气活血汤（九），再服吉利散（二）而安。

六、伤心部者，面青气少，吐血、呼吸大痛，身体难于舒动。主七日内死，先服疏风理气汤（十一），次服和伤丸（四），每日用百合煎汤，不时可饮。

七、伤肝者，面色红紫，眼赤黑发热，主七日而死，先服疏风理气汤（十一），次服吉利散（二），再服琥珀丸（四）而安。

八、伤肚者，心下促阵而痛，高浮如鼓皮紧状，饮食不进，气促发热，眼闭口臭，面多黑色，主七日而死。先服疏风理气汤（十一），后服和伤丸（四）而安。

九、伤肾者，两耳即聋，额角多黑，面浮白光，常如器状，肿如弓形。主半月而死，以水、酒各一钟，煎疏风理气补血汤（十二），次服补肾活血汤（十三）三四剂，再服吉利散（二），后服琥珀丸（四）而安。

十、伤小肠者，小便闭塞、作痛、发热、口干、面肿、气急，不时作痛，口有酸水，主三日而死。以水、酒各一钟，煎服疏风顺气汤（十四），次服吉利散（二），后服琥珀丸（四）而安。

十一、伤大肠者，粪后见红，急涩面赤气滞，主半月而死，先服槐花散（十五），次服吉利散（二），后服和伤丸（四）。粪后见红者，伤重也，非大肠之火，看症须斟酌，即饮槐花散（十五），尚宜加减为要。

十二、伤膀胱者，小便痛涩，不时有尿滴出，胀肿发热，主五日死。先服琥珀散（十六），次服行气活血汤（九）而安。

十三、伤阴囊、阴户者，血水从小便滴出，胀肿痛极，迷于庇，主一日内死，先服琥珀散（十六），次服行气活血汤（九）而安。

十四、伤胸背者，面血肉瘦，食少发热，咳嗽，主半月而死。先服疏风理气汤（十一），后服和伤丸（四）。

十五、伤气眼者，气喘大痛，夜多盗汗，身瘦食少，肿痛不安，主一月内而死。

先用砂仁泡汤，次服吉利散（二），再服酒药补肾活血汤（十三），后调和伤丸（四），服之而愈。

十六、伤血海者，血多妄行，口常吐出，胸前背板滞作痛，主一月内死。先服活血汤（十七），次服吉利散（二），再服调理酒（十）而安。

十七、伤两肋痛者，气喘大痛，睡时如刀刺，面白气虚，主三月内死，先饮行气活血汤（九），次服和伤丸（四）。

十八、伤两肋痛者，或肝火有余气，实火盛之故也。用清肝止痛汤（十八）治之。

十九、或消痰食积，口流注而两肋痛者，须投清肝止痛饮（十九）治之，次服吉利散（二）而安。

二十、或有登高跌扑损伤，瘀血凝滞，而两肋痛者，急将大黄汤（二十）治之，次服吉利散（二），后服和伤丸（四）可愈。跌扑有已破、未破之分，亡血、瘀血之别。从高堕下未损皮肉者，必有瘀血流注脏腑，人必昏沉不醒，二便困难，可用大黄丸，其人自醒，不醒者独参汤救之。有变症属气血虚极，用十全大补汤。

二十一、伤或醉饱房劳，脾土虚乏，肝木得以乘其土位，而胃脘当心连两肋作痛者，急投疏元养血和伤汤（二十一）治之，再以十全大补丸加减，每朝滚汤送下三钱，而安。

二十二、有伤寒发热而两肋痛者，以足少阳胆经、足厥阴肝经之痛，用小柴汤（二十二）治之。

二十三、左肋疼痛者，痰与食也，先须通利痰食，顺气宽胸，次以活血止痛饮（二十三）服之，再用琥珀丸（四）化服即愈。

二十四、瘀血疼痛者，伤处红肿，高起肥白，人发寒热而痛，多气虚黑瘦。人发寒热而痛，多恐内必有瘀血，兼腰痛日轻夜重，此因瘀血停滞，故作痛也，宜速将琥珀散（十六）行之，后服和伤丸（四），再服调理酒（十）而愈。

用药要诀列下

凡踢打跌扑两肋痛者，另有领经药医治。夫领经药为最，必须检点，看得病真切，得脉确，然后用药，庶无忧虑。若伤上部须用川芎，手臂须用桂枝，在背用白芷，胸腹用白芍，膝下用黄柏，左肋用青皮，右肋用柴胡，腰间用杜仲，下部用牛膝，足用木瓜，周身用羌活，妇女必用香附，顺气又用砂仁，通窍顺用牙皂。煎剂之法，亦顺随症加减，备合丸散不可不精，如有瘀血凝滞，急将大黄散行之，后当随症加减用药为妙。

接骨入体奇妙手法皆备于下

夫人之头骨原无臼骱，亦无损折，验之则有跌扑损伤之症。若见脑髓出者，难治；骨折者难治，骨碎如黍米者，可以取出，大者不可取。若犯此症，先将止血定痛散（五）敷之，使其血不涌流，俟血稍定，再以金疮药敷之，避风戒欲，患者宜自慎。

跌伤骨折，必用杉板将骨凑合端正，以求缚正，勿偏斜曲，再以布扎，切不可因疼痛心软，小致轻松，反为害事，后服内服药。如皮破血出，须用外治药。但骨折而周遍皮不伤，即不必用外治药。然内外夹攻未尝不佳。内治者宜活血去瘀为先，血不活则瘀不去，瘀不去则骨不能接也。

脚手各有六出臼、四折骨，只有手拽断难入窠，十有九八成痼疾也。先用麻药与服，使不知痛，然后用手法。

若染破伤风，牙关紧闭，角弓反张之凶候，即以疏风理气汤（十一）治之，待身不发热，再投补中益气汤（二十五）服之痊愈。次观目有闭伤，偶有落珠之症，先将收珠散敷之，用银针、井花水将药点在红筋，复用青绢蘸温水摇之挪入，则用还魂汤服之，平复后，再以明目生血饮（二十六），服之即安。（注）予五世以来，并未治过此症，设如灵效，真是仙方，恐亦不能收进，如来求医者，竞却之可也。收珠散，眼睛伤，瞳神不碎可治。

有鼻梁骨断之症，必须捏正断骨，先用止血散（五）掺之，竞服壮筋续骨丹（二十七），其外自然平复。如不断不破，只须用损伤膏（一）贴之，内服吉利散（二）而安。凡鼻两孔伤则都可治，出血无妨。止血散（五）恐即止血定痛散，或止血生肌散（六十一）。

有损破缺唇之症，先用代痛散（七）敷之，即麻药也，后以小铜铃略破，将油丝线缝合，饮食不可食，煎人参汤下，每日饮之。后将细米粉烊粥汤饮之，切不可笑，等痊愈可笑，亦可食物矣。此症疗治非易，宜斟酌诊治缝合之，即用金疮药（三）调敷患处，内服活血止痛散（二十八）。如血冷，须用代痛散（七），以利刃快便为主，仍用煎药调理之。齿被伤动者，用蒺藜根烧灰存性为末，常揩搽之，即愈。

人之损面，唯有下颌一骱，偶落而不能上，言语饮食皆不便，多因肾虚者得此症者，皆如剪股连环相扭法，用绵裹大指入口，余指托住下边，缓缓纳入，推进而止，多服补肾养血汤（二十九），再服补肾丸调理为佳。须随用绢条兜颏于项上。

天井骨急难损折，人有登高倒跌者，犯此症，其骨不能绑缚，多有损骨外出，此实凶险，务必锋平其骨，先贴损伤膏（一），次服吉利散（二）、砂仁汤送下，使骨相对，用绵布连肩皆络之，又服提气活血汤（三十）三四剂而安。按天井骨，即头颈骨，此症伤重者必死，折此不过三时即死，轻者无妨，用药调治而愈。肋骨多有损伤，骨不能对，必须捏平复后，外贴接骨膏（一），内服壮筋续骨丹此症伤重者必死，折此不过三时即死，轻者无妨，用药调治而愈。肋骨多有损伤，骨不能对，必须捏平复后，外贴接骨膏（一），内服壮筋续骨丹（二十七）。

肩骱与膝骱相似，膝骱送上有力，肩骱送下有力，可上之。先将一手上按其肩，下按住其手，缓缓转动，使其筋舒，患者坐于低处，一人抱住其身，医者两手叉捏其肩，抵住其身，将手膝夹住其手，齐力而上，用绵裹如鹅蛋，入络在其胯下，外贴损伤膏（一），内以羌活、桂枝煎汤，调吉利散（二）服之而愈。

臂骱出于上，一手抬住其弯，一手按其脉踝，先掬其上，而后抬其弯，竟捏平凑拢可也。外贴损伤膏（一），内以引经之剂煎汤调吉利散（二），扎系缚包裹，必用白布做有空眼，恰络其臂为妥。手骱跌出，一手按住其五指，一手按住腕，手掌掬起，手骱掬下，一伸而上也。此乃会脉之所，即以桂枝煎汤调服吉利散（二），骱出不用绑缚，先用接骨膏，又名损伤膏，如断，方用绑缚，绵布包裹，用阔板一片，绑住患处，其用杉板四片，长三寸，缚至痊愈日方可放去。

手指有三骱，中节出者有之，易出易上，两指捻伸而上也。以桂枝煎汤调服活血止痛散（二十八），贴损伤膏（一），不然仍最疼痛也，切不可下水洗净为要。

人之两手，十指连心，若伤破其一指，连心之痛难忍，中指伤破更甚。若染破伤风，即将疏风理气汤（十四）服之，外将金疮药（三）敷之。如人咬伤者，将童便拔去牙根毒气，用龟板煅火为细末，以菜油搽之，又将纸捻蘸麻油，点火还将伤处指略熏患处。若犯破伤风，亦投疏风理气汤（十四）二剂，后用吉利散（二）。大凡刀斧磕伤，易治；人咬伤，有毒，难医。内需多服退毒定痛散（三十）。如遇有病人咬伤者，十有九死，治之尤难。

大臂与小臂伤折，与大小腿同治，唯服药，下部加牛膝、木瓜，上部加川芎、桂枝。

臀骱比诸骱均为难治，此曰脱出，则触于股内，使患者倒卧，出内手随内，出外手在外，上手揪住其腰，下手捧住其弯，将膝掬其上，出左扳于右，向右扳伸而伸上也。出右扳左，向左扳伸而伸上也。外贴损伤膏（一），内服生髓补血汤（三十二），仍用药酒调理而安。

臀骱形图列上，易折于人之两腿，伤折则为两断，医者在于绑缚，使患人侧卧在床，与无患足取齐，用损伤膏（一）贴之，须用布二条，阔二寸，长五尺，裹于膏外，将纸包杉木板八片，长七寸，再将绵布三条，与杉板均齐绑缚，内服活血止痛散（二十八）三四剂，又用壮筋续骨丹（二十七），药酒调理兼服而愈。

膝骱，此曰名油盏骨，在上盖之，其骱跌出上，使患人仰卧，抬起脚踝，若使出于左，随左而下，出于右，随右而下。医者双手缓缓扶揪，上手挽住其膝，下手按住其脚腕，使曰对，上手则揪膝，下手则抬起，必上矣。有盖膝骨，其骨如跌碎，或两块，将脚伸直，揪其骨平复，用薄篾片，照盖膝骨大，做一篾圈，将布卷于圈上，圈下再用布四条，扣于圈上连下缚之，看肉贴布，摊损伤膏（一）一张，不必更换，即投止痛接骨丹（三十三）治之。饮食用鸭煮烂，与汁共食，不拘几只，其受患足放内床，切不可下床，半月之后，须用绵软之类放于脚弯处，每日增高垫起，如是日后可以弯曲，不然日后恐难弯曲，不便行动。如遽而曲高，恐其碎骨未曾长合，复碎之弊宜防。如大便用便桶，与床沿合高可也。待痊愈，可去篾箍，切忌下水洗净。

煎药方：当归、羌活、乳香、没药、丹皮、续断、陈皮、赤芍、加皮、红花各一钱，生地、牛膝一钱半，生甘草三分。如身发热，加柴胡、桔梗一钱半；如肿，加黄芩一钱。水、酒各一钟，空心服之，多则七八贴，再以药酒或丸药调理为妙。

小膀有二骨，一大一小，一茎折者易治，二茎折者难治。折之例藕劈者易治，断两股者难治，更有骨折皮破之凶症；如折又破，急宜外治，先将金疮药敷之，内服吉利散，如在炎天，每日换二次，冬天则两日一次。若犯此症，则与伤大腿同治，犯此症，其骨必在皮肉上，必须将骨对正，不可用药熏洗，恐伤毒入肉之故也，敷用金疮药。如骨折皮肉不破，揪骨平复，外贴接骨膏，然后照前绑缚，用杉木板六片，长三寸五分，上骨断，上板加长五分，下骨断，长五分，取其担力。此症最痛，必须先服止痛接骨丹数服，次服壮筋续骨药酒而愈。

脚踝骱，易出易入，一手抬住其脚跟，一手扳住其指，出右手偏于左，出左手偏于右，脚指揪上，脚跟揪下，一伸而上也。外贴损伤膏，内服宽筋活血汤而安。有男女偶别脚趾，前半节或翻下断，或翻上断，医者即以左手捏住其脚之两侧，再以右手捏平，镶上，外贴膏药，以脚带裹紧，内服壮筋续骨丹，或竟服吉利散数贴，即安。不可下水洗净。

另有促筋失枕、刀斧磕伤、碎骨补骨之奇法，亦备录于下。

失枕之症，有卧而失者，有一时之误失者，令其低处坐定，一手扳其手，一手扳其下颏，缓缓伸之直也。如有求医者，吉利散敷之可也。

如人受打极凶，大便不通，须用皂角为末，以蜜调和伤丸如橄榄大，塞入大便内即通。

如人受阴㿗者，即打十有九死，无药医治。

枪戳伤者，看其伤处致命不致命，伤口深不深，致命处而不深，亦无害。若伤在于腹，必探其深浅，如伤于内脏及大肠者，难治；伤口直者出血不止，先服止血定痛散。伤口深者，待其血流稍定，竟将金疮药封固，内服护风托里散，即愈。

刀斧磕伤头颅额角者，防其身发寒热，一见即以金疮药封之，护风为上，尤须诊脉，沉细者深而易治，洪大者危而难医。伤于硬处，看骨损否；伤于软处，看其浅深如何。损骨先疗骨，损肉即生肌。刀斧磕伤与戳伤不同，外敷金疮药为主，内服护风托里散为主，更须详参前论，原无臼骱一段为要。脑骨伤破，不可见风着水，恐成破伤风候；头顶心，有损难治，如伤损在硬处则可治；若伤在太阳穴不可治；如伤在发际，剪剃去发，看皮破不破，好上敷药。

凡人自以刀勒咽喉，须看刀口平不平，如平有弯者深，无弯者浅，两刀勒者易治，一刀勒者难医。若破食喉，须看破半片或全断者，急将油丝线缝合，看其血出不止，将滑石、五倍子等分为末，手掺治之，后将金疮药封固，内服护风托里散四五剂后，其身不发寒热，即服补中和气汤，内加人参五钱，即安。若水喉已断，并略穿破者，不可救治矣。结喉伤重，软喉断不可治。以汤与之，得入肠者可治，若溢出者，不可治。

肚肠伤破而肠出外者，此症虽险而实无害，医者当去指甲，恐伤破其大肠之故也。如伤而反受其害也。内脏不伤，汤药饮食如常，可保无虑。将温水揉上，用棉线缝合其破处，竟将金疮药封固，内服通肠活血汤五六剂，再服补中益气汤而愈。凡肠出，可令病人手搭在医师肩，随其左右收起，以麻油润疮口整入腹，却以通关散吹鼻打喷嚏，令肠自入，用桑白皮线同皮肉缝合后，以封口药涂伤处，外以补肌散，用鸭子清调匀敷贴。

凡有骨损碎如粉，必须看其伤处。破，则必取其碎骨，外将金疮药封固，内服生血补髓汤，再服壮筋续骨丹；如骨碎不破，捏平复，外贴损伤膏，内服壮筋续骨丹，再服调理药酒；如不破不碎，外贴损伤膏，内服吉利红糖油，调服即安。

凡人偶有登高堕下，兼跌扑致伤，不拘上下背脊碎者，若破，骨骱出否，若骱又出，有破者，即将碎骨内指轻轻撬上平复，即以止血定痛散敷之，后将金疮药封护，恐染破伤风，急投疏风理气汤，如不发寒热，即服补中益气汤，服下痊愈。

如骨不戳出，并不碎，皮肉不破者，外敷接骨膏，内服吉利散，次服和伤丸，仍用药酒调理而愈。

凡人受登高，踢打扑断折左右肋骨，此骨难以绑缚，将手撺其平复，外贴损伤膏，内服接骨散，久服可愈。从高颠扑，内有瘀血，腹胀满，其脉坚强者生，小弱者死。须服破血行经之药，寒凉之剂不可轻用。

凡人捏碎阴囊，卵子拖出者，或卵子碎者，竟不治。皮破而拖出者，轻轻撺进，用油丝线缝合，外将金疮药封护。若不发热，竟将吉利散服之，次服托里止痛散；若身发热，急投琥珀散治之，后服疏风理气汤可愈。

或有捏伤阳物者，问其小便，若不通者，急投琥珀散治之。若通者，竟将吉利散治之。

或有跌伤肛门谷道者，看其肛门，或肿或内胀，或大便不通，竟将大黄汤行之。若有血来紫色者不治，以吉利散治之。若来鲜血，伤于大肠，急投槐花散治之，琥珀散更妙。如只有身热不妨，再服治热之药，恐用药乱矣。如大便已通，血已止，再服通肠活血汤五六剂，治之即安。

或有人被火灾及炮打伤者，然此症有最重最轻之别。何为最重，恐其火毒入内脏，不能饮食，更畏热物，或不时饮冷水，乃见火毒入内太重之故也，急投清心去毒散；何为最轻，若火毒不入脏腑，饮食如常，始见火毒之轻也。如伤破皮肉，亦当服清心去毒散，预防火毒之内耳，外将琥珀膏敷之。或有斩落手臂、指脚、膀腿者，此症乘其血热凑上为要，或臂周身若血冷者，骨不能相对，此大不便于医治矣。人虽不死，肤必不能完全；若乘血热凑上，立将止血定痛散敷之，再用金疮药封护，内服托里止痛散，再服调理之剂而安。或因房梁、墙壁、城垣倾倒，损伤骨节者，若伤头颅，看其头，若破者，又兼骨碎，将铜铃去其碎骨，恐有后患，不能收口。第一畏破伤风，急投疏风理气汤，次服接骨散；若伤两太阳者，昏迷不醒，饮食不下，口不能言语，汤水不下，竟难医治。或脑髓出者，亦不治；伤断天井骨者，亦不治；若倒伤胸前背后，伤及肝胆五脏者，不能言语，饮食不进，尚可救之，何也？盖有气闷在心，急将吉利散、砂仁汤调服。若受此药，尚可医治，看其身发寒热，急投疏风理气汤；若不受此药，再看两日，再吉利散用砂仁泡汤调服换之；如再不受，竟辞之可也。

　　若伤两边软肋者，看其轻重，饮食如常，不发寒热，竟将吉利散治之；若发寒热，急投疏风理气汤。若伤腰子者，重则不治，轻者如皮肉不破，外竟贴损伤膏，内服补肾和血汤，药酒调理而愈。

　　凡有打伤，不能开言语口者，用吹鼻散、猪牙皂角刺为细末，略吹一些于鼻内，一嚏则能开口；如吹亦不嚏，用灯心含湿一些，蘸药入于鼻孔内即嚏也。当即吐痰者，可保无虑，如不吐不嚏，此凶症也，不可救治矣。

　　凡人受打或倒插，或紧要能致命处穴部，牙关紧闭，口眼不开者，先以砂仁炒研为末，泡汤调服，先服顺气活血汤，次将吉利散用淡姜汤调服，或可救活云云。

　　图谓之司天者，天之气候也。在泉者，地之气候也。按其气候，当抑其太过，扶其不及，以和平之而已。

五运化气，即天干地气

　　甲己化土乙庚金，丁壬属木尽成林，丙戌辛庚过江水，戊癸南方火焰侵。

地支化气

　　子辰属水丑卯土，丙巳属木未酉金，午酉戌亥皆属火，差错途中仔细寻。
　　甲丙戊庚壬年为太过，为阳；乙丁己辛癸年为不及，为阴。六气，主气定而不动。
　　木君火相火，土君水，厥阴风木，少阴君火，小阳君大，少阳相火，太阴湿土，阳明燥金，太阴寒水，客气动而不息。

《劳氏家宝科》

061

木君火，土相火，君水初气自大寒后至春分前，二气自春分后至小满前，三气自小满后至大暑前，四气自大暑后至秋分前，五气自秋分后至小雪前，六气自小雪后至大寒前。

司天在泉图歌

子午少阴君火天，阳明燥金应在泉，丑未太阴湿土上，太阳寒水雨绵绵，寅申少阳相火旺，厥阴风木正相连，卯酉却与子午倒，辰戌巳亥亦皆然。

全体骨数

人有三百六十五节，按周天三百六十五度，男子骨白，女子骨黑。髑髅骨，男子自项及耳并脑后，共八片，蔡州人有九片。脑后有一横缝，当正直下至发际，别有一直缝，妇人只有六片，脑后当正直下无缝。牙有二十四，或二十八，或三十二，或三十六。胸前骨三条，心骨一片，状如钱大，项与节骨各十二节，自项至腰共二十四，椎骨上有一大椎骨，人身项骨五节，背骨十九节合之约有二十四，是项之大椎，即在二十四骨之内。

肩井及左右饭匙骨各一片；左右肋骨，男子各十二条，八条长，四条短；妇人各十四条，男人腰间各有一骨，大如掌，有八孔，作四行样。手脚骨，各二段，男子左右手腕，及左右臁韧骨边，皆有髀骨，妇人无之；两足膝头各有冰骨，隐在其间；如大指手掌脚板各五缝，手脚大拇指并脚步第五指各二节，余四指并三节；尾蛆骨若腰子，仰在骨节下，男子者其缀脊处凹两边，皆有尖瓣如麦角，周布九窍。妇人者，其脊处平直，周布六窍，大小便处各一窍。

穴　道

囟骨，即天廷盖，骨碎髓出不治，两太阳伤重，不治。截梁（即鼻梁两眼对直处），打断不治。突（即结喉），打断不治。塞（即结喉下、横骨上空潭处），打伤不治。塞下为横骨，以下直至人字骨，悬一寸三分为一节，下一节，凶一节。

心坎（即人字骨处），打伤晕闷，久后必血泛。

食肚，心坎下、丹田脐下一寸三分，即肩内耳后，伤透于内者。

十不治皆不必用药，左胁下伤透内者、肠全断者、征候繁多者、脉不重实者、老人左股压碎者、伤破阴子者、血出尽者、被伤入于肺者，二七难过。

膀胱倒插伤不治，一月而亡；外肾捏碎不治；脑后与囟前同看；百劳穴与塞对，天柱与突对，断者不治；尾子骨两肾在脊左右，与前对，或笑或哭不治；海底穴，大小便两界中，重伤不治；软肋在左乳下，亦即食膀，气门左乳下脉动处伤，即气塞住，救迟不过时；血海，左乳下软肋两乳上，右边伤久发嗽，属气与痰；左伤久发呃，属血瘀血滞。劳穴即右胸，食腑即左肋；龙潭穴即胸前背脊，亦名海底穴；珠穴，即两腰。

摘洗冤录尸格

仰面致命共十六处：小项心偏左、偏右、囟门额颅、额角、两太阳穴、左右两窍、左右咽喉、胸膛、两乳、左右心坎、肚腹、脐肚、肾囊、妇人产门、女子阴门。

仰面不致命：两眉左右、眉丛、左右两眼胞、左右两眼睛、左右两腮颊、左右两耳垂、左右鼻梁准、鼻窍左右、人中上下、唇吻上下、牙齿、舌颔颏左右、食气嗓、两盆骨、左右两腋腔、左右两胳膀、左右两曲秋、左右两手腕、左右两手心、十指、十指肚、十指甲缝、两肋左右、两胯左右、茎物、两腿左右、两膝左右、两臁韧左右、两脚腕左右、两脚步面左右、十趾、十趾甲。

合面致命处六：脑后、两耳根、左右脊背、脊膂、两后胁左右、腰眼左右。

合面不致命：发际、项颈、两臂膊左右、两胳肘左右、两手腕左右、两手背左右、十指左右、两后肘左右、两臂左右、谷道、两腿左右、两曲秋左右、两腿肚左右、两脚踝左右、两脚跟左右、两脚心左右、十趾左右、十趾肚左右、十趾甲缝左右。

附考古图致命处

一项颈骨五节内，第一节致命；二脊背骨六节内，第一节致命；三脊背骨七节内，第一节致命；四腰眼骨五节内，第一节致命；五方骨一节在尾粗骨之上，亦系致命。六妇女产门之上，多羞秘骨一块，伤者致命。

验证吉凶诀

一看两眼，内有瘀血，白睛必多血筋，血筋多瘀血亦多，血筋少瘀血亦少。
二看指甲，以我手击其指甲，放指即还原，红血色无妨，若紫黑色者不治。
三看阳物，不缩可治，缩者难治。
四看脚指甲，与手指同上第二条。
五看脚底，红色易治，黄色难治。
以上五色全犯不治，如犯一二件，尚活云云。

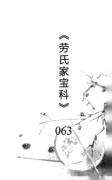

凡人向上打，如顺气平拳，如塞气倒插，如逆气各样伤，总怕插拳，血随气转，气逆则血凝也。凡心前背后相对伤处，久必成怯。凡小膀肚肠打伤，久必成黄病。凡人初打其伤，七日之内血气未曾积聚，只宜却瘀活血，至十四日，其瘀血或有停住在胸，其势才疏，大致使肚内作痛，要用行药为主。凡人打伤腰中，指甲黑凶，大指甲黑亦凶，眼内有亦凶，黄色亦凶。凡面黑亦有伤，兼眼黄，卵子升上，十分凶。肝索、胸腹有血，必吐。索者，急而有力，如转索之状。

八十一症方目录详后

（一）**损伤膏，又名接骨膏：**当归、川芎、赤芍、杜仲、白芷、僵蚕、川乌、草乌、羌活、独活、荆芥、防风、大黄、黄芩、蝉衣、贯仲、黄柏、象板、连翘、银花、角刺、五倍子、泽泻、桔梗、蛇退、蜈蚣，各五钱。上药用真豆油五斤，渐下诸药，煎至滴油不散为度，候药枯滤净去渣，束丹二包炒至黑色，以筛渐搅匀，滴油入水，看老嫩，再下乳香五钱，没药五钱，樟冰一两，蟾酥末三钱，再放麝香三钱，用以二钱，药摊纸上。

（二）**吉利散，又名七厘散：**新旧诸般一应损伤，查末药。当归、川芎、乌药、枳壳、防风、甘草、陈皮、香附、紫苏、羌活、独活、薄荷、白芷各等分，白及、堇（即乌头）、泽泻、葛根各五钱，妇人加砂仁。上细末，以红糖油、陈酒空心服。

（三）**封口金疮药：**治一切破损等伤，受刀斧腐烂，血流不止，不能生肌长肉，第一圣药也。此药原方加倍子五钱，艾叶二钱。乳香、没药（去油）各五钱，芸香一钱，血竭一钱五分，白及、樟冰，视白及老嫩，适量加入好冰五钱，牛黄五钱，用雄猪油半斤熬净，去筋另放，再以菜油半斤，先下白及熬至枯，滤净去渣，后以猪油菜油调匀药，再加以夏布滤，再下白占调至极匀，仅生油熬透，收贮瓷器，隔六七日去火气听用，每用时要用面，外仍用青布软绢扎缚。此方乃先贤奇方也，其尽述。没药、乳香能散血住痛，不可不知，伤损药中不可缺也。自然铜虽有接骨之功，燥散之祸等于刀剑，戒之，宜用五铢钱。初伤只用苏木活血，黄连降火，白术和中，童便煎服，托下者可下瘀血，但先须补托在上者，直饮韭汁或米粥，切不可服燥药。

（四）**和伤丸，又名琥珀丸，再名肉肠丸：**此丸专治跌打重伤，务加铜雀蜜、当归、生地各一钱，更妙。熟地、苏木、羌活、丹皮、杜仲（盐水炒）各二两，白术二两，南星、陈皮、独活、续断各一两，乳香、没药一两，牛膝六两，薏苡仁八两，琥珀二钱，碎桑枝二两，五加皮、甘草五钱，降香三钱，黑豆二合，肉桂二钱。上药共为细末，用红糖为丸，重以三钱，为则，用陈酒送下。

（五）**止血定痛散：**空心用陈酒送下。降香、五倍子、朱砂三分，轻粉五分，共为细末，听候配用。

（六）琥珀膏：生肌长肉之妙药。当归、生地一两，槟榔五个，使君子二钱。上药用真菜猪油（要板油）二两，将归、地共菜油熬枯，滤净去渣，猪油熬烊调和，用黄蜡收，老嫩不拘多少，贮磁器听用。

（七）代痛散：即麻药也。蟾酥三分，麝香一分，乳香、没药六分。上为细末，干掺，可多用。

（八）顺气活血汤：伤全体者服。归身钱半，羌活、生地、红花、丹皮、牛膝、桔梗、厚朴各八分，陈皮五分，枳壳六分，甘草三分。水、酒各一钟，加砂仁末一钱。

（九）行气活血汤：伤左右边者用。青皮、羌活、归身、红花、苏木、生地、杜仲一钱，木香、陈皮、丹皮、木通、川芎八分，甘草三分。水、酒各一钟，加砂仁末空心服，发热加柴胡一两。

（十）调理药酒方：归身、羌活、红花、杜仲、牛膝、骨碎补、淫羊藿各二两，续断、陈皮、青皮、丹皮、乳香、没药、虎骨各五钱，生地、熟地、山楂各三两，加皮四两。上药用陈酒三十斤，加砂仁末一两，胡桃肉四两，黑枣五个，用夏布包就，入酒煎三炷香为度，取出，退火用。

（十一）疏风理气汤：伤胸者服之。防风、羌活、陈皮、灵仙、当归、青皮、紫苏、独活、枳壳、细辛、加皮三钱，苏木二钱，甘草、白芷、川芎、红花、黄芩。水、酒各一钟，煎八分，加砂仁末一钱，不拘时服。

（十二）疏风理气补血汤：伤肾者用之。当归一钱，杜仲钱半，赤芍、防风一钱，肉桂六分，白芷、灵仙一钱，川芎八分，熟地一钱，陈皮五分，青皮一钱，牛膝五钱，甘草一分。水、酒各一钟，煎八分，空心服之。

（十三）补肾活血汤：伤肾者用之。当归钱半，川芎一钱，红花五钱，熟地一钱，加皮、杜仲二钱，白芷、陈皮五分，肉桂六分，灵仙八分，甘草三分。水、酒各一钟，煎汤空心服之。

（十四）疏风顺气汤：伤小肠者用之，破伤风主药。青皮、木通、厚朴、泽泻、枳实、黄芩、防风、砂仁一钱，陈皮、红花八分，乳香六分，没药五分，甘草三分。水、酒煎服，空心服下。

（十五）槐花散：伤大肠者服之。槐花八两，黄芩四两。研为细末，每服二钱，空心灯心草送下。

（十六）琥珀散：伤膀胱者服之。赤芍、杜仲、荆芥、柴胡、陈皮、紫苏、防风、木通、琥珀一钱，羌活八分，甘草三分，大黄一钱半，芒硝八分。水、酒各一钟，空心服下。

（十七）活血汤：伤血海者服之。归身、红花、生地一钱，槐花二钱，木通、骨皮、陈皮、青皮、乌药八分，白芍一钱，甘草三分。水、酒各一钟，加砂仁末一钱，空心服之。

（十八）**清肝止痛汤**：伤两肋痛服。当归、羌活、防风、柴胡钱半，黄柏、丹皮、红花一钱，乳香、没药六分，黄芩、赤芍、桔梗八分，陈皮五分，甘草三分，生姜三片。水二钟，煎八分，空心服之。

（十九）**清肝止痛饮**：清痰食积者服之。贝母、枳壳、沙参、橘红、灵仙、青皮、香附一钱，陈皮、丹皮、麦冬钱半，甘草三分。水二钟，加灯心二十根，煎八分，空心服下。

（二十）**大黄汤**：登高跌伤，瘀血凝滞，两肋痛者服之。木通、桃仁、苏木、羌活一钱，陈皮、归尾钱半，甘草三分，朴硝八分。用阴阳水各一钟，煎八分，空心服之。

（二十一）**归元养血和伤汤**：醉饱房劳者服，兼跌打内伤。真虚损之症亦可服。归身、生地、红花、加皮、木瓜、熟地、续断、牛膝一钱，陈皮、肉桂五分，川芎、黄芩八分，青皮六分，杜仲钱半，甘草三分。酒、水各一钟，煎八分，空心服下。

（二十二）**小柴胡汤**：伤寒发热，兼两肋痛者服之。柴胡二钱，黄芩一钱五分，半夏一钱，甘草一钱，人参五分，丹皮七分。如胸饱闷，加黄连、桔梗各七分。水二钟，煎八钱，空心服之。

（二十三）**活血止痛饮**：左肋疼痛者服之。当归、羌活、青皮、麦冬、生地、续断、红花、苏木一钱，川芎、白芍、乳香、没药、加皮一钱，陈皮七分，枳壳、防风六分，甘草三分。酒、水各一钟，加灯心二十根，煎八分，食后服。

（二十四）**清肺和气汤**：跌打重伤吐血后服之。麦冬、百合钱半，橘红、紫苏一钱，槐花一钱，丹皮、苏木一钱，厚朴八分，香附八分，青皮、甘草三分。水二钟，加灯心二十根，煎八分，空心服之。

（二十五）**补中益气汤**：人参、升麻、柴胡、橘红、当归、白芍、炙甘草五分。劳病后热甚者，用水二钟，煎八分，空心服之。

（二十六）**明目生血饮**：目腰者服之。生地、当归、白芍、蒺藜一钱，甘菊、川芎、羌活、茯苓、精草、荆芥一钱，防风一分，薄荷、连翘、细辛五分，山栀、枳壳六分，甘草三分。水二钟，加灯心二十根，煎八分，食后服之。

（二十七）**壮筋续骨丹**：鼻梁骨断者服之。甘草、羌活、独活、川芎、防风、元胡、当归、红花、香附、木通、陈皮、丹皮、生地、牛膝、乌药、青皮、枳壳、麦芽、白术、桂枝、续断、苏木二钱。以上共为细末，红糖油调热酒煎，大人每服五钱，小儿二钱，酌量加减，此方酒浸亦可。

（二十八）**活血止痛散**：缺唇者服之。当归、羌活、独活、荆芥、川芎、桃仁、木通、乌药、续断、陈皮、乳香、没药、加皮各一钱，红花、防风、苏木、甘草。水、酒各一钟，灯心二十根，煎一钟，食后服。

（二十九）**补肾养血汤**：落下颏服。生地、熟地、归身、杜仲钱半，白芍、红花、川芎、白术各一钱，陈皮六分，青皮钱半。水、酒各一钟，加黑枣数枚，煎八分，空心服之。

（三十）**提气活血汤**：伤天井骨用。川芎七钱，桔梗、当归、陈皮、苏木、续断、黄芪、加皮、红花、羌活、白芍八分，甘草三分。水二钟，加黑枣二枚，煎八分，食还服。

（三十一）**退毒定痛散**：连翘、羌活、荆芥、天花粉七分，独活、防风、乳香、没药、当归、川芎、银花、续断、甘草一钱。水、酒各一钟，煎八分，食还服。

（三十二）**生髓补血汤**：又名生血补髓汤，出肾骱者服。当归、生地、熟地、白术、枳壳、荆芥、白芍、续断、黄芩、祁艾、香附、羌活八分，防风、杜仲、陈皮、川芎、干姜、牛膝、独活、红花、加皮八分，甘草三分，茯苓八钱。水二钟，加黑枣数枚，煎八分，食还服。

（三十三）**止痛接骨丹**：碎膝骨者服。乳香、没药、当归、续断、红花、羌活、加皮、苏木、青皮、白芷、丹皮、甘草一钱。水、酒各一钟，煎八分，空心服之。

（三十四）**宽筋活血汤**：羌活、独活、香附、防风、桃仁、当归、加皮、苏木、木通、木瓜、续断、荆芥、乌药、红花、花粉、杜仲、枳壳、甘草。水、酒各一钟，加灯心二十根，煎八分，食还服。

（三十五）**护风托里散**：枪戳伤用。羌活、生地、灵仙、黄芩、茯苓七分，独活一分，荷花粉、细辛、白芍、防风、荆芥、川芎、黄芪、当归、僵蚕、甘草。水一钟，加姜三片，黑枣一枚，煎八分服之。

（三十六）**补中和气汤**：人参、柴胡、防风、当归、升麻、陈皮、枳壳、橘红、甘草。水二钟，煎八分服之。

（三十七）**通肠活血汤**：伤破肚腹者服。枳壳、陈皮、青皮、苏木、乌药、续断、羌活、独活、木通、当归、大黄、元胡、大腹皮、熟地、加皮、甘草。水、酒各一钟，煎八分，食还服。

（三十八）**接骨散**：断折左右肋者服之。续断、羌活、木通、香附、红花、丹皮、加皮、乳香、没药、肉桂、归身、甘草。水、酒各一钟，加砂仁末一钱，煎八分，空心服之。

（三十九）**托里止痛散**：捏碎阴囊者服之。归身、黄芪、生地、羌活、续断、红花、乳香、没药、陈皮、白术、肉桂五分。水二钟，加砂仁末一钱，煎八分，空心服之。

（四十）**清心去毒散**：被火灾炮伤者服。防风、泽泻、柴胡、元参、青皮、知母、桔梗、黄芩、枳壳、葛根、甘草。水二钟，加淡竹叶五分，煎八分，空心服之。

（四十一）**补肾和血汤**：杜仲、熟地钱半，青皮、红花、黄芪、陈皮、丹皮、炙甘草、黄芩、当归钱半。水二钟，加黑枣数枚，煎八分，空心服之。

（四十二）**归通破血汤**：小腹受伤疼痛者服之。归尾钱半，木通、赤芍、生地钱半，木瓜一钱，陈皮八分，桃仁、丹皮、泽泻、甘草。水、酒各一钟，煎八分，空心服之。

以下杂症治方

（四十三）羌活防风汤：邪在表者，急服此药，以解之，稍迟，则邪入里，与不合矣。羌活、防风、藁本、当归、白芍一钱，地榆、细辛五分，水煎八分服下。

（四十四）羌麻汤：半表半里，以此和解之。茯苓、羌活、甘菊、麻黄、川芎、蔓荆子、石膏（煅）、防风、黄芩、细辛五分，白芷五分，薄荷八分。水煎，加生姜二片。热服。

（四十五）大芎黄汤：大黄二钱，川芎一钱，羌活二钱，黄芩二钱。水煎服。

（四十六）七宝丹：专治壮实人，跌打损伤，重者三服，轻者一服即愈，甚验无比，虚人减半。红花一两，桃仁、贝母五钱，黄连、归尾、榆树皮、青松毛（要白）一两，用陈酒两大碗，煎一碗服之。

（四十七）鸡鸣散：又名导沸散。登高堕下及木石压伤，又跌打损伤，腹内有瘀血痛，凡诸损伤，有血瘀凝积，痛不可忍者，此药有推新之妙。大黄（酒浸）五钱，归尾二钱五分，桃仁（去双仁，行血）十五枚（连皮生用）。伤其肝经血分，用桃仁；肺经气分，用杏仁。酒一瓶，煎二沸，空心服为度。后去桃仁、杏仁、归尾，加当归，为末，每服二钱，七厘散三分，热酒送下，药行患处，其瘀即退，次日再服，用药末五分，丹散三分，可也。

（四十八）归须散：打扑以致气凝血结，瘀痛，流入腰腹，瘀痛及恶血攻心，食不进者，寒热加童便一杯冲服。归尾二钱，红花、桃仁、赤芍、苏木、官桂一钱，香附钱半，甘草、乌药一钱。水、酒煎，临服时再加热酒一杯冲服。如心下胀满，通畅加木香一钱，槟榔五分。此科又治妇人经来腹痛、腰痛，去乌药、香附，加牛膝、寄奴、白芷、紫薇各一钱，甚效。

（四十九）乌药顺气汤：治气痹，攻瘀作痛。乌药、橘红二钱，白芷、桔梗、枳壳、五加皮一钱，木香五分，当归、甘草五分。水煎服，加沉香磨汁五匙。

（五十）护心养元汤：伤男女大小便，即时气心迷，面黑手冷，如不发热，不用此方。归身、川芎二钱，紫苏八分，甘草一分，香附一钱，陈皮、连翘、独活、枳壳六分，柴胡。水煎服。

（五十一）芎归汤：打伤败血入胃，呕吐黑血。川芎、当归、白芍、荆芥一钱，百合一钱。浸半日，水、酒各一钟，煎服。

（五十二）调中汤：服过行瘀之药，当用此四五剂。陈皮、半夏、茯苓、甘草、枳壳、大腹皮、红花、川芎、当归、白芍八分，防风、槟榔、黄芪、桔梗、青皮、乌药、苏木、枳实、黄芩、紫苏、木香三分。姜三片，枣二个，水二钟，不拘时服。

（五十三）降气活血汤：伤右乳上血海者，喘气作痛，前脑滞，先服一剂，次服流伤饮，再服药酒可愈矣。五加皮一钱，苏木、赤芍、杏仁、红花八分，官桂、牛膝六分，归尾、桃仁二钱，甘草五分。水煎一服，足矣。

（五十四）流伤饮：凡受伤发热，先进此汤，再服小续命汤，如伤久远者，亦先服一剂为妙。刘寄奴一钱，骨碎补、元胡索五钱，行血酒炒，破血生用，水煎服。

（五十五）小续命汤：通草一钱，赤曲、苏木钱半，甘草五分，麦芽、楂肉二钱，当归、丹皮一钱，乌药、香附（炒）、山甲二钱，红花五分。水、酒各一钟，煎服。

（五十六）洗杖汤：治夹伤用。陈皮、透骨草、南星、天门冬、地骨皮、天灵盖各五钱，象皮（切碎）一两。水煎，浸洗，每日二三次。

（五十七）代杖汤：夹伤。乳香、没药、苏木各一钱，蒲黄、木通、枳壳、归尾、丹皮、木耳、生甘草、穿山甲（炙研）一钱，土木鳖（焙）五个。酒、水煎服。

（五十八）金疮药方：乳香、没药一两，天灵盖五钱，花血竭一钱，黄连二钱，花蕊石（要淡黑微黄色佳）二钱，珠粉二两，金芮、黄丹一钱。上方用真降节松脂，加旧毡帽边，烧存性，加五倍子末用之，至重，再加天花粉三两，姜黄一两，赤石脂二两，白芷一两，共为末。

凡筋断脉绝，血尽人危，用帽带布条扎住各血路，后用此药，用茶清调敷，软绢缚之，其血立止，其肿顿消。若金疮着水翻花者，用韭菜汁调敷疮口，两旁以火微炙之，或用橘稻秆烟熏之，疮口水出即愈。

（五十九）避风止痛散：治金疮打伤者服。羌活、独活三分，加皮、生地、熟地七钱，乌药、枳壳、陈皮、木香一钱，归身七钱，牛膝、杜仲、山楂、白芍、制香附、厚朴、川芎、白芷、延胡五分，赤芍、桃仁、秦艽、红花、郁金五分，丹皮（酒炒）、苏木、茯苓、小茴、川乌、草乌五分，泽兰（汤泡）一钱，砂仁，红枣四两，洋糖十两，胡桃肉四两，桂元肉二两，陈酒二十斤，隔水煮三炷香为度。

（六十）神验药酒方：红花、当归、桃仁一钱，秦艽五钱，生地、虎骨（醋炙）、木通、乳香、没药、陈皮、甘草、杜仲一钱，加皮三钱，枳壳、羌活、防风、枸杞子、牛膝、川芎一钱，丹皮、破故纸、青皮、柴胡、花粉、黄柏、山楂五分。上药用陈酒十斤，药用夏布袋盛就，隔水煮一炷香为度。

（六十一）止血定肌散：金刀伤出血不止者用此。当归、龙骨、乳香、血竭（另研）、降香、海螵蛸（水煮干燥）、金不换、五倍子、鹅骨头（炒，鹅骨用两翅更好，若用全身，当去头脚）。上药各等分，为末干掺。

（六十二）跌打损伤膏药：当归、川芎、苍术、赤芍、木鳖子、大黄、川乌、草乌二两，香油四两，沥青八两，松香八两。先以二香烊，滤去渣，煎八味，同香油熬枯，再下滤净松香，搅均匀成膏，方入后细药搅匀，用乳香四两，没药（去油）一两，官桂二两，为末贴膏，须用生姜擦之。

（六十三）露异膏：治杖疮、颠扑、皮伤、久年恶疮、止血定痛。郁金二两，生地二两，甘草一两，猪油一斤，熬焦去渣，入黄蜡四两熬化搅匀，入磁器内，隔水浸久，收用封上，外用纸盖扎系。

（六十四）三仙膏：治刀伤打损破烂、汤泼火烧、重肿毒、小儿肥疮。香附一斤，白蜡二两，藤黄一两，先将油熬滴水成珠，再下藤黄，熬枯去渣，再下白石，搅匀。每遇诸伤调涂时，再加乳香、没药三钱更妙，或再加黄蜡三两亦可。

（六十五）截血膏：治跌打砍磕诸症，能化血破瘀，退肿止痛。天花粉三两，片子姜黄，赤芍、白芷各一两。共为细末，麻油调敷，若疮口肉硬不消者，被风袭也，加独活，用热酒调敷，如仍不消，则风毒已深，肌肉结实，加紫荆皮末，和敷，必消矣。

（六十六）金疮敷药又方：天花粉二钱，生大黄一钱，煅石膏一钱，飞滑石一钱，冰片少许，麻油调敷。

（六十七）麻药方：此散一切肿毒诸疮，服之开针不痛。蟾酥一钱，半夏六分，闹洋花六分，胡椒一钱八分。共为细末，服半分，黄酒调服。如要大开，加白酒药一丸。解法，以盐汤服之，或甘草煎汤服亦可解之。

（六十八）整骨麻药：此药开取箭头、炮弹，服之不痛。麻黄、胡加子、姜黄、川乌、草乌各等分，闹洋花倍用。共为末，每服五分，茶酒任下。欲解，以甘草煎汤服之。

（六十九）外敷麻药方：此药敷于毒上、麻木、任割不痛。川乌尖、草乌尖各五钱，蟾酥四钱，胡椒一两，生南星五钱，生半夏五钱，荜芨五钱，细辛一两。共为细末，烧酒调敷。

（七十）损伤药末：重伤两肋。归尾、桃仁一钱，槟榔二钱五分，枳实钱半，乌药、萝蒲子、蓬术、延胡索（酒炒）一钱半，山甲（土炒）钱半。上为细末，每服三钱，陈酒送下，行三五次，用米汤补之，或肚腹小肚疼痛，行瘀住痛，加肉桂以蜜为丸，每服三钱为则。

（七十一）又损伤药末方：专治跌打重伤用之。乳香、没药、血竭三钱，参三七、苏木、红花一钱，闹洋花一两。烧酒煮九次，研地鳖虫十八个净煮，酒吃，脚炙为末，猪腻脂少许，酒煎干，共为细末，每服重者五分、轻者四分，淡肉一片拌服，或腐干拌服亦可，脚炙为末，服药后第一避风，切要，切要。

（七十二）又损伤末药：跌打临危瘀胀。闹洋花二两，火酒（拌干为度）四两，血竭、猴姜、归尾一两，自然铜（醋煅）、乳香、没药各五钱，大黄一两，麝香五分。以上共为细末，每服五分，陈酒送下，即食淡肉一片、干腐一片。

（七十三）又活血止痛末药：打扑伤损内膜及落马堕车，一切疼痛。生地、丹皮二两，乳香没药、赤芍、白芷、川芎各一两，当归二两，甘草五钱。上为末，每服二钱，陈酒冲童便送下。

（七十四）**神效夺命丹**：又名活命丹。乳香、没药、续断二两，归归、乌药四两，苏木二两五钱，白芷、丝灰二两，骨碎补、血竭八钱，自然铜（煅七次）五钱，珍珠（豆腐内煮）三钱，地鳖虫（瓦上炙，投酒中浸一日）五钱。以上为细末，每服三分，陈酒送下。

（七十五）**保命七厘散**：跌打损伤接骨，刀斧损伤，疼痛难忍。上血竭二两，当归（酒洗，晒干为末）二两，自然铜（醋煅七次）、乳香、没药（醋煅七次）半两，地鳖虫（焙）一两，川乌（酒洗）五钱。共为细末，遇患者，陈酒送下七厘。若伤重者用药三分，酒调并煎汤药和服，上身加桔梗一钱，中身加杜仲，下身加牛膝一钱，脚加木瓜一钱，煎汤送下。

（七十六）**玉真散**：治一切损伤，可服可敷。南星、防风、白附子、天麻、羌活各一两。等分为末，如遇破伤风，即以此药敷伤处，然后以酒调服一钱。如牙关紧闭，角弓反张，用药一钱，童便送下；如打伤欲死，但须心头微温者，以童便灌下一钱，并进二服；如癫犬咬伤破，先将口含水洗净，用棉拭干，贴此散立效。

治损伤丸药

（七十七）**紫金丸**：定痛接骨。川乌、草乌一两，五灵脂五分，木鳖子、防风、生黑丑、骨碎补、灵仙、金毛狗脊、乌药、自然铜（煅七次）、白头地龙、青皮、陈皮、茴香、禹余粮（煅醋碎）四两，没药、红娘子、麝香钱半。上为细末，醋和为丸，如桐子大，每服十丸，陈酒送下。

（七十八）**黎峒丸**：金疮伤破、微出血者服之。生大黄、天竺黄、广三七、儿茶、乳香、没药、血竭三钱，藤黄（用羊血煮七次，与鸡食，不死入药）、阿魏（酒化）五分，麝香、冰片、牛黄、雄黄、琥珀、郁金五钱半，花蕊石（童便淬七次，水研）二钱。上药为细末，炼蜜，同阿魏捣为丸，三四分重为则，磨化酒服尽醉，外用浓茶磨敷患处。

（七十九）**妙应丸**：内伤日久，疼痛不止，服之可也。香附、苏子（水沉过，浮起者不用）四两，枳实、槟榔、猪苓、莪术、红花、青皮、陈皮、乌药、厚朴、姜汁（炒）、元胡、萝卜子（炒研）、官桂、白豆蔻、白芥子（炒）一两，乳香、没药、沉香、降香。上为细末，将白童便、陈酒各一碗，红糖半斤，共熬成膏，入末药，捣为丸，如桐子大，每服二钱，空心热酒送下，一日服三次，七日后，遍身俱痛，是其效也。数日后不痛，除根矣。

（八十）**代杖丸**：治夹伤。丁香、苏木、蚯蚓（去土）、丹皮、肉桂、木鳖子、乳香、没药、自然铜（醋醉煅七次）各一两。上为末，炼蜜丸，每重二钱，用一丸，黄酒化服。

（八十一）**解骨丸**：治箭头入肉。蜣螂（焙研）、雄黄（研）、象牙末各等分。共为和匀，炼蜜为丸，如梧子大，纳伤口处效。

并杂症歌附

箭头入肉歌

箭头入肉钳不出，解骨丸纳羊脂敷，焦铜毒箭金汁解，射茵中人盐汁涂。

铁针入肉歌

铁针入肉随气游，走向心胸险可愁，乌鸦领灰酒调服，膏贴针出始免忧。

铁针误入咽喉

误吞铁针入咽喉，急饮虾蟆血数头，针不即吐笞篱散，或食饴糖出不留。

杖伤要法歌

杖伤须宜看其形，已破未破要分明，清凉贴肤膏破用，敷之肿消并止疼。

未破瘀血未当砭，汤紧急宜用大成，玉红膏贴瘀腐痛，涂之新肉自然生。

夹伤要诀歌

夹伤禁用药贴敷，朱砂烧酒好调涂，琼液散服随饮醉，肿势必消痛必除。

复受重刑溃破者，代杖汤药速宜图，气血弱者当大补，六真膏贴痛即无。

竹木刺入肉歌

诸刺入肉系外伤，蝼蛄捣涂最为良，如刺已出仍作痛，再涂蝼蛄即无妨。

劳氏家宝终

二十四症以上详述

25. 不能开口言语，吹鼻散（十三）。

26. 牙关紧闭，口眼不开，琥珀散（十六）。

27. 内有瘀血，大黄散（二十）。

28. 头骨破碎，染破伤风，疏风理气汤（十一）。

29. 目腰，明目生血汤（二十六）。

30. 鼻梁骨折，壮筋续骨丹（二十七）、吉利散（二）。

31. 缺唇，活血止痛汤（二十八）。

32. 下颏，补肾养血汤（二十九）。

33. 天井骨，提气活血汤（三十）。

34. 肋骨，壮筋续骨丹（二十七）。

35. 肩骺，吉利散（二）。

36. 臂骺，吉利散（二）。

37. 手骺，吉利散（二）。

38. 手指，活血定痛饮（二十三）。

39. 破指染破伤风，疏风理气汤（十一）、吉利散（二）、退毒定痛散（三十一）。

40. 豚骱，生血补髓汤（三十二）。

41. 断折损伤两腿，活血止痛散（二十八）。

42. 膝骱，壮筋续骨丹（二十七）。

43. 盖膝骨，止痛接骨丹（三十三）。

44. 损折大小膀，吉利散（二）、止痛接骨丹（三十三）。

45. 损挂膀，壮筋续命丹（二十七）、宽筋活血散（三十四）。

46. 脚趾断折，壮筋续命丹（二十七）吉利散（二）。

47. 枪戳伤，护风托里散（三十五）。

48. 刀斧磕伤头颅，护风托里散（三十五）。

49. 刀勒咽喉，护风托里散（三十五）、补中和气汤（三十六）。

50. 伤破肚皮，通肠活血汤（三十七）、补中益气汤（十五）。

51. 骨碎如粉，生血补髓汤（三十二）、吉利散（二）、壮筋续骨丹（二十七）、调理酒（十）。

52. 跌出背脊骨，疏风理气汤（十一）、吉利散（二）、补中益气汤（二十五）。

53. 断折左右肋骨，接骨散（三十八）。

54. 捏碎阴囊，吉利散（二）、托里止痛散（三十九）、疏风理气汤（十一）。

55. 捏碎阳物小便不通，琥珀散（十六）、小便若痛，吉利散（二）。

56. 肛门谷道，通肠活血汤（三十七）、大黄散（二十）、吉利散（二）、槐花散（十五）。

57. 火灾炮伤，清心去毒汤（四十）。

58. 断落手臂，托里止痛散（五）。

59. 压伤或断，受倒压伤，疏风理气汤（十一）、接骨散（二十八）、吉利散（二）、补肾和血汤（四十一）。

60. 伤两边软筋，吉利散（二）。

61. 伤头颅骨，吉利散（二）、疏风理气汤（四十一）。

62. 小肠受伤疼痛，归通破血汤（四十二）。

伤科证治略说（宋祖殷）

伤科之种类甚多，大抵皆由于跌打及刀伤而成也，或有骨断筋伤者，或有骱落而不能举动者，或被刀伤而血出不止者，唯血出不止为最，次为断骨，次为骱落，又次为筋伤。盖吾人之所以生者，皆籍于血。若受重伤而致血尽者，不易治也。骨断者，须待百日而后能愈。二十余诸症，皆不须月余。夫治血出不止之症，只可先以止血丹，而服以清补之品。治断骨之症者，必察其伤处，然后扶切之。若切其伤处，有凹凸及歪斜者，此为骨断也。按之痛甚，须为其扶至平正。于是敷以药，而夹以鲜果树皮，或月饼匣（每七日换一次）。更使伤者卧而勿起，因起立易致伤处动故也。再服以强筋壮骨之药，而调其气血。待至六旬后，始能少动，如此其骨自能接而愈矣。若髀落者，则上不能举，下不能行，势非轻浅．假令欲治人手腕之髀，医者须先以左握其髀腕，再加右手握其手掌，始则微微屈伸，既则过力直拉而挺，于是其髀上矣，遂以药服二三次后换以膏，此小髀也；唯大髀治法稍难，假令肩髀落，医者须备绳索一根，以绳悬于空中，再以凳一张，使其人高立凳，上告其伤手紧握上绳，然后推其身而取其凳，其人必悬于空中，若能悬空，则何忧髀不上哉。既上则敷以药，而更以膏药可矣。

假若大腿庄髀脱，则不须此，而以门一扇，使伤人平卧于上，再使人按其上身及手足，因痛不能强故也。医生至此，以左手按扶其髀骨，右手则握其足之小股，始则上下伸屈，既则用大力拉而直挺，亦能愈之，敷膏同上，筋伤者只须敷、服兼治可矣。伤科症之大略如此，至深求元奥之治，其症有难于此者，余未得见，亦不能言。

宋氏伤科醉月轩验方（宋祖殷）

金创铁扇散：又名止血丹，血出不止者用。象皮（焙）、龙骨（研）、老材香（即数十年棺材板内香蜡，若无，即以数百年石灰代之）各五钱，寸柏香（即松香中黑色者）一钱，松香二两，枯矾一两。三香溶化，共研细末，遇有刀石损伤，用散敷口，以扇向伤处扇之，如伤受扇发肿者，用黄连煎水涂之，即愈。土鳖（焙）三钱，半夏一钱五分，若用炒土鳖，去半夏，用乳香三钱，去酒。以上各药，共研细末，每服一分，加瓜蒌七个，同研好，陈酒送下。头一次加麝香一厘。若骨断或碎或歪或斜，要用手法扶正之，加以缚定，不可动，方可服药。

经验刀斧跌扑损伤敷药方：雄猪油一斤四两，松香六两，面粉（炒筛过）四两，麝香六分，黄蜡六两，樟脑（研细末）三两，冰片六分，血竭一两，儿茶一两，乳香（去油）一两，没药（同上制）一两。以上诸药共研细末，先将猪油、黄蜡、松香三味熬化，滤去渣，待将冷，再加入余药末搅匀，磁罐收贮，不可泄气，欲用则取之。

受槌或夹棍损伤敷药：白蜡一两，木耳一两，生大黄一两，白芷一两，黄柏一两，冰片三分，桂皮一两，青皮一两，花粉一两。共研细末，鸡蛋白调敷，碎伤无效。

跌打损伤草药秘方：田鸡黄、鹅不食、半边莲、酸美草、崩口碗各购五六文。用黄酒煎，并将药渣敷伤处。

经验跌打损伤良方：轻伤不用。巴豆树根六七分，生地二钱，归尾一钱，红花一钱，木香八分，川乌一钱，草乌一钱，乌蒜一钱五分，三棱一钱，莪术一钱。又加减治法，头上打伤加川芎一钱，脚下伤加牛膝二钱，手伤加桂皮一钱，脑前伤加威灵仙一钱，小肚伤加腹皮一钱，玉茎伤加金银花一钱，背伤对心者加棕树心一钱。如当时打伤失气者，加麝香二分调服。如脑前痛者，此系内伤心、肝、胆三部，须加巴豆一粒，少壮者二粒服，后有瘀血者，以好酒二三碗煎服可也。

经验水烫伤药方：生大黄研末，和蜂糖调搽之可愈。

经验火烫伤药方：川连研末，调茶油搽之，如烧烂肉，以此药末搽之可也。又远年陈石灰和凉水搽之亦可。

经验伤药敷方：损伤软部者用之。芥菜子仁研末，调泰和酒敷之，敷久作烧，即取凉水洗尽之可也。

经验跌打损伤药服方：泽兰一钱，故纸一钱，乳香一钱，没药一钱，三棱一钱，归尾二钱，桃仁八分，红花一钱，赤芍一钱，莪术一钱，血竭一钱五分，大黄一钱五分。上部伤用酒制大黄，下部伤生用。又须检验损伤部位，再加引药。若头加川芎，腰加杜仲，大小便闭加朴硝，胸加桔梗，肋加青皮，腿加牛膝，眼伤及肿痛加生地捣烂敷着，伤过重加三七三钱；若伤骨加自然铜二钱，用老黄酒炖出药性后，再加好烧酒冲入，饮至醉为度；若损伤太过及伤愈气血虚弱，或发黄肿者，宜服加味八珍汤补之。

疗刀伤擦药方：即披毒药。真珠一分，冰片一分，麝香五厘，乳香七厘，没药七厘，琥珀九厘，血竭一分，龙骨八厘，儿茶一分，三七一分，朱砂五厘。

巴戟汤：治从高堕下及打扑内损昏嗜卧，不能饮食，此谓血闭，脏腑不通。巴戟（去心）五钱，大黄三钱，当归一两，地黄一两，芍药一两，川芎一钱。上药为末，水煎以利为度。

清上瘀血汤：治上膈被伤者。羌活、独活、连翘、桔梗、枳壳、赤芍、当归、栀子、黄芩、甘草、川芎、苏木、大黄。上药生地煎，和老酒、童便和服最佳。

消下破血汤：治下膈被伤者。柴胡、川芎、大黄、赤芍、当归、黄芩、五灵脂、桃仁、枳实、栀子、牛膝、木通、泽兰、红花、苏木。上依前法制。

牡丹皮散：治跌扑闪挫伤损，滞血疼痛。牡丹皮、全当归、骨碎补、净红花、川断肉、赤芍药、桃仁泥、大川芎、乳没药、大生地。上药水、酒煎服，用秫米饭热罨缚，冷又蒸热换缚。

升药方：火硝、水银、明矾各一两。此药制法，用小锅一只，新海碗一只，以药合内，外以泥封口，火烧三周时为限，然后取出而研之即成。

清凉散：熟石膏、露甘石、上青黛、大梅片、滴水石、人中白、金果炭、西月石，研末。

金枪八宝加减：人参五钱，三七三钱，冰片五分，朱砂三钱，龙骨三钱，血竭五钱，甘石五钱，川连五钱，珍珠二钱，西黄一钱，血珀一钱，净乳香（去油）三钱，没药（去油）五钱，研末。

金枪方：扬花三钱，千年石灰二钱，肉桂二钱，降香末五钱，珍珠二钱，无毛鼠一个，乳香二钱五分，童发灰一钱，琥珀二钱，三七五钱，没药一钱，冰片二分，老松香二钱，研末。

飞龙夺命丹：乳香一两，石打川二两，贯仲一两，广三七二两，独活一两，御米草二两，人参五两，参三七一两，陈皮一两，江枳壳五钱，自然铜三两，羌活一两，乌药四两，续断四两，五加皮四两，青皮一两，制香附三两。各为细末，酒服用。

八将军：用品加减不一，随机应变不可误，慎之！慎之！人参、珍珠、琥珀、参三七、龙骨、西黄、真肉桂各二两。

品用没药：制香附、全当归、广郁金、淮牛膝、厚朴、杜仲、白茯苓、茯神、淮山药、小茴、降香末、净乳没、上桂枝、川断、古纸、沉香、五加皮、自然铜、川芎、元胡、广木香、寸香。

刀伤方：焦黄柏（炒黑）一两，真血竭五钱，紫荆皮（炒黑）一两，儿茶二钱五分，纹象皮炒五钱，真梅片三分。

清凉散八宝丹品用：上广尖、青果灰、人中白、细连珠、上青黛、滴水石、大梅片、甘草灰、上龙骨、上甘石、上血竭、乳没药。

瘀血瘀经积块：当归尾、杜红花、苏木、苏叶、尿瓶青、桑叶、柏树蛀虫、石南树叶、金不换根、葛阴藤叶、桂枝、羌活、独活、自然铜、香附末、乌药、泽兰、川椒、木通、十大功劳、虎骨、木瓜、姜黄、小红花子、川断肉、乳香、没药、接骨草、香瓜子、毛姜、兰花叶、官桂。此方上药水煎熏洗。

脱臼断骨浮肿、两足受伤、阴寒入骨、手臂遍体伤可用：香附一两，肉桂五钱，生附子，牛膝（煅）二钱，补骨脂六钱，枸杞子八钱。

膏药方：当归八两，蝉蜕二两，蜈蚣八条，轻粉二两，川断六两，苏叶二两，红花四两，黄柏六两，梅片二钱，三棱八两，银花八两，花粉四两，白石二两，独活八两，披摩六两，川芎六两，钩藤四两，桑寄生四两，黄芩六两，黄石二两，银珠四两，麝香二钱，秦艽八两，甘松四两，白芷六两，巴豆八两，赤芍六两，五加皮六两，刘寄奴六两，甘草节八两，血竭二两，龙骨三两，片脑四两，防风八两，山柰八两，石菖蒲六两，大黄八两，姜蚕三两，川芎四两，官桂二两，丹参六两，乳香二两，象皮一两，没药二两，松香二两，荆芥六两，白术六两，山甲四两，草乌四两，紫荆皮三两，全蝎二两，苍术八两，桔梗四两，朱砂五钱。上麻油二十斤浸七日煎，每斤油下韩丹三两，收膏。

膏药方加减神方：当归四两，防风三两，银花四两，山奈四两，麻子二两，红花二两，川乌二两，独活四两，大黄四两，甘松二两，山棱三两，官桂一两，钩藤二两，拣丹三两，赤芍三两，川芎三两，象皮二两，焦芄四两，没药一两，甘草二两，黄芩三两，蝉蜕二两，巴豆四两，蜈蚣四条，僵蚕一两，白及三两，黄柏三两，寄奴三两，苏叶一两，乳香一两，加皮三两，川断三两，龙骨六两，花粉二两，荆芥三两，草乌二两，白术三两，荆皮二两，苍术三两，菖蒲四两，桔梗二两，山甲二两，全蝎一两。麻油十斤，黄丹二斤，上药浸七日煎。

洗药紫荆皮散：紫荆皮、生白及、细辛、蔓荆叶、桂心、大川芎、丁香皮、防风，女人发一把，连根葱五根。酱水五升，煎三升，去粗，淋洗，冷即再易药，要避风处。

制桑枝炭：参三七四两，淮药四两，神飞四两，木通二两，威灵仙二两，制半夏二两，苏木二两，广木香二两，桔梗二两，泽泻二两，紫丹参三两，川知母二两，川草乌一两，车前草二两，川芎三两，杞子二两，肉桂一两，升麻一两，大茴香一两，紫荆皮一两，上血珀一两，破故纸四两，白蔹一两，芡实三两，两头尖一升，青皮一两，白术一两，官桂二两，香附四两，细辛一两，杏仁四两，连翘一两，大腹皮三两，豆蔻二两，木鳖子一两，良姜二两，厚朴一两，羌活一两，麻黄一两，柴胡一两，黑姜二两，苍术五两，石菖蒲二两，广皮一两，米仁二两，薄荷一两，甘草四两，钩藤二两，白扁豆四两，毛姜四两，天南星一两，川断四两，元参三两，沙参三两，桑白皮二两，砂仁四两，桑寄生三两，银花四两，地骨皮一两，赤茯苓一两，麻黄根四两，无名异三两，橘红四两，甲片四两，熟地四两，牛膝一两，山楂六两，猪苓四两，大黄二两，芙蓉叶二两，地龙五两，山棱二两，白茯苓三两，虎骨四两，枳壳一两，龙骨五两，乳香四两，小茴香一两，青沉藤一两，益母草四两，干葛一两，刘寄奴四两，远志三两，苏梗一两，白及二两，前胡一两，独活四两，没药四两，乌药四两，陈皮三两，白术二两，石斛二两，原寸一两，黄柏一两，苍耳子一两，川乌二两，杜仲四两，地榆四两，白苏子二两，茵陈一两，五加皮六两，黄芪四两，真降香二两，归身一两，黄芩一两，防风一两，首乌二两，自然铜一两，荆芥四两，元胡四两，生地四两，红花二两，桃仁四两，白芍一两，目母四两，麦冬一两，土鳖二两，白酒脚三十斤，白米泔三十斤，陈酒二十斤。上浸七日，煎合，临用先将引经药或发剂饮之，然后待黑药服。此药须取好桑枝几十根，藏于粪内，历三月之久取出，更藏活水桥下亦三月，然后取出而炙成炭，再以前药煎成汁，而以此灰收之，即成黑药，又名制桑枝，服之其功甚大。

品用末药：当归、川断、丹参、加皮（四末共为一色）各半斤，延胡、郁金（此二味共为黄色）各半斤，白茯苓、统山（此二味共为白色）各半斤，乳香、没药（另为一色）各半斤，血竭（另为一色）十两。如打上部胃脘不清，加枳壳、青皮；打背掌，加地骨皮、黄芩、丹皮；如内热，去茯苓；胸膈饱胀，加木通、枳壳；打丹田，加大腹皮、木通；打两肋胁肺肝两旁者，加瓜蒌仁、川贝；打膀胱即脐两边，加猪苓、泽泻、木通；形寒疼痛发热，加柴胡、紫草、乌药、刘寄奴、苏木、桃仁、续断；若头痛加川芎；大便不通加生草三钱，为君；两臂痛加桂皮；反胃加藿香；恶心不绝加陈皮、木香；如虚弱之人，十全大补。凡健脾养胃诸药，无不效验，以上减各一钱。

接骨方：土鳖灰一两，血余灰五钱，五加皮五钱，自然铜一两，乳香三钱，没药三钱。又方：紫荆皮一钱半，赤芍八分，广木香八分，桃仁泥五钱，生姜八分，川铜八分，全当归一钱，红花二分，川断肉二钱，桑枝（加酒炒）三钱。冬加官桂，夏加怀膝。

骨断见血方：拣洋参、白术、归尾、白茯苓、大生地、川芎、骨碎补、炙甘草、川断肉、陈皮、白芍、焦谷芽，加酒炒桑枝。

接骨神方：儿骨（用一岁者，酒烧九次，每用三钱）一副，乳没药各一两，雄黄五分，血竭二钱，儿茶、尿碱、蛇含石。上药为末，酒调服三钱。若皮破，用灯心贴上，笋箬裹之夹住，以没药掺之。

乳香定痛散：治跌打损伤一切疼痛。乳香、当归、白术、白芷、没药、甘草、羌活、人参。

风湿药酒方：白花蛇一钱，威灵仙一钱，白归身一钱，厚红花一钱，制川草乌各一钱，淮牛膝五两，防己一钱，川独活一钱，川桂枝一钱，秦艽肉一钱，乌药一钱，陈松竹三钱，桑奇生一钱，桑枝一钱。用火酒三斤，浸半日饮。

按宋君所录其先人验方，确属神乎其技者。（萍志）

《金龙师治跌打方》

清·胡松 校

本卷附朱君尚先生秘传跌打方墨波轩览

光绪五年春二月，古桃源西，川非群氏胡松校正

对口穴受伤，看他受伤重否，如舌尖鲁出在外，饮食不入，言语不清，头悬不起，伤与筋骨，要用擒服方：肉桂、茯苓、白芷、云皮、熟地、寸香、官桂、枳实、木香，加桂元为引，煎服。服药之后，舌尖不能得受，用萝首汤下。

牙腮穴受伤，此乃为小穴，看他左右，阳与右者左边移掇（上者用服）：铁马边、白麻、骨碎补、加皮、油吉芦（即刘寄奴）、矮脚章、宅兰、金不换、鬼见愁花、牛膝、活血丹。用生酒煎服。

上桥咽喉正穴受伤，饮食不能进，伤于血气不行，此乃闭于心接孔，在他伤于食管，要用背拿，当服五虎下西川方：寸香、元参、母竹根、木通、山楂、青木香、半夏。共研末，米酒冲服。服药之后，看他轻重若何。如果不受，再用千金合气散：木通、半夏、桂枝、赤芍、茯苓、羌活、桑白皮、大腹皮、陈皮、卦竹、紫苏、红花、乳香、没药。好酒冲服。服药之后看他血气不行，再服：麝香、活血丹、木通、生地、卦竹、木香、独活、桃仁、桂元、云皮。用藕节为引，米酒煎服。

项圈穴受伤，此乃为小穴，连于凤膊受伤者，掇于凤膊，要用移掇，外用服药：栀子、加皮、土鳖、红曲、韭菜根、花椒。面粉打他上敷。又用药：土鳖、红花、山甲、乳香、没药、木香、虎骨、卦草。加鹿筋为引，红枣三五个，将米酒煎服。

将台穴受伤，此乃大穴受伤，血苍之处，凡伤三年，必是吐血而死，如口忍血而亡，看此伤或热、或咳、或汗，子午并出此穴。伤于阳明，卫口又伤，味碗三气，此三节不足，再用服药：官桂、橘皮、云皮、陈皮、郁金、沉香、青木香、朱砂仁、红花、广木香、香会、甘草。用童便为引，米酒煎服。又服方：朱砂、红花、神曲、七厘草、乌药、枳壳、芷粉、三七、川芎、菟丝、甘草。用姜为引，米酒煎服。此伤若回，再用服药：沉香、茯苓、赤苓、乌药、血竭、木香、红花、生地、熟地、紫竹农、灵砂、白芍、木通、乳香、没药、白芷、甘草。用早糯米甘研细末，再加广蜜成丸，米酒送下。

乳旁大穴受伤，此乃二仙传道之穴，伤重者四肢秋闭，要用服药：当归、猴骨、桂枝、羌活、红花、牛蒡子、细辛、石耳、木香、乳香、没药。用灶心土为引，米酒煎服。服后再服后方：川芎、山楂、沉香、云皮、三奈、红花、杏仁、菟丝、当归、枣仁、半夏、甘草。用童便为引，米酒煎服。

乳旁穴之下受伤，右为血气，左为血腕，三朝一七吐血而亡，凡气血乃养命之元，四肢要用上下不接，要用服药：苍术、陈皮、菟丝、枳壳、厚朴、加皮、香附、砂仁、木香、大茴、甘草。加灯心为引，米酒煎服。又用银花煮肉，再服下血之药：大黄、寄生、芒硝、苏木、红花、桃仁、鹿骨膏、小茴、牛膝、甘草。用酒煎服。服药之后，看他血紫黑，如紫黑者，再服后方：灵砂、三七、枯姜、桔梗、赤芍、茯苓、乌药、独活、归尾、甘草。用红枣为引，米酒煎服之后，如虚肿不消，再服后方：地黄、赤芍、官桂、归身、甘草。用作为丸，为引，水煎服。

右边乳膀之下受伤者，乃是气门之穴，闭死在地，要用勒掌服药：桑白皮、大腹皮、青皮、独活、紫苏、木通、半夏、桂枝、赤芍、茯苓、红花、陈皮、羌活、甘草。用葱为引，米酒煎服之后，再用后方：桃仁、红花、乳香、没药、鹿骨、木通、半夏、当归、苡仁、甘草。用生姜为引，米酒煎服。

跌打七看心头，此乃天平，真正重穴，人心为主，口中吐血，心如刀割，此伤善与不善，食与不食，冷汗频出，夜中烦躁，此伤命在于夕之间，其中看二家造化，如要用药：朱砂银砂山羊血自然铜管金砂三七血竭虎骨甘草人中白用灶心土为引。如药不纳，不必再医召号，再服后方：当归莪术沉香红花朱砂三奈枳实门冬菊花大茴官桂甘草用生酒煎服。再服方：腹皮生地杜仲木香良姜半夏丹皮甘草米酒煎。

跌打心头中管，此为大穴，伤于肠胃肚，饮食不纳，气往上逼，两足通服方：朱砂、石龙、豆壳、云皮、黄芪、厚朴、砂仁、白芷、枣仁、茯苓、故纸、甘草。用桂圆为引，水煎服。再服方：柴胡、杜仲、小茴、薄荷、木通、白蜡、大茴、白术、甘草。用红枣为引，米酒煎服之后，看他呕与不呕，如不纳，再服此方：桔梗、黄芪、木香、粟壳、香附、黄芪、丁香、枳壳、龙骨、甘草。用生姜为引，酒煎服。如不吐，再服此方：香附、木香、连翘、瓜皮、红花、乳香、没药、陈皮、故纸、甘草。用童便为引，好酒煎服。

跌打背陋受伤，此乃是人空之穴，受伤必咳嗽黄肿，四肢无力，子午朝正，此伤服药：当归、宅南、碎补、寄奴、川芎、地丁、茜草、金毛狗、槟榔、郁金、成茄、红花、乳香、没药、苍术、甘草。用福元为引，米酒煎服。此伤服药过后，看他轻重如何，重者再用服药：归身、杏仁、秦艽、续断、乳没、寄奴、苟鸡、灵仙、桑寄奴、红花、木香、甘草。用童便为引，酒煎服。再服平胃散：苍术、黄芩、菊花饼、加皮、枸杞、黄芪、陈皮、厚朴、香附、砂仁、灵仙。用蜜糖擂碎，共为丸，好酒下。

背梁穴受伤，此乃是栋梁之穴，受伤者，身乏力，头晕不起，疼痛难当，服方：龙骨、土鳖、桃仁、碎补（去毛）、乳香、没药、续断、猴骨、鹿骨、寄奴、红花、茂利、甘草、木香。用红枣童便为引，酒冲煎服。外用敷药：金毛狗、土鳖、韭菜根、制乳没、红花。用研碎敷之。又服方：熟地、茯苓、白芷、秦艽、沉香、桔梗、羌活、杜仲、续断、龙骨、甘草。用泽兰为引，生酒煎服。

血碗之下净瓶穴受伤，作寒热，或周年半载咳嗽失红，烧热不退，不食，服方：川三七、广木香、红花、脚章、生地、苍术、血竭、紫竹农、升麻、乳没、薏仁、桃仁、甘草。用藕节为引，汤煎服。外敷方：水银、栀子、红花、加皮，雄鸡一只，同捣烂敷上。再服方：七厘、吴萸、地丁、茯苓、木香、生地、白术、甘草、桑白、干桂、甘草。用藕节为引，好酒煎服。

净瓶之下受伤，此乃血路之大穴，咳嗽不周三年即血气不行，用服方：黑栀、大黄、丹皮、肉桂、茯苓、苡仁、乳没、木香、甘草。用伏莲为引，酒煎服。又方：五加皮、甘草、赤芍、碎补、陈皮、没药、地黄、灵脂、大腹皮、茯苓。用童便为引，米酒煎服，服后再看症之轻重如何，再用服药：地黄、茜草、山药、血竭、木香、乌药、白芷、赤芍、三七、附子、红花。用藕节为引，米酒煎服。

凤翅穴受伤，此乃是盆腔穴，受伤者三日一七食与不食，气往上过，口中无味，身软麻痹，即心中烦躁不纳：木通、半夏、乌药、羌活、乳香、红花、槟榔、月石、桃仁、红曲、小茴、木香、升麻、血竭、丹皮。用生姜童便为引，酒煎服，再服后方：肉桂、加皮、陈皮、三七、红花、豆壳、杏仁、牛蒡子、青皮、君子、枳壳、甘草。用红枣为引，酒煎服，服后看他轻重如何，再用服药：故纸、连翘、黄芩、木通、乳没、红花、黄柏、桂枝、砂仁、桔梗、归身、木香、门冬、菟丝、茯苓、甘草。用童便为引，酒煎服。

命门之穴受伤服方：厚朴、豆壳、红花、门冬、菟丝饼、血竭、细辛、沙参、然铜、七厘、灵脂、甘草。用童便为引，米酒煎服。再服方：川芎、三七、独活、白芷、瓜蒌、栀子、桔梗、八张麻、香附、白蜡、红花、甘草。用童便为引，酒煎服。

肚角受伤，此乃大穴，受伤者饮食不纳，食往上报，腹中疼痛，冷汗不止，伤于大肠。如要用药：小茴、附子、乳香、紫草农、肉桂、木香、良姜、白芍、故纸、青皮、杏仁、枳实、红花、甘草。用柿蒂为引，米酒煎服，再服方：肉交、肉桂、官桂、茯苓、柴胡、腹皮、枳壳、厚朴、熟地、丹皮、木香、甘草。加生姜为引，酒煎服。服药之后看他轻重如何，重者再服后方：黄芪、赤芍、黄芩、乳没、山药、乌药、红花、甘草。用童便、藕节为引，米酒煎服。

肚脐穴受伤，此乃六公之大穴，伤者看他轻重如何，有暴汗淋雨，四肢麻痹，肚中疼痛，伤于五脏，如重者，上呕下泻，两气不接，不可擅医，如要服药：乌药、人参、生地、红花、车前、甘草、桔梗、乳没、故纸、白蜡、龙骨。用生姜为引，水煎服，如稍轻者，再服后方：恒角、元胡、当归、地丁、小茴、云皮、红花、腹皮、苍术、甘草。用藕节为引，酒煎服，服后看他伤如何，或黄或肿，再服后方，如不食，切宜仔细：灵砂、白蜡、小茴、血竭、紫金、厚朴、乳没、龙骨、三七、寸香、丁香、沉香、然铜、人中白、木香、红花、茯苓、甘草。共研细末，米酒冲服。再敷方：寸香、白蜡、银朱、苍术。共为细末，用生子鸡同敷肚脐上。

　　跌打凤尾腰眼大穴，受伤血气，腰眼疼痛，人黄浮肿，看凤尾打伤，如打断者，后积血者，大便不通，身体不和，服方：寄生、双花、半夏、故纸、加皮、红花、木香、肉桂、虎骨、升麻、木通、土鳖、山甲、乳没、甘草。用藕节为引，米酒煎服。外敷方：秦艽、续断、碎补、附子、红曲、土鳖。用糯米饭同捣烂，敷患处，再内服方：土鳖、红花、麻骨、木香、肉桂、加皮、地黄、乳香、没药、甘草。用童便为引，米酒煎服。

　　跌打胁下受伤，乃双燕入洞之穴受伤，看他左右伤者四肢乏力，定然吐血而亡，果然两家气冤结，其用药亦免强耳，如果服药，召除即命，仍召生机，此造化不小耳，服方：木通、桂枝、赤芍、甘草、茯苓、半夏、紫藕、桑白皮、青皮、大腹皮、陈皮、羌活。用生姜、童便为引，米酒煎服。如服药后，其伤略除，再服后方：官桂、菊花、丹皮、木香、陈皮、神曲、红花、杏仁、云皮、桂枝、乳没、甘草、茯苓。童便为引，米酒煎服。如食药饮食不纳，不必服药，亦令益耳。如要食药，再方：茯苓、银花、香附、三七、红花、苍术、甘草。用藕节为引，米酒煎服。或伤于右胁用方：当归、白芷、栀子、赤芍、川芎、桃仁、陈皮、红曲、秦艽、木香、血竭、灵砂、甘草。童便为引，酒煎服。

　　跌打挂膀山受伤，为大穴受伤者，身体不和，遍身麻痹，寒热不均，伤于腹内，各成血块，四肢无力，服方：大黄、红花、苏木、木香、宅南、陈皮、桃仁、当归、苡仁、熟地、桑寄、秦艽、木通、甘草。加生姜为引，童便米酒煎服，服药下，其伤若退，再服后方：地黄、砂仁、乳没、木香、甘草。豆会为丸，米酒吞下。

　　跌打腰中受伤，为大穴，或棍、或拳，此处不可轻视，乃紧要之穴。如腰中可治，况腰背筋相连，软弱之处，腰中乏力，不作主得起，治方：肉桂、龙骨、真鹿筋、枣仁、杜仲、加皮、红花、虎骨、土鳖、香附、八脚麻、木香、甘草。外敷方：芥子、肉桂、乳没。臭鸡子调药敷患处。再服方：加皮、茜草、桂皮、碎补、茯苓、吉芦、甘草。用童便为引，酒煎服。

　　跌打每结，此乃为铜壶滴漏之大穴，大便长流不收，腹内疼痛不禁，服方：升麻、附子、小茴、白芍、陈皮、当归、乳没、元胡、茯苓、茯神、黄芪、血竭、甘草。用红枣为引，汤煎服。服药后再看轻重如何，血与大便不必，再看如大便大功已收，小便已回，再用服药：破故纸、朱砂、车前、桂枝、丹皮、自然铜、小茴、泽泻、滑石、沉香、乌药、木香、白蜡。用红枣、灯心为引，酒煎服。

　　跌打下桥穴受伤，此乃大穴，受伤轻者看他两手轻重如何，如重榜乃服药：故纸、桔梗、七叶一支花、丹皮、红花、独活、木通、肉桂、茯苓、木瓜、三七、大茴、制乳没、甘草。加灶心土为引，酒煎服。再服后方：滑石、龙骨、乌药、枣皮、朱砂、茯苓、人中白、故纸、莲须、秦艽、续断、紫金朴、甘草。加枣为引，煎服。

跌打两膀受伤，此乃铜骨之小穴，看他两膀断与未断。如果断，肿于骨节，疼痛难当，歇下为刀割，或上下中与腕膊中，看他跌与骨节下者，其手脉如打断者，用敷药：土鳖、红花、栀子、加皮、肥草、龙骨。以上六味研末，用活鸡一只，槌烂，同叶敷上，用杉木皮甲定，再内服方：接骨皮、土鳖、猴骨、鹿筋、白芷、龙骨、肉桂、乳没、甘草。加藕节为引，酒煎服。

七服方：茜草、木通、丹皮、木香、金毛狗、陈皮、龙骨。童便为引，加米酒服之。

七厘散：然铜、生蒲英、没药、血竭、土鳖、三七、蚯蚓、红花、归尾、乳香、半两钱、麻黄、巴霜、山羊血、青木香、续断、骨碎补。以上各等分，忌荸荠。

又方：朱砂四钱，乳没各一钱，红花四钱，儿茶四钱，冰片一分七厘，麝香一分或五厘，血竭一两。用酒冲服。

过街笑：治闪跌出力凝气，腰不能伸，用筷子蘸药少许，点眼角（男左女右），令其人动舞伸摇吸气，立刻即愈：麝香一分，雄黄三分，牙硝六分。逢端午时，合碾轧极细，磁瓶收贮。

治疯犬毒蛇咬伤方：冰片三分，当门子三分，明雄一两，牙屑。共四味，研极细末，用磁瓶收贮。如遇前伤时，药点眼角，男左女右，一量许，其毒仍归原处出，不必戒口。

牙疼方：生石膏三钱，荜茇二钱，生大黄三钱，桔梗二钱，炙香附三钱，薄荷二钱，升片一钱。共研细末，擦疼处。

九种心气疼方：红花二两，巴霜六钱，母丁香六钱，枳壳二两，郁金一两，五灵脂（炒）二两，元胡三两，沉香六钱。以炒研得末，糊为丸，每服五厘。

此名师朱君尚先生拳棍师方治

凡人周身百零八穴，大穴三十六个，小穴七十二个，大穴伤者十死其九，小穴者大病不免，可疗。凡穴道周流，相隔五寸三分一穴，自顶至足不均，横直皆然。

紧要大穴总论歌

两胁生毛处，前心并后心。肺愈拳休着，肺底一般寻。
血海拳休重，重则命归阴。四弯粉草骨，命门与肾乡。
切忌津命穴，丹田两食仓。咽门分水穴，气眼及腰俞。
天井夹脊穴，玉枕玉兰俱。太阳休点戳，钟鼓莫齐鸣。
讲明知此义，方得保安宁。

各穴所在

头顶泥丸穴，天庭是囟门。两鬓眉心处，太阳太阴当。耳下半分空，是为两听穴。耳后高一寸，则名耳门穴。脑后发际上，一寸是风穴。耳后人发际，一寸为浮穴。眉心下两眼，对直鼻梁穴。舌底结喉上，乃名咽门穴。结喉含津处，名曰为突穴。结喉下横骨，空处名塞穴。结喉下横骨，直下人字中。骨空一寸三，名曰横骨穴。前心（人字上）为华盖。右乳上寸三，上气眼穴当。左乳下一分，正气眼穴当。左乳下寸四，名曰下气眼。右乳上寸三，名上血海穴。右乳下一分，名曰正血海。右乳下寸四，即是下血海。两乳下一寸，两旁偏三分，心肝脾肺中，即是三贤名。左胁下毛处，又名曰气穴。右胁下毛处，亦名血穴当。胁梢尽处位，章门穴来当。章门下一分，气囊穴来当。若是心窝里，心口穴为名。心下一寸二，左一翻吐穴。心下一寸三，名为霍肺穴。脐下一寸三，则名分水穴。脐下二寸三，名为丹田穴。丹田空之左，名为气海穴。丹田穴之右，名为精海穴。丹田下寸三，名曰关元穴。关元穴之下，名为阴囊穴。阴囊穴之下，粪门穴之前，中间沟道处，名曰海底穴。脑后横骨处，曰是玉枕穴。玉枕两旁下，名曰玉兰穴。颈背后高骨，名曰天井穴。两肩窝井肩穴，背心上第七。中间肺俞穴，肺俞穴下节，名曰肺底穴，肺底穴旁夹。膀下百劳穴，背心下一寸一分，名后气眼穴。脊骨中间处，命门穴居中，两旁两肾穴。粪门上一寸，两骨正中间，穴名曰龟尾。两边小腿中，霍口是穴名。两边膝眼处，便名虎眼穴。两膝中间弯，又名委中穴。手弯与膝弯，为灯草骨穴。两足前骨中，曰名是廉穴。两足脚背上，名为大墩穴。两脚板中心，是名涌泉穴。

凡跌打伤处难治秘诀歌

上自天庭下太阳，血海气口号明堂。前后二心丹外肾，丹田肾俞再难当。
若是损伤十二处，百人百死到泉乡。胁梢插手难医治，翻肠吐粪是阎君。
气出不收休下药，目如鱼睛甚惊慌。耳后受伤俱不治，妇人两乳及脑膛。
正腰伤重笑即死，伤胎鱼口立时亡。夹脊断时休着手，囟门髓出见无常。
阴阳混杂难医治，除是仙丹可回阳。

看法

第一看两眼神光有者生，无者死耳。若内伤有红筋瘀血，则眼白珠必有红筋，筋多则瘀血多，筋少则瘀血少。

第二看中指甲，揪掐放之即还本色者生；若半日复原者，则伤重；若掐之色紫黑者死。脚指甲看法皆同。

第三看脚板底，色红活者生；若黄色者死矣。

第四看面黑气微凶，阳卵缩入腹内者死。

凡看，问受伤者冲拳向上者为顺气；平拳为塞气；插拳为逆气，最凶。

验伤轻重生死诀

泥丸宫受伤重者三日死；轻者耳聋目弦，六十四日死。囟门穴受伤髓出者，立死。两太阳穴受伤，为琼浆倒流重者，立死；轻者三日死。耳下听穴受伤，二十四日死。耳门穴受伤为钟鼓齐鸣，重则当日死；轻则九日亡。脑后玉枕穴并风穴、浮穴破伤，髓出者立死；轻则九日死；若髓未出者可治。脑后玉枕关。鼻梁穴受伤，断者不治。斗口穴伤之吸气痛者可治。咽门穴阳平叉亢为咽门关闭，即死。喉中突穴、寒穴、横骨穴伤之九日死；重者三日死；再重立时亡。华盖穴受伤重三日死；轻则九日亡。左乳三气眼穴伤之为气晕中关，凶，即死；若气喘太急，夜多盗汗，身瘦少食，肿痛不宁，主一月亡。右乳三血海穴伤之，血多妄行，口常吐出，胸背夜滞作痛，重则五日立死；轻则一月亡。妇人受伤两乳俱不治；男可治。两胁受伤，血海湖升，重即死；若气喘，大痛如刀刺，面白气虚，主三日死；轻则百日亡。两井肩穴伤左则气促，面黄浮肿；伤右则气虚面白血少。一计害三贤穴受伤，七日死。胸前心口穴受伤，乃气血往来之所，受伤轻重，若青肿一时即死；若瘀血停精，必发咳嗽，胸前高起，迷闷面黑，发热者四五日死；若面青气短，吐血，呼吸大痛，身体难动，主七日九亡，重伤必死。胃脘翻吐穴伤之，为血迷心窍即死；若食饱伤之，为血令相裹，三年翻胃死。伤肝者面必红紫，眼亦红热，主七日死，春伤尤速，必凶。伤于食肚者，心下捉阵痛疼，发烧，腹浮高起如鼓皮紧状，饮食不进，气促眼闭，口臭面青黑，主七日死。伤于小肚者，久必生黄病。盘肠穴在食肚下，轻者十日死；重者一日亡。伤于肺者，鼻白气喘，声哂发热，主十四日死；秋伤无治。伤于肾者，两耳即聋，额角黑色，面浮光白，常如哭状，肿若弓形，主半月死；冬伤必亡。伤于大肠者，粪后红血急滞涩，面紫气滞，主半月死。伤于小肠者，即时气嘶心迷，面黑手冷，须臾即死；若小便闭塞作痛，发烧口渴，面肿气急，口有酸水，主三日死；若不分阴阳者，亦难治。伤膀胱者，小便痛涩，不时血水滴下，肿胀发烧，主五日亡。章门穴、气囊穴伤之，吸气即痛，不死；重者章门穴主百五十日，气囊穴主四十二日死。霍肺穴受伤，轻可救；重则三日毙矣。分水穴受伤者，大便不通，十三日死。丹田穴、精海穴受伤者，十九日死。小腹受伤而未伤于肚者可治；若肚受伤，则不可治矣。孕妇小腹受伤，胎儿不犯者可治；犯胎者必危。命门穴伤者死。一日半肾子受伤入于小腹者不治；如眼未直视，头粪出无宫眼，若直视者必毙矣。阴囊（户）穴伤者，血水从小便出，肿胀，极痛，迷闷，主一日死；轻者则三四日亡。海底穴伤者，小便不行，三日死；轻则七日亡。肺俞穴伤者则咳嗽吐血；重者则不治。肺底穴同。肺俞穴、百劳穴伤之，吐痰里血，主十个月或一周年死。腰俞穴伤之，不能举负重物，可治。两肾穴伤之，发笑而死。后气血两穴伤者，一年亡。伤背者，五脏皆附于内，重则当日；轻则百日亡矣。胸背两处俱伤者，面白，肉瘦，食少，发热，咳嗽成怯半月亡；轻则周年十个月耳。脊骨通泥丸宫下至海底穴，故脊骨断者难治；或轻可治。霍口穴伤一年亡。涌泉穴十四个月死。胃脘穴、肺气穴一同伤之，周年死矣。血海腰俞两穴伤，三年必定见阎王。四灯草骨伤之不死。凡受伤，气出不收，眼开不闭者不治。男子上身受伤易治，下部艰难，水气上升也；女子下部易，上部难，以血下降也。男子气从左转右，属阳；女子气从右转左，属阴。凡伤右者，气胀面肿；伤左者，气急面黄。

解救穴道法（此系霸王开锁穴要诀耳）

咽喉穴受伤闷去，即在背后百劳穴用拳轻击之则醒，可将艾同麝香灸胸前骨下一寸五分处，即醒。上气眼穴伤闷去者，用拳轻击后上气眼，若后即前。正气眼伤闷去者，用拳击后上气眼，若后即前。下气眼即击后下气眼，伤后即击前。伤左气眼击右，伤右击左，若仍然不省，艾射同灸井肩穴，以上气。眼皆在左乳上下两旁穴处，后面与前对处是也。伤下血海者，从下数上第八腰肋骨空穴，用拳轻击之。伤中血海者，从下数上第十根肋骨空处，用拳轻击之。上血海者，即往胁窝中间穴救之。左血海受伤者即右，右血海受伤即左。以上血海俱在右乳上下，左右伤者俱皆吐血。上穴轻者一月；重者五日死；中轻半年；再重三个月。下穴轻一年；重三月。霍肺穴受伤，从后面肺底穴救之。若肺底穴即拍霍肺穴救之。心口穴受伤，即拍肺俞穴。肺俞穴即从心口穴救之。掇肚穴受伤（在脐下一寸三分）用拳轻击之，后肾经二穴救之。后肾经二穴即拍掇肚穴救。小肚伤，撒尿不出者，艾灸伤处。海底受伤，艾灸其穴即醒矣。

各穴受伤用药救治方

华盖穴受伤，宜用七厘散二分五厘，以行心胃二经之瘀血，行三次，用冷粥解止，再服夺命丹一剂，或用十三味煎药加枳实一钱五分、良姜八分亦可，若服药不能断根，复发者，主十个月死。

肺底穴受伤，宜服紫金丹三剂全愈。如复发，主一年亡。

上气眼穴受伤，宜用七厘散一服，加沉香一钱，肉桂四分。复发，主百六十日死。

正气眼穴受伤，宜用七厘散一服或十味煎药，加乳香一钱二分，再用夺命丹二服。复发，主四十八日亡。

下气眼穴受伤，用七厘散一服，再加木香、广皮各二钱，再用夺命丹三服，如发，主半年亡。

上血海穴受伤，宜用前十三味加郁金、刘寄奴各一钱，山羊血三分，服用后七厘散一钱二分，复发，九十日亡。

正血海穴伤，用十三味一服，加郁金、刘寄奴各二钱，再用七厘散一服。复发，主六十日吐血而死。

下血海受伤，宜十三味加五灵脂一钱二分，蒲黄（炒黑）一钱，再服七厘散一服，再服夺命丹三服。复发，一百六十日死。

一计害三贤穴伤，宜十三味加菖蒲一钱，枳壳半钱，再服七厘散、夺命丹各一服。如复发者，主五六十日死。

心口穴伤，立刻不省人事者，宜用前面十三味药加肉桂一钱，丁香六分。如复发，四个月死。

霍肺穴伤者，救省用贝母一钱，桔梗八分，煎服。如复发，百二十日死。

翻吐穴伤者，宜服前十三味加白蔻、木香二钱，七厘散三服，紫金丹四服。如复发，百七十日死。

气海穴受伤，宜前药加桃仁、元胡索各一钱，七厘散一服，夺命丹三服。复发，九十六日死。

精海穴受伤，宜前药加木通一钱，三棱一钱，七厘散一服。复发，一月必亡。

分水穴受伤，宜前药加蓬术一钱，三棱一钱，七厘散一服，紫金丹、夺命丹各一服。复发，百六十日死。

关元穴受伤，宜前药加车前子、青皮各四钱，七厘散一服，夺命丹三服。复发，半月内死。

右胁伤，宜前药加柴胡、当归各一钱，夺命丹三服。

左胁伤，宜前药加羌活、五加皮各一钱，七厘散一服，夺命丹三服。

章门穴受伤，宜前药加五继脂、砂仁各一钱，紫金丹三服。

颈骨穴伤损，务必摩平其骨，轻者无妨，重者三日死。

肩骱出，先时一手按住其肩下，按住其手，缓缓转动，使其筋活，再令伤人坐于低处，抱住其身，医人两手七掐肩，抵住其骨时，膝夹住其手，齐力而上。

凡背骱、手骱、手批骱、膝骱、脚批骱，俱如前法，捏手斗上法。

凡折断左右胁骨，此处难以扎缚，用手摩平，外贴膏药，内服药以治之。

十三味煎方： 赤芍、元胡、三棱、桃仁、骨碎补各一钱二分，当归一钱二分，红花、香附（酒炒）、莪术、青皮、乌药、木香、苏木各一钱，加葱白一根，砂仁四分，酒（酒、水各半）煎。如伤重，小便不通，加生大黄三钱。朱君尚先生曰：此方唯受伤积血，初服可用，不可多服，恐伤气血耳。

紫金丹： 治骨折损伤。土鳖（火酒醉倒）、自然铜（醋煅十四次）、骨碎补（去毛）、血竭（另研）、归尾（酒浸）、白硼砂、丹皮、制乳没、制半夏。各等分，共研末，磁瓶收贮。若瘀血攻心时危，加巴霜、生军末同服，重则二分半，轻则一分，酒送下。此方去大黄，名八仙丹。此方去丹皮，加大黄、红花，名曰接骨紫金丹。凡骨折服此方，其骨自接。凡跌打积血、吐血、妇女经事不调等症，俱用热酒服，每服七厘。朱君尚先生曰：此方用丹参，更名去瘀生新之功，再加三七、肉桂更妙。

七厘散：巴霜三分，乳香（去油）、没药（去油）、自然铜（醋炙），土鳖（去须）十五个，骨碎补、苏木、红花、五加皮、姜黄各八分，半夏四分，麝香五厘。共研极细末，磁瓶收贮，每服七厘，酒送下。朱君尚曰：此方内加肉桂、三七、白及各八分更妙。

夺命丹：当归（生晒）、土鳖（酒炙）、香附（生晒）一两，元胡、大黄、川芎各五钱，红花、郁金、半夏、广木香、六轴子各三钱。共为末，每服酒一钱，酒送下。

神仙接骨丹：自然铜（醋炙七次）、古冢铜钱（醋煅）等分为末。重伤，酒调服二分，骨折自合。

接骨如神丹：半夏（一粒对土鳖一个，二味共研烂，炒黄各研）一两，自然铜二钱，古冢铜钱，（醋煅）三钱，制乳香、没药五钱，骨碎补（去毛）七钱。共末，每服三分，加导滞散二钱，酒服。

整骨服麻药：乌头三钱，当归六钱，白芷六钱。共末，每服五分，酒服下。

外敷麻药，名曰代痛散：蟾酥三分，麝香二分，制乳香、制没药六分，降香末一钱。共研敷之。

又方迷人散：川乌、草乌、白附子、生半夏、南星、荜茇各一钱。共末敷之，开刀不知痛。

桃花散：乳香、没药、血竭。共末。

黄花散、红花散、黑花散、白花散、姜黄末、紫荆皮末、黄荆子（香油炒）末、人中白（醋煅七次为末）

凡属跌打不甚，伤而骨未折断者，用黄花散八分，红花散六分，黑花散八分，桃花散五分，白花散二分。共和匀，取姜五钱，葱白五根，取汁，入老酒内，再用麻油二匙调服，初用姜、葱、麻油，以酒，只用酒服，外贴膏药。凡重伤骨断，先用白花散二分，加巴霜、生军末各一分五厘，三共五分，酒调服，待瘀血尽，然后用白花散加生军一分，配黄花散八分，红花散六分，黑花散八分，桃花散五分，和匀酒调服。

护心丹：服此丹免血攻心。金当归六钱，儿茶三钱，雄黄三钱，朱砂二钱，制乳没各二钱，麻皮灰一钱，加皮一钱，木耳灰三钱。共为细末，每服三分，重则五分，糟酒送下。

劳伤煎药方：全当归二钱，赤芍一钱，加皮一钱，骨碎补二钱二分，骨脂秦艽一钱，红花五分，丹参二钱，川断一钱，枳壳二钱，元胡八分，杜仲一钱五，葱白三根，好生酒煎服。

小便下血肚痛方：茯苓一钱，远志八分，枣仁八分，丹皮一钱，黄柏一钱，泽泻一钱，熟地一钱，山药一钱，麦冬一钱，引加芡实米一钱五分。

再服方：泽泻、知母、黄柏、黄芩、丹皮、远志、茯苓、枣仁、熟地、山药、麦冬、莲须各一钱，青黛八分，引加芡实米一钱五分，水煎服。

附录诸骨损伤医治法，婺北朱君尚先生试验方

凡天井骨受伤，务先将其骨摩平，然后内服紫金丹，外以骨碎补末和粥而敷之，一日一夹即愈。如伤轻，外贴药亦可。左右胁骨伤损，此处难以缚扎，用手摩平，或用骨碎补末和粥，乘热敷之，或外贴膏药亦可，内服紫金丹以治之。

小膀两骨，一根断者，治之易；两根断者，治之难。藕劈者易，平断者难，务必摩平门紧，外用杉木皮二片夹住，缚扎如式，内服紫金丹，加桂枝末服之。

脊骨断者，宜先用银包子树根皮洗净烘干，研末，每服一钱，轻则七八分，用生酒并糯冲服，以醉为度，盖补取汗，再热手摩平其骨，然后取壁上蟢子连窝七个，捣如泥，分作上丸，以浓茶煎服，切勿见风，其骨自接，重则再加一服。气不愈者，屡试屡验，或则服紫金丹亦可。

脚骨损伤打碎，宜先用千层塔草（此草多生于阴处，或深山僻坞之中，或密林之内，一根只长一支，若老者则长数枝，其叶从根层之密砌至秒，并气空处，嫩则色深青，老则策白须，煎过置土，仍然复活，故又名死了逃生。生酒煎服，或劳伤亦可服。如服一二日后，再用白术、槿花树根及皮插烂，生酒煎服时，渣敷患处，连进二三服，俱令尽醉，盖被取汗，勿令见风即愈，无论跌棍伤俱治。有一人因修祠宇，误被百人负之大梁滚入右足，其骨尽碎，即死晕而去，予因即用千层塔草，并槿花根皮、白术，三服而愈，平复如初。其脊骨之方，亦其人年六十余，高处跌下，脊骨跌断，即亦前方治之，果验。故集此二方于末，以惠于世，倘一时卒难寻觅，即用紫金丹，再服之亦可。

凡跌伤下部两足者，良如上部，除牛膝。如头上受伤，加川芎；腰加杜仲，名龙虎散。

桂枝二两，五加皮一两，制乳没各一两，鲜红花一两，青木香一两，川牛膝。共晒干，研极细末，用生酒酿冲服，每服五分。凡用药，看症轻重，量受伤之人年纪大小、身体强弱，斟酌而用也可。

《龙源洪氏家传跌打秘方》

清·洪龙源

龙源洪氏家传跌打秘方

红末药： 紫荆皮一斤，焙赤色研末，醋浸三次。

黑末药： 黄荆子一斤，焙干，香油炒黑为末。

黄末药： 羌活八钱，当归一两，白芷一两，防风八钱，陈皮八钱，白茯一两，秦艽一两，防己八钱，牛膝一两，花粉八钱，姜黄一两，加皮一两，白芍一两，木瓜一两，桂枝六钱，桂皮七钱二分。上十六味共一斤，火焙为末用。

千金托里散： 当归一钱，白芍八分，桃仁八分，枳壳八分，生地一钱五分，麦冬一钱五分。从高坠下，瘀血攻心者，加大黄一钱，朴硝八分，用水二钟煎，加前三色末药一匙，先服。

上部煎药： 当归一钱，白芷八分，羌活五分，防风八分，生地一钱五分，川芎八分，半夏八分，升麻三分。水煎，加姜三片。加前三色末药各一匙，日进二服。

中部煎药： 羌活八分，当归一钱，防风八分，生地一钱五分，加皮一钱，官桂一钱，细辛八分，白茯一钱五分，黄芩八分，枳壳八分，丹皮一钱，甘草三分。腰上加杜仲、黄连少许，水煎，冲前三色末药各一匙。

下部煎药： 生地八分，牛膝八分，防风八分，独活五分，黄柏八分，草薢一钱，连翘八分，赤芍一钱，陈皮五分，加皮八分，木瓜一钱五分，米仁八分，白拔笈一钱，海桐皮二钱。上水煎，酒冲下前末药各一匙，日进二服。

住痛散： 川芎八分，归身一钱，白芷八分，羌活八分，山甲一钱，大茴五分，独活八分，小茴五分，甘草八分，官桂八分，木瓜一钱，自然铜一钱，虎胫骨（酒制）二钱，川乌（去皮）一钱，淮乌一钱，生姜三片。上研为细末，每用五分，生姜水煎，冲童便服。

——气喘，加沉香八分，木香（磨）八分。

——被惊伤胆、狂言乱语、恍惚失音，加人参三分，辰砂八分，金箔十张，远志八分。

——虚汗，加黄芪一钱，牡蛎一钱，白术一钱，浮小麦（炒）二钱，麻黄根一钱，白芍八分。

　　——寒重，加厚朴八分，陈皮三分。

　　——热重，加前胡八分，柴胡一钱，黄芩八分。

　　——大便不通，加大黄八分，朴硝五分。

　　——小便不通，加木通八分，车前一钱，滑石八分，瞿麦一钱，茵陈八分。

　　——发汗，加麻黄八分，生葱一钱。

　　——分理阴阳，加猪苓一钱，泽泻八分。

　　——久伤成痨，加天冬二钱。

　　——极热不退，加连翘八分，山栀八分，薄荷八分。

　　——言语恍惚伤心，急加辰砂八分，远志八分，木香五分，人参三分，琥珀三分，茯苓一钱，硼砂八分。

　　——失笑，加当归一钱，破故纸八分，蒲黄（炒）八分，杜仲一钱，川楝一钱，桂枝一钱。

　　——呕吐、饮食不进，加丁香三分，南星八分，砂仁八分，半夏八分，旋覆花八分，大附子八分。

　　——跌伤，口中粪出者，诸药不纳，加丁香五分，草果八分，砂仁五分，半夏八分，南星八分。

　　——腹内气血成块，加三棱八分，莪术八分，乌药八分，香附一钱。

　　——胸膈臌胀，加枳壳八分，白蔻八分，砂仁五分，香附八分，大腹皮八分，半夏八分。

　　——口中血腥，加阿胶（炒成珠）一钱，不止，丁香嚼嚼。

　　——咳嗽带血，加蒲黄八分，阿胶一钱，茅花八分，朱蒂花八分。不效，服人参清肺汤。

　　——伤肺口血出泡，此伤肺也，加服人参清肺汤，加蒲黄八分，阿胶一钱，茅花八分。

　　——肚中血毒，加红花八分，苏木八分。

　　——伤头皮破、出血过多，加生地一钱，熟地一钱。

　　——腹中冷痛，加良姜五分，干姜三分，玄胡索八分。

　　——刀伤血出过多，遍身麻木，不知人事，时或昏死，先以三味服之：人参三分，木瓜八分，没药八分。或不能食，水煎服。倘刀伤枪刺，血行不止，切不可用酒煎药，切宜慎之。

　　人参清肺汤：专治跌打伤胸胁，以致血泡从口出，服此神效。人参三分，地骨皮八分，知母八分，乌梅八分，桃仁（去皮尖）一钱，罂粟壳（蜜汁炙）八分，阿胶（炒）一钱，甘草（炒）三分，桑白皮（蜜炒）八分。上水二钟、生姜三片、大枣二枚，煎至八分，食前温服。

昏昏散：或损伤断出笋，用此药麻倒，去尖、整骨、归笋。草乌一钱五分，川芎一钱，骨补（去毛）八分，香附米八分。上为细末，每服一钱五分或二钱，姜酒服下。凡有跌打损伤，务要审量可治。倘有从高处坠下，瘀血攻心，必用桃仁、红花、大黄等药，吐泻其血方可。

止血方：马兰头、野苎根、车前草。捣烂敷患处，止血极妙。

生肌散：乌鸡骨（炼）二钱，血竭（另研）二钱，儿茶二钱，赤石脂（煅）二钱，真龙骨（煅）二钱，猫头骨（火煅）二钱。上六味捣细末，生肌。又方：肉桂一钱，红花四钱，生七二钱，自然铜五钱，广木香一钱，加皮三钱，当归四钱，土鳖二钱，血竭五钱，麝香一分，陈皮三钱，丁香七分，防风三钱，乌草一钱。头上加细辛，手上加桂枝，腰眼加杜仲，脚上加牛膝、续断，女加黄芩。又方：桂心一钱，陈皮五钱，川芎二钱，广生七一钱五分，防风五钱，麝香一分，木香一钱，续断四钱，丁香一钱，自然铜三钱，当归五钱，土鳖二钱，骨碎补四钱，加皮三钱，川贝三钱，虎骨三钱，紫荆皮一钱，血竭五钱，杏仁五钱，红花三钱，草乌一钱。

跌打要诀

脉法：若见沉细、微弱、虚者则生；如浮数、大弦、紧实、急短则死。若失过变之脉，而过缓滑，忽痰痉则死矣。若腹内瘀血积胀，脉见牢大者生，沉细无力者必死矣。

凡看跌打者，先看相穴后看症，生死之法辨明仔细，则不致有误也。

凡看跌打有十症不治：唇青齿黑、眼睛翻白、心口中打伤发渴、寻衣摸床、拳紧不放、舌缩囊倦、发直如麻、面青舌黑、羊目鱼口、哭声涕泪或时发笑，此十症。或犯者乃伤穴之源也，欲治其病，或一二犯之者有可救也。

凡用药治之，先辨其穴，次探其轻重。有上、中、下三部之位不同，宜辨详细，决知生死。见一二伤者可治，三四伤者则不能医。夫目为肝之窍，若伤肝重则恶冲心，所有目不转睛之症；又发搐搦者，乃肝一助也。丹田有伤，血气冲厥阴、包络，则发咳语；胃口有伤，呕吐难食、口吐白沫；伤脾则发嗳，而大便不通；伤肺则气陷难语，拳紧不放；伤肾则发直、舌卷、囊缩；若是伤心即时便死，心与小肠相表里，则阑门不通；大肠伤则各道不通。以上伤者，若犯一二重者，则死矣，难救矣。若不伤穴，只伤肌肉、手足，医何难哉。又三部之分上部，心之上至头顶为上栏；中部在腰两旁，心胸之下为中栏；下部在腰之下至两足之间。如伤重而昏沉者，看脉有生机，即必有开关，接气接骨为主。上下左右阴阳，看以辨其轻重要紧。阴属血、阳属气，在血者行血散瘀，在气者通气行气，如法治之，何患症之难治者哉。

第一穴：胸前右边为肺，系华盖穴。直打伤者则人事不省，乃气凝血迷心窍者，若过三日则无救矣。然伤于气，所以血迷于心。用十味煎药方加枳实，又用七厘散二分，行血止痛。

第二穴：心胃两经在胸之中，直打伤者或有痰者，行过三次即闭，冷粥汤治之；再用夺命丹一服自愈，后再发者，吐食吐血而死。

第三穴：在胸前三根彪骨节，穴名肺底穴。直插打伤者，恐九日而亡。用十味煎药加百部、桑皮各二钱，煎服。又用七厘散二分，再用土鳖、紫金丹，三服自愈。后再发衄血而痛，周年而死。

第四穴：左边乳上一寸三分，名气焚穴。金枪打中伤者，三十日发寒冷而死。医用十味煎药加沉香一钱，肉桂四钱，煎药又用七厘散，又夺命丹三服而愈。后再发者，十年而死。

第五穴：在左边乳下一分，名正气穴。冲拳打中者十二日死。医用十味煎药加青皮、乳香各三分，用三服，再用七厘散二分五厘，加在内煎服。痊愈后，再发痛者，四十九日而死。

第六穴：在右边乳上一寸三分，名气海穴。拳插打中者，十六日死。用一味煎药加木香二钱，煎三服，再用七厘散二服，又用夺命丹二服自愈。后再发痛者，九十日而死。

第七穴：在右边乳下一分，名贮血气海穴。被拳打中血凝者，吐血不止者，半日而死。用十味煎药加郁金、寄奴各一钱，用煎服一帖，用七厘散一服，又用夺命丹一服自愈。后再疼痛不止者，六十日而死。

第八穴：在乳下中间一寸四分，名食海穴。直插拳打中者，三十六日下血而死。用十味煎药加灵脂一钱五分，炒蒲黄一钱，煎服，七厘散一钱五分，再用夺丹三服自愈。后再发，翻食，一世而死。

第九穴：在两乳下一寸旁，名三肾穴，三肾者，肝肺也。直拳打中伤者，七日而死。用十味煎药加石菖蒲三钱，枳壳一钱三分，又用七厘散三服，再用夺命丹三服自愈。后发疼痛血胀，六十日而死。

第十穴：心中，名君主穴。直插打中伤者，立刻目昏不省人事、舞拳者，但气未绝，速用十三味煎药方加肉桂一钱，丁香一分二服，七厘散三分三服，再夺命丹三服，又紫金丹三服，自愈。后又发疼痛难忍者，一百二十日而死。

第十一穴：在心中下一寸二分，名霍肺穴。直拳打中者、昏闷不言者，即下半身闭拳掷，气行即醒。用十三味煎药加桔梗八分，贝母一钱，用七厘散三分，再用夺命丹三服痊愈，后再发疼痛气闭者，一百二十四日而死。

第十二穴：在脐下一分，名气海穴。脐盘鼎中者，二十八日死。用十四味煎药加桃仁、元胡各一钱，又用七厘散二分，再夺命丹三服。痊愈后发胀痛者，二十六日死。

第十三穴：在脐下一寸二分，名丹田精海穴。直打中伤者，十二日死。用十四味煎药加三棱、木通各一钱，二帖自愈。愈后发小便闭胀疼痛者，一百四十六日而死。

第十四穴：在脐下一寸四分，名卜水穴。踢打中，大小便不通，十二日死。用十味煎药加三棱一钱五分，莪术一钱，生大黄二钱，用七厘散二分五厘，用夺命丹三服，又用紫金丹四服。痊愈后再胀闭而痛，一百六十日而死。

第十五穴：在脐下一寸三分，名关元穴。直打中伤者，五日死。用十四味煎药加青皮、车前子各一钱，用七厘散二分，又用夺命丹四服。痊愈后发痛胀筋制者，六日而死。

第十六穴：右边胁脐下毛中，名气门穴。木棒点中者，一百五十日死。用十四味煎药加柴胡、当归各一钱，用七厘散二分，又用夺命丹二服自愈。后若发口渴、胁筋胀痛，三十日而死。

第十七穴：在胁下气街一分，名气囊穴。木棒打中者，四十二日死。十四味煎药加归尾、苏木各一钱，再用紫金丹三服。愈后发疼痛，过四十二日死。

第十八穴：在右边胁下软骨，名地门穴。直打中者，六十日死。用十二味煎药加丹皮、红花各一钱，再用夺命丹三服。愈后胀肿痛者，过二月死。

第十九穴：在左边地下一分，名血囊穴。直打中者，四十日死。用十四味煎药加蒲黄、韭菜子各一钱，炊酒；胀，再用夺命丹三服。愈后再复发痛者，过八十日而死。

第二十穴：在脑顶心中，名泥丸穴。直打中破者，过二日而死；或朦胧头眩者，六十日而死。用药酒方加羌活一钱，苍耳子一钱五分，酒服，再用夺命丹三服自愈。

第二十一穴：在两耳下半分空处，名听宫穴。掰上点中者，二十四日死。用十四味煎药加川芎、细辛各一钱，用夺命丹三服自愈。

第二十二穴：在背心第七节骨内旁边下一分，拱对心穴。直打中者、吐痰带血者，三百日而不死。用十四味煎药加骨碎补、杜仲各一钱，夺命丹三服愈。

第二十三穴：在背心第七节骨下一分，名气海穴。直打中者周年而死。用煎药酒方加狗脊、杜仲、骨碎补各一钱，再用紫金丹三服自愈。

第二十四穴：在背两膀骨软肉处，膏肓穴。直打中者，年半而死。用药酒方加鳖甲、狗脊各一钱，再用紫金丹三服自愈。

第二十五穴：在背心上二分第五节骨，名风俞穴。直打中者，三月而死。用药酒方加防风、狗脊各一钱，再紫金丹三服，夺命丹三服自愈。

第二十六穴：在背心上第六节骨，名肺俞穴。直打点中者，气闭不通身麻，一月而死。用药酒方加天麻、狗脊各一钱，用紫金丹三服，夺命丹三服自愈。

第二十七穴：在背后第十五节骨中间，名肾命门穴。直打中者，九日发咳而死。用十四味煎药方加桃仁、续断、红花各一钱，再夺命丹三服自愈。

第二十八穴：在背后第十六节骨两旁，名肾经穴。直打中者，一日半而死。用十四味煎药方加桃仁、胡桃肉各一钱。

第二十九穴：在背后第十七节骨两旁，名膀胱俞穴。溲便闭塞，七日而死。用十四味煎药加木通、牛膝、滑石各一钱，再用夺命丹三服自愈。

第三十穴：在尾梢下一分，名海底穴。直打点中者，七日而死。用十四味煎药方加大黄、芒硝各一钱，再用夺命丹三服自愈。

第三十一穴：在两小腿中，名鹤口丹穴。直打伤筋者，周年而死。用十四味煎药方加牛膝、米仁各一钱，用夺命丹三服自愈。

第三十二穴：在两膝阴眼，名鬼眼穴。直打中者，三年脚酸浮黄而死。用十四味煎药方加松节、藕节、牛膝各一钱，加七厘散三分五厘，同煎服下。

第三十三穴：在两膝阳眼，名足三里穴。直打中伤者，三年筋敛、胁下痛者死。用十四味煎药加牛膝、木瓜、官桂各一钱，再用夺命丹三服。

第三十四穴：在足前凹中，名大冲穴。直打中者，三年骨节酸痛，不能走动，成废疾也。用十四味煎药加牛膝、米仁、黄柏各一钱，用夺命丹三服。

第三十五穴：在足底心，名涌泉穴。直打伤者，十四个月死。用十四味煎药加牛膝、木瓜、槟榔各一钱，再用夺命丹三服。

第三十六穴：在天庭上三分，名昭心门穴。直打破骨髓，血不止者立死；生肌散敷上，血止者有气，看脉有生机者，用十四味煎药方加蔓荆子、桔梗、天麻各一钱，自愈。

以上三十六穴，乃伤人之重穴也。凡用药必须细心观看，辨明轻重，脉法斟酌虚实，庶不致有误也。

十四味煎药方：以前三十六穴定用。五加皮三钱，枳壳一钱，陈皮一钱，杜仲二钱，五灵脂一钱，上肉桂八钱，蒲黄一钱，寄奴一钱，延索二钱，全归三钱，香附子二钱，红花三分，朱砂一钱。陈酒冲服，朱砂送下。食前后，量上中下服。重者三四服，轻者一二服自效。

跌打药酒方：三十六穴听用。赤芍一钱五分，骨碎补二钱，青皮一钱，补骨脂一钱二分，乌药一钱，枳壳一钱，秦艽五钱，元索四钱，广皮五钱，麦冬五钱，远志五钱，丹皮五钱，松节五钱，桂枝五钱，香附二钱。用陈酒十斤煮熟，每早晚服下三钟，立效。凡跌打真重之症，若不能向口灌汤药者，先用此药开关节气为急，或不能开口下药者，即用此药末吹入鼻内，待口自开后，用此药缓缓灌下，用酒一帖。

土鳖紫金丹：血竭八钱，远志二钱，山栀二钱，土狗二钱，云苓二钱，自然铜二钱，元索二钱，胎骨二钱，硼砂八钱，广皮二钱，青皮一钱，肉桂三钱，苏木二钱，乌药五钱，桂枝二钱，赤芍二钱，归尾五钱，莪术二钱，木通二钱，香附四钱，寄奴二钱，贝母二钱，灵仙二钱，朱砂四钱，枳壳二钱，枸杞二钱，木香二钱，杜仲二钱，灵脂五钱，桃仁五钱，牛膝二钱，泽泻二钱，红花二钱，蒲黄四钱，韭子二钱，秦艽二钱，丹皮二钱，骨碎补二钱，土鳖八钱，续断三钱，五加皮五钱，葛干二钱，松节八钱，黄芩二钱，麝香三钱。共制为细末，陈酒送下，用二分。

夺命丹：三棱四钱，前胡二钱，香附五钱，莪术五钱，元索四钱，土狗一钱，寄奴二钱，赤芍二钱，桂枝二钱，乌药二钱，土鳖二钱，归尾五钱，广皮二钱，加皮五钱，血竭一钱，贝母二钱，灵脂三钱，桃仁四钱，木香五钱，韭子二钱，然铜八钱，肉桂二钱，蒲黄二钱，补骨脂二钱，羌活二钱，骨碎补五钱，硼砂八钱，枳壳二钱，杜仲三钱，秦艽三钱，朱砂二钱，葛干三钱，青皮二钱，麝香二钱。三十四味共为细末，陈酒送下，重者三分，轻者二分，神效。

七厘散：硼砂八钱，补骨脂四钱，朱砂八钱，血竭八钱，土鳖八钱，枳壳五钱，木香五钱，大黄五钱，巴霜三钱，青皮二钱，乌药五钱，灵脂五钱，广皮四钱，三棱五钱，莪术五钱，肉桂一钱，琥珀一钱，珍珠一钱，参三七五钱，马脑一钱，麝香一钱。共为细末，每服三分五厘，陈酒送下，其效如神。

刀斧槌棍打破并脑出髓者：川乌二两五钱，白附子（去皮炒）二两五钱，香附五钱，甘草五钱，乳香三钱，没药三钱。共为细末，陈酒服一钱。

或有破伤之处通用方：桃仁一钱，红花八分，苏木一钱，乳香一钱，没药一钱，血竭一钱。共为末，用好酒服下一钱，外用生肌散敷患处。若有痛甚者，用土鳖、骨碎补、自然铜、半夏、月石、归尾等分。

麻药方：治损打伤骨不归窠臼者，用此药麻之，然后下手，整顿骨节归窠，则能止痛。白芷、川芎、木石子、猪牙皂角、乌药、半夏、紫荆皮、杜仲、当归、川乌各一两，草乌、小茴香各一两，木香二两五钱。共为细末。治骨节出臼者，好酒服下一钱，麻到不知痛处，或用刀割肉，或剪出骨锋，再整顿骨节，归源端正，再外用杉壳夹缚得好，然后服药医治；或遇箭镞、木石入骨不出者，亦用此药麻之；或凿凿开取者，或用铁钳出者，若有人昏沉，不知人事者，后用盐汤水服下立醒。

迷人止痛方：干姜、草乌等分研末，用好酒送下三钱，随量饮酒。

上部伤头脑煎药方：白芷一钱，柴胡一钱，细辛五分，赤芍一钱，归尾一钱，红花八分，桔梗八分，防风八分，川芎八分，前胡八分，甘草三分。或发热恶心，加川芎三分，加一二帖，不可过用。

中部伤胸前背后煎药方：赤芍一钱，归尾一钱，红花八分，桔梗一钱，前胡一钱，香附一钱，乌药一钱，枳壳八分，陈皮一钱，甘草三分。或伤两手，加桂枝一钱。伤腰间加杜仲一钱，破故纸一钱，牛膝一钱。水煎，各半煎，食远服。

下部伤腿膝足上煎药方：木瓜一钱，米仁一钱，牛膝一钱，独活一钱五分，枳壳一钱，防风一钱，荆芥根一钱，赤芍一钱，归尾一钱，红花八分，甘草三分。损伤血胀作痛者加桃仁一钱，五灵脂一钱，元胡一钱；或大便不通，加大黄（酒炒）一钱，木通一分；或小便不通，加通草一钱，猪苓一钱，泽泻一钱；再真不通者，必用真琥珀酒磨服；凡损伤后，见两膝发肿者加苍术、猪苓；凡损伤发热、口渴燥干者，加天花粉、知母。

通二便阴阳中瘀血煎药方：泽兰二钱五分，青木香一钱二分。水煎热酒冲服。或大便不通，加大连二钱。

头面至喉打伤未出血者：红花一钱，元索一钱，羌活一钱，细辛一钱，虎脑骨二钱，川芎二钱，归尾二钱，赤芍三钱，生蒲黄二钱，泽兰二钱。水煎，冲酒服。

头面至喉打伤出血者：羌活二钱，升麻一钱，细辛三分，银花二钱，元参一钱，丹皮二钱，枳壳二钱，广皮二钱。水煎，冲酒服。

胸膛自喉下至脐，打伤未出血者：枳壳一钱，射干三钱，山豆根三钱，然铜二钱，桔梗二钱，桃仁二钱，斑蝥（制）一钱，归尾二钱，赤芍二钱，红花二钱。水煎，冲酒服。

胸膛自喉下至脐，打伤出血者：郁金二钱，厚朴二钱，枳壳二钱，三棱二钱，莪术一钱，木香五分，沉香五分，川芎一钱，桃仁二钱，红花一钱三分，生蒲黄二钱，白豆蔻一钱五分。酒煎服下。

下身阴囊打伤未出血者：大茴一钱五分，小茴一钱五分，橘核二钱，沉香五分，木香五分，白蔻仁一钱，苏木一钱，延索一钱，枳壳一钱，川椒五分，防己一钱。酒煎服，食前下。

背后打伤左边血与肝穴者：草乌、川乌、羌活、附子、赤芍、红花、归尾、木瓜、三七、肉桂、木香、沉香、厚朴、柴胡各等分。酒煎，食后服。

背后打伤右边气与肺穴者：木香五分，沉香五分，白豆蔻一钱，广皮一钱，南星一钱，红花八分，归尾二钱，赤芍二钱，草乌一钱，桃仁二钱，厚朴一钱五分，鳖甲一钱。酒煎，食后服。

腰间命门肾经打伤者：续断、杜仲、木瓜、三七、腰骨、赤芍、归尾、红花、蒲黄、泽兰各等分。酒煎，食后服。

脚膝至后跟与大冲穴打伤者：五加皮二钱，牛膝一钱，米仁三钱，虎脑骨三钱，草乌一钱，然铜一钱，归尾二钱，木瓜二钱，蒲黄二钱，三七五钱。酒煎，食前服。

跌打上中下各部，末药方：当归二钱，生川乌（去皮脐）二两五钱，丹皮二两五钱，川芎（炒）二两，桂枝二两五钱，肉桂三钱，泽兰叶六两。上部加白芷、藁本、柴胡各八钱；中部加桔梗、陈皮、香附各二两；下部加牛膝、独活、杜仲各二两。

治破脑伤风、手足乱动、言语乱作者：胆星一钱，僵蚕一钱，天麻一钱，白芷一钱，肉桂三分，熟附片五分，荆芥八分，赤芍一钱，当归一钱，红花八分，防风八分，血竭六分，百草霜八分。水二钟，煎八分服。

破脑伤风：因跌破打伤头脑，而风邪乘入以发热，手足搐搦，人事昏愦者，以天麻散主之。天麻、生南星、防风各一钱，荆芥三两。共为细末，每用五钱，连须、葱白煎汤送下。

接骨当方：自然铜，用酒醋制九次，为细末，再用水飞过，用酒送下二钱。

治跌打损伤或筵高坠下伤者，以致瘀血流入脏腑，昏沉不醒，大小便闭及水滞，后瘀血内攻，肚腹臌胀，结胸不食，恶心干呕，大便燥结者，服后大成汤：当归一钱，苏木一钱，红花一钱，木通一钱，厚朴一钱，陈皮一钱，甘草一钱，枳壳一钱，大黄三钱，朴硝三钱。用水二钟，煎八分，不拘时服。

伤久后成痛风方：海风藤二钱，桂枝二钱，草乌二钱，千年健二钱，当归一钱五加皮二钱，甘草二钱，牛膝一钱，地桶蜂二钱，大茴二钱，红花二钱，加毛竹节一片，用酒煎服。跌打伤，真沉重之症者，必先服童便数次，散瘀血为主，然后服药。如通身瘀血作胀作痛者，必用广三七，或用上人参，用熟酒磨冲煎，七厘散末药和服，外加乳香、没药更妙。然三七之功与血竭尤高。凡年高老人，跌伤身体虚弱，不省人事者，只可服童便，不可服人参。

头上受伤，囟门太阳打破出血，用此方散血疏风：虎脑骨三钱，细辛五分，天麻一钱，红花一钱，羌活一钱，防己一钱，当归一钱五分，兰叶二钱，碎补二钱，乳香一钱，没药一钱，然铜一钱，龙骨一钱，升麻三分。用酒煎三五帖。又方：血出过多者用此方。银花一钱五分，夏枯二钱，生地三钱，麦冬一钱五分，僵蚕一钱五分，角刺一钱，侧柏叶三钱，棕榈子一钱五分，升麻三分，川山甲一钱，瓜蒌仁一钱。服三剂。

破脑（经）风（头）脑收复用：羌活一钱二分，独活一钱五分，麻黄一钱五分，细辛八分，广皮一钱，半夏一钱，枳壳一钱，南星一钱五分，赤芍二钱，防己一钱，川芎一钱，僵蚕一钱五分，橘红二钱，前胡一钱，芥子一钱，天麻一钱，肉桂五分。水煎服三帖。

咽喉受伤：射干一钱五分，豆根一钱五分，海藻一钱，然铜一钱五分，木香一钱五分，防己一钱五分，红花二钱，兰叶二钱，昆布二钱，蝉退一钱，桔梗一钱。用酒煎，食后服。

左胁上下受伤用此方：青皮一钱五分，功劳二钱，乌药二钱，三七五分，厚朴一钱五分，牛膝一钱五分，草乌一钱，虎脑骨二钱，兰叶二钱，归尾三钱，红花二钱，赤芍二钱，姜黄一钱，木香一钱。酒煎服五帖。

右胁上下受伤：郁金一钱五分，厚朴二钱，枳实一钱五分，白蔻一钱，沉香一钱，草乌一分，血竭一钱五分，肉桂五分，赤芍三钱，归尾三钱，三七五分，虎脊骨三钱。酒煎服五剂。

手上受伤：肉桂五分，桂枝一钱，碎补二钱，虎胫骨二钱，归尾三钱，泽兰三钱，草乌一分，生蒲黄三钱，红花二钱，三七五分，乳香一钱，然铜二钱，没药一钱，酒煎六七剂。

腰里受伤：即命门肾。川断二钱，杜仲二钱，故纸一钱，羌活一钱，肉桂五分，三七五分，虎腰骨二钱，姜黄一钱五分，归尾三钱，红花三钱，兰叶三钱，酒煎五六剂。

背脊心受伤：郁金一钱五分，厚朴二钱，枳实一钱五分，白蔻一钱，沉香一钱，草乌一分，血竭一钱五分，肉桂五分，赤芍三钱，归尾三钱，三七五分，虎脊骨三钱，酒煎五服。

膀胱受伤：大茴一钱，小茴五分，川椒五分，木香五分，沉香五分，白蔻五分，禾子五分，防己一钱五分，川楝子一钱，海藻二钱，草乌四厘。

小腹内受伤：龟头有病难治。防己一钱，木通一钱，红花一钱五分，木瓜一钱五分，牛膝一钱，元胡一钱五分，豆蔻五分，木香五分，海藻二钱，桃仁五分。

脚上受伤：加皮二钱，姜黄一钱五分，牛膝二钱，虎胫骨二钱，乳香一钱，然铜三钱，三七五分，归尾三钱，没药一钱，独活一钱，赤芍三钱，生蒲黄三钱，红花三钱，米仁二钱，草乌一分，肉桂五钱。酒煎六七剂。一切损伤，用生半夏研细，带血敷上，立止痛，能收口。

肚下受伤重：干漆（炒出烟）二钱五分，赤芍二钱，归尾一钱，红花三钱，血竭一钱，斑蝥（去头足，用占米炒黄色，去米不用）、青葙子各一钱，大茴五分，桃仁二钱，大黄二钱，沉香五分。水煎，七日一帖，三帖立效。

脚下受伤肿痛：加皮二钱，米仁一钱五分，虎胫骨二钱，然铜一钱，防己一钱，牛膝一钱，木瓜一钱，川羌一钱，血竭一钱，红花三钱，兰叶三钱，归尾三钱。水煎五六帖。

受伤大便闭：大黄五钱，芒硝三钱，桃仁三钱，牵牛一钱，木通一钱，厚朴一钱，枳实一钱，巴豆三粒。水煎。

受伤小便闭：黑丑一钱五分，秦艽二钱，泽泻二钱，滑石一钱五分，防己一钱五分，赤芍三钱，木通二钱，桃仁二钱，丹皮二钱，车前二钱，小茴二钱，巴豆二粒。

接骨神方：土鳖五对，没药三钱，血竭二钱，肉桂二钱，龙骨三钱。共捣成末药，每服四钱，酿酒泡吃，被盖出汗为度。又方：散肿用。三七三钱，归尾二两，红花一两，赤芍二两，兰叶二两，土鳖五对，血竭五钱，龙骨三钱，半夏十粒，然铜五钱，生蒲黄一两。用好酒吃。又方：当归二钱，血竭一钱，赤芍二钱，乳香一钱，没药一钱，红花二钱，泽兰三钱，三七五分。用酒煎二十服为度。

接骨手上方：血竭一钱，桂枝一钱，红花二钱，没药一钱，草乌五分，赤芍一钱，肉桂五分，川乌一钱，三七一钱，土鳖二对，归尾二钱，然铜二钱，木香一钱，碎补三钱，古钱五个乳香一钱。酒煎二十服效。

凉血汤：刀伤用此方煎饮。元参一钱，银花一钱，大力子一钱，夏枯二钱，蒌仁一钱，僵蚕一钱，泽兰二钱，蝉退十二个，黄芩八分，甘草八分。水煎三帖效。

活血汤：如人劳力不得自遂，及骨节痛用此方，宽胸理气。元胡五钱，草乌五钱，沉香二钱，泽兰一两，赤芍一两，归尾一两，木瓜五钱，郁金五钱，桂枝一两，牛膝五钱，红花一两，厚朴五分，加皮五钱，青皮五钱，川断五钱。共十五味，捣成末药，酿酒泡吃。

麻药方：朱砂一钱，南星三钱，桂枝一钱，半夏三钱，川乌一钱，当归二钱，草乌二钱，赤芍二钱。

跌打末药方：麝香二钱，肉桂二钱，木香一钱五分，川断二两，归尾三两，三七一两，乳香一两五钱，没药一两五钱，郁金三两，赤芍三两，朱砂一两，沉香一两五钱，虎骨三两，血竭二两，姜黄三两，碎补三两，兰叶七两，红花三两。共十八味，酌量增减，各制捣成末，每服一钱二分，酿酒泡吃。

又跌打末药方：归尾一两，肉桂三钱，木瓜二两，红花一两，血竭一两，桃仁一两，土鳖五钱，加皮二两，牛膝八钱，赤芍一两，桂枝一两，乳没二两，然铜一两，碎补二两，三七一两，麝香五分，杜仲一两，苏木一两。共十八味，捣成末药，酿酒泡，每服一钱二分。

左手前受伤用此方：羌活一钱，乌药一钱五分，丹参二钱，赤芍二钱，枳实一钱，碎补四钱，泽兰三钱，枳壳一钱，川乌一钱，桃仁二钱，青皮一钱二分，红花二钱，木香八分，厚朴一钱，郁金二钱。

跌打药方：积鱼六分，生姜二两，葱一把，香粉五钱，古月一把。

跌打血出不止，刀斧所伤敷药：儿茶三钱，乳香（去油）二钱，象皮（切片，用麦粉炒，去粉不用）三钱，龙骨五钱，没药（去油）二钱，然铜（醋制）二钱，琥珀一钱五分，麝香五分，石膏一钱五分，朱砂一钱，珍珠一钱，冰片五分，血竭三钱，川羌三钱，血丹一钱。各为末，调敷。

接骨膏神效：土鳖四个，当归三钱，广木香一钱，碎补二钱，川乌一钱，然铜（制七次）二钱，乳香一钱，没药一钱，血竭二钱，三七五分，肉桂五分，红花三钱，赤芍二钱，虎骨三钱，古铜一钱三分。酒煎服，三帖后加减。

凡跌损伤戳点伤内用：羌活五钱，葱白一把，草乌二钱，当归五钱，半夏五钱，南星五钱，木香二钱，红花五钱。捣成末，敷伤处立效。

跌打损伤，破脑经风，乍寒乍热，牙关紧闭用，十死一生，急治可效：麻黄一钱，天麻一钱，细辛一钱，芥子一钱，羌活一钱，僵蚕一钱五分，半夏一钱，橘红二钱，川芎一钱，南星一钱，前胡一钱，赤芍一钱，枳壳一钱。结胸，加瓜蒌仁、郁金、独活等分，好酒煎，吃下出汗为度；潮热不退，用水煎服。

桃花散：亦系刀疤药。血竭二钱，羌活一钱，古石灰五钱。

刀疤药方：乳香三钱，血竭二钱，古石灰五钱，羌活一钱，没药三钱，石膏五钱，儿茶三钱。

生肌散：乳香八钱，没药八钱，血竭五钱，龙骨（煨）二两，象皮（制）二两，陈皮二钱，海螵蛸二两，赤石脂二两。共为细末听用。又方：赤石脂五钱，乳香二钱，没药二钱，全蝎三分，麝香一分，寒水石五钱，轻粉二钱，血竭一钱，飞丹五钱，密陀僧三钱。共为细末，敷患处。

治难产方：酒酿、麻油、蜜糖、童便各一茶钟，共和匀，温服即产，母子并寿。

吹口散方：黄连一钱五分，黄柏一钱五分，冰片三分，硼砂三分，药珠一分，人中白（火制）三钱，青黛三钱，苏薄荷二钱，明雄一钱。

口舌生疮：黄连、冰片、黄柏各三钱，硼砂二钱，青黛一钱，枯矾五分，人中白（过火）四钱。共为末，先湿布去疮上白屑处。

头上疮：黄连、黄柏、黄芩、大黄、滑石各五钱，五倍子一钱五分。共为末，青油调搽。

杨梅疮：川芎、威灵仙、蝉退、大黄各二两，麻黄六钱，羊肉（净，切碎）一斤。水八碗，煮烂去肉，用汤煎药三碗，三次吃，上身多饱服，下身多饥服，一至三服立效痊愈。

点杨梅方：杏仁（去皮尖）二钱，轻粉一钱，冰片少许。共为末，用猪骨髓调点上。

太乙膏：当归三两，赤芍三两，肉桂二两，白芷三两，象皮三两，大黄三两，玄参三两，生地三两，乌药三两。用麻油三斤。

升丹：明矾八钱，朱砂二钱，水银五钱，牙硝一两，炼成，外加轻粉、冰片，用明矾、皂矾、朱砂、牙硝、水银下，用水一盘，内用砖一块，用纸糊上，用瓦一个盖上，用火。

八宝丹：乳香一两，没药一两，珍珠一钱，玛瑙二钱，龙骨二两，象皮二两，赤石脂二两，海螵蛸二两。又方：珍珠一分，玛瑙一分，月石五钱，朱砂一钱，乳香二钱，没药一钱，象皮三分，麝香一分。

二圣散：去瘀开口之神药也。巴豆、连翘，烧存性为末，听用，加雄黄步许。

三品一条枪：明矾二两，白砒一两五钱。入小罐内，加炭火煅，红青烟已尽，起自好，加雄黄二钱四分，乳香一钱二分。

点头散：硼砂二钱，血丹二钱，炒过。

拔毒散：即升丹。明雄、朱砂、明矾、水银备一钱，铅锡一钱。

铁枯散：半夏、大黄、黄柏、姜黄、芙蓉叶。每样二钱，生用。

跌肿外用：半夏二两，炉底五钱，皂角（生用）五钱。共为细末，加油，食盐。

紫金锭：明雄一两，千金子（去壳、碾去油）一两，霜倍子（槌破、洗净、焙干）二两，茨菇（去皮、洗净）二两，朱砂五钱，元寸三钱，大戟（去芦，洗净）一两五钱。

辰砂散、吹口散（红疮）： 辰砂一钱，冰片五分，人中白二两。共为末，先以灯草汤洗口，再吹药入内。

硝矾散、吹口散（白疮）： 硼砂一钱二分，明矾五分，冰片五分，珍珠五分，人中白一两。共为细末，先用甘草汤洗口，再吹药于口上。

吐血止方： 生地一钱五分，白前一钱，桑皮八分，车前八分；若不止血，加茯苓一钱，丹皮八分，知母八分，泽泻八分，丹参一钱，贝母一钱，牛膝八分，紫菀一钱。

疟疾方： 常山、槟榔、艾叶、甘草各一钱二分。到夜黄昏时，用酒煎，向东方吃，吃完就睡，次日可止。如或不止，再加一帖，断然止矣。

赤痢散： 黄连五分，细陈茶五分，生姜五分。用水煎吃可止。

禁口痢方： 蜒蚰三条，乌梅（去核）三个。共捣成，分作三丸。如牙关紧闭，撬开放一丸噙化，即饭粥调治，名为仙丹。

痢疾方： 苍术一钱，白术一钱，槟榔一钱，厚朴五分，枳壳八分，陈皮八分，白芍一钱。如唇白，火煨木香五分。共八味，用水二钟，煎一钟，空心服；渣再煎，午后服。如唇白，照方煎服。若唇半红白，加黄芩一钱，黄连一钱。唇尽红，芩连各二钱；如久，当用补益方。

水泻方： 如冬天，开苞系花煎水吃。

治疟疾三日方： 常山、金扁担、雨草。掘三味同煎，露一宿，天早服一次，可以痊愈。又方：常山、红枣用酒煎，逢单日则服，每剂八文。

疟疾长久不愈方： 用毛竹节上白消，刮下，用酒饮，数杯即愈。又方：生绿豆粉一两，白信八分，常山五钱。共为细末，重者用阴阳水服三分，轻者一分。

小儿急惊方： 口歪手撒，用水乌系同盐，贴心中即愈。又方：吐虫，用神曲炒乌为末，水服。

腹痛方： 花椒七粒，枣七枚，生姜五片。捣细，用热酒服即愈。如痧痛，用盐泉水一碗同服即好。

裙褊疮方： 大云、枣肉、砂仁各同捣细，又用辛金贴向肉，有妊孕者可治，无孕不治。

治膈气食方： 威灵仙、黑砂糖。用鹅毛探吐之，可愈。或用乌梅同威灵仙亦好。

治心气痛方： 面粉二钱，葱白三寸。同捣为丸，如梧桐子大，每空心服二十丸，好酒三匙送下，三次即愈，可断根。又方：五倍子一个，将自己头发三分，装入倍子内，火煨存性，为细末，米饮送下，或酒送下，远近皆效。

小儿呕吐不止方： 柿蒂数个，或柿饼上连蒂尤妙。上煨，水煎，即止。

治小儿消食常服妙方： 六神面（炒）、陈麦芽（炒）。共为末，每日白滚水送下三次，小小儿每次一茶匙。

治小儿皮黄腹大痞积方： 大人黄疸症亦效。青矾（醋炒）、陈老米一升，炒为末，再用黑枣一斤，水炊去核，将枣肉捣烂，合前药成丸，如绿豆大小。小儿日服三五七分，看大小服，至二两愈；大人日服三钱，服四两痊愈。不宜吃荤。

治小儿虫积方：苦楝根（有子用，无子者不可取），取东行根连皮，略阴干，浓煎。量儿虚实热服之，其虫必下，每服作二三次吃。又方：使君子（去壳）十余个，切碎，入鸡蛋内搅匀，煎热吃蛋，其蛔虫亦出。

治肿毒初起：当归八钱，天花粉八钱，黄芪八钱，生甘草五钱。水煎服愈，不退再吃。又方：三七醋磨，搽即消。

治小儿天泡疮方：用蚕豆壳烧灰，涂即愈。

治蜈蚣咬方：桑叶和盐捣汁敷之，立止痛。又方：蜘蛛放患处，食血水即愈。又方：用香油灯草火烧，即好。

治火眼方：取竹竿上白消，点入眼即好。又方：盐打水洗，即好。

治猪瘟方：槟榔二钱，草果二钱，苍术，用鲤鱼同煮汤，灌下立效。

治不生虱蚤方：十二月丙子、戊子，晒被铺席，来年不生蚤虱。收烟叶铺床底，可除臭虫。

治蜂叮：野苋菜捣烂，敷患处，即好。

治疔疮方：剪人指甲，用新瓦焙干黄色，研细末，用针挑破疮，将末搽上，即流水止痛，立愈，俱（一切）疔毒皆效。又方：甘菊花一握，捣汁一升，服之即愈。

治发背疔疮诸般毒奇法：川归、陈皮、贝母、猪牙皂角、白芍药、木通、天花粉、乳香、金银花、川山甲（炒）、蝉退、白芷、防风、灯草节，以上各一钱，用酒、水各一钟煎服，其渣捣碎，用秋过芙蓉叶末一两捣匀，敷肿处，如燥干，用蜜水润之，此药一服见效，不必第二服。

眼睛痛方：白蒺藜二钱，池菊一钱，赤芍八分，蝉退三个，红花三分，元参一钱，枳壳八分，木贼一钱，荆芥一钱，桑皮一钱二分，根生二钱，连翘一钱，车前子一钱二分，粉草三分。

又方：防风一钱，蝉退八分，连翘一钱，木贼一钱，甘菊一钱，荆芥八分，白芷一钱，薄荷八分，甘菊一钱，连翘一钱，车前子八分，归尾一钱，赤芍二钱，川柏一钱，红花八分，麦冬一钱，水煎服。

又方：防风一钱，归尾一钱，枳壳一钱，净菊一钱，独活一钱，木贼一钱，石蒺藜一钱，连翘一钱，白芷八分，甘草五分，决明子八分，白豆蔻三粒。

又方：熟地五钱，当归二钱，丹皮一钱，枸杞二钱，泽泻一钱，防风一钱，云苓一钱，山药一钱，池菊一钱。

吐泻方：藿香一钱，木香八分，丁香三分，吴萸五分，泽泻八分，炙草八分，葫芦叶二钱。

胃火上冲：川厚朴（炒）二钱，麦芽一钱五分，广陈皮八分，泽泻一钱五分，山楂一钱五分，金双石斛一钱五分，木通一钱五分，黄芩一钱五分，挪陈米一撮，干荷叶八分。

目疾方：初起有风者，不可用凉药。羌活一钱五分，防风一钱，川芎一钱，蔓荆八分，白芷八分，柴胡八分，甘菊八分，甘草五分。有泪多，加苍术、夏枯草；有翳，加蝉退、木贼。

目疾热多经久不愈者：黄芩一钱五分，生地一钱，丹皮八分，归尾八分，连翘八分，甘菊一钱，柴胡八分，黄柏八分，赤芍八分，甘草五分。

血虚头痛方：女人多犯此。当归、白芍、熟地、柴胡、白芷、川芎、蔓荆、甘草。

调经方：血虚退后者。当归二钱，熟地一钱五分，益母一钱，郁金八分，川芎八分，白芍八分，香附八分，甘草五分；脾虚，加山药、茯苓、焦木；寒甚者，加肉桂一钱。

血热水月先期方：血凝有块带紫色者为热。当归一钱五分，黄芩一钱，丹皮八分，郁金八分，白芍一钱，益母一钱五分，黑栀八分，生地二钱，甘草五分。女人积血、小腹痛，有块，数月不通，或来两少甚者：全当归一钱，红花八分，桃仁一钱，香附八分，五灵脂一钱，郁金一钱，赤芍八分，元胡索一钱，肉桂八分，泽泻一钱，丹参一钱，川芎八分。痛有定所，有块不移，兼头昏腰痛，是蓄血也，此方主之，脉数而涩，初服二三剂，再除桃仁，加养血药。

调经养血莫过于益胜全丸：女人月水不调，或先或后，头昏背胀腰痛，恶寒恶热，面红潮热等症，皆有血不足。砂仁（酒煮烂，末）一两，当归（酒炒）四两，熟地（酒煮烂）四两，川芎（酒炒）一两五钱，酒、醋、盐水、姜、葱各一两，炒香附四两，牛膝（盐水炒）二两，丹参（酒炒）四两，白芍（酒炒）三两，白术（陈土炒）四两，茺蔚子（酒炒）四两，用益母草一斤，酒、水各半，熬膏和炼蜜为丸，每服二钱。经水后期，小腹疼痛，为寒，加肉桂五钱。经水先期妄行自觉血热，为热，加丹参二两，条芩五钱；若遇经水作痛，乃血凝气滞，加延胡索一两；更有虚甚，数月不通，不得责之蓄血，乃血海干枯，此方亦主之。此方作煎剂甚好，不拘执可也。女人产后几日，忽潮热口渴，头昏乳痛，恶寒，恶血不行，此血虚之症所致，切不可作风治，熟黄芪一两，全当归五钱，其效如神。女人乳路壅塞不通，以致肿痛上寒发热，乳内有块，全当归二钱，通草二钱，生熟黄芪八钱，用七孔猪一双，先煮炊去油，其汤煎上药，服后覆卧，其乳即通，切不可用穿山甲等药。

伤寒肩背痛、头痛方：羌活一钱五分，防风一钱，川芎一钱，秦艽一钱，白芷一钱，蔓荆八分，荆芥八分，甘草五分。发散后有热，加黄芩、柴胡、黑栀、白芍。

头痛方：有风者。白芷一钱，蔓荆一钱，防风一钱，川芎一钱，细辛六分，荆芥八分，菊花一钱，甘草四分；脑顶痛，加藁本一钱。

腹痛：分上中下。上属胃气，宜调胃行气；中属肚脐，属脾肾，宜补剂；下属小腹，属肝经厥阴，宜温暖。又分寒热虚实：寒，绵绵不已，无增减，是寒也；热，或作或止是热；虚，手按痛减者是虚；实，手不可按者是实也。

胃气痛，夹寒者，通用此方。青皮一钱二分，吴萸一钱二分，川椒八分，香附二钱，甘草八分，澄茄（炒）一钱，白芍二钱，郁金一钱，白蔻八分。

胃气：夹热有食者，用此方。黑栀八分，赤芍八分，青皮一钱五分，神曲一钱，厚朴八分，川楝子二钱，白芍一钱，香附八分，槟榔一钱；热甚者加川连一钱。

腹寒痛，名姜附汤：干姜三钱，熟附三钱，甚者加肉桂一钱，水煎；便溏手足冷，口鼻气冷，喜热畏寒，脉沉细无力，是寒也，此方用之。

腹热痛，名清中汤：香附一钱五分，陈皮一钱五分，黑栀八分，川楝八分，甘草一钱五分，川连（酒炒）一钱。舌燥唇干，便闭喜冷畏热，脉洪大有力，是热也。此方用之。又方，芍药甘草汤：白芍（酒炒）三钱，甘草一钱五分，川连一钱，治热痛如神。

腹食痛，名保和汤：麦芽一钱，山楂一钱，葡子一钱，厚朴一钱，香附一钱，甘草五分，连翘五分，陈皮五分，水煎；痛处手不可扪，心胸胀闷，恶心，舌酸嗳腐，肺脉紧滑，此方主之。

痛在小腹，气痛欲死，俗名小肠汤：附子八分，吴萸一钱，胡芦巴一钱五分，破故纸八分，大茴八分，川椒八分，橘子核一钱，炙草五分。此方偏坠亦可用，甚者加肉桂一钱。

阴症痛闷欲死：附片八分，吴萸一钱五分，炙草五分，种椒一钱，大茴一钱，肉桂一钱，干姜一钱；寒战咬牙，舌短缩阳（阴茎），此方主之。若服药不速，不可救矣。

腰痛：有风兼转筋，身不得直。遂用此方主之。羌活一钱，秦艽一钱，杜仲一钱，续断一钱，当归一钱，破故纸八分，防风一钱，香附八分，甘草五分。又方：破故纸一两，核桃十个。破故纸炒，研细末，将核桃破开，肉同研，仍装入核桃壳内煨熟，冲酒服一枚，立效如神。

脚风痛：羌活一钱，防风八分，牛膝一钱，木瓜一钱，官桂一钱，海风藤二钱，苡仁二钱，当归一钱五分，川芎一钱，炙草五分。酒煎服。

手风痛：桂枝一钱五分，防风八分，当归一钱，秦艽八分，川芎一钱，丹参一钱，羌活八分，白芷八分。酒煎服。

脾虚腹痛：焦木一钱，云苓一钱，山药一钱，谷芽二钱，砂仁五分，苡仁二钱，木香八分，神曲八分，白芍八分，炙草五分，陈皮八分，通曲六分。此方能健脾胃，煎可服，末药亦可用。

小儿虫痛方：使君子一钱，川楝子一钱，鸡金一钱，厚朴八分，陈皮八分，神曲一钱，乌梅八分，槟榔八分，五谷虫八分。

水肿：或过食生冷，以致遍身浮肿有光亮，小便少，不喜饮食，是蓄水也。按其脉，必尺细无力。茯苓皮二钱，泽泻八分，大腹皮一钱，姜皮八分，苍术一钱五分，厚朴八分，桑皮一钱，车前八分。甚者加黑豆二钱，肉桂一钱。

气虚中满：用白术兼治鼓腹，更宜以六君子汤佐之。白术二两，茯苓二两，陈皮一两五钱，神曲一两五钱，通曲一两一钱。用荷叶、陈米煎水作丸，每服三钱。

六君子汤：此方治脾虚湿痰极有效。人参一钱（狮头党参代替），陈皮八分，茯苓一钱，白术一钱，炙草五分，半夏一钱。姜一片，枣二枚，水煎服。胀满浮肿，自腹起至四肢者，可治；自四肢起至腹者，难治，以其潮入内也，先后天皆亏，用药宜顾脾肾为主，金匮肾气丸主之，服此药必救，此方能见功。

金匮肾气丸：熟地四两，泽泻一两，萸肉一两，肉桂一两，山药一两，丹皮一两，附子七钱，牛膝一两，茯苓四两，车前一两。初用煎剂，病不加重，再合丸料。

时眼愈后、补剂后不犯：当归一钱，熟地一钱五分，丹参一钱，麦冬八分，菟丝子一钱，柴胡八分，白芍八分，甘菊一钱，刺蒺一钱，甘草五分。

火眼药点方：用土黄柏根洗净，将皮刮下，舂细，再用蜜糖拌匀，一同略研稠蜜内，用纸包，外用黄泥糊住，火内煨热，取出细布，绞出汁来，收在瓷器瓶内听用，点一二次，其效立见。

风痰：初起经风咳嗽是风痰，其痰易出，宜祛风化痰。

火痰：阴虚火旺，有嗽少痰是火痰，宜补阴为主。

虚痰：脾虚生痰，不能运行，宜健脾治痰，不理脾非其治也。

湿痰：脾胃受湿生痰，亦当燥脾以去其湿，其痰自愈。

痰涎：名为饮痰，其稀如沫，亦因脾上素亏，不能运化所致，故饮积胸中，甚为患也。

治法：姜汁拌半夏，去风痰、湿痰、痰饮；贝母（去心），去燥痰、虚痰；瓜蒌仁（去油），去火痰。凡药若错用，非唯无益而反有害也。

痰晕：不省人事，口流涎沫，喉锯声。无论老幼，多有犯此者，急以鲜姜捣汁灌之，俟稍苏，再用药为妙。其痰若闭塞不行，用鸡毛探之使吐，比药力更速矣。

风痰咳嗽：防风八分，前胡一钱五分，半夏一钱，陈皮八分，苏叶八分，桔梗一钱，杏仁一钱，橘仁八分，甘草五分，姜一片。头痛加白芷、川芎。

阴虚火旺、潮热嗽方（久不愈者）：贝母一钱二分，茯苓二钱，山药二钱，北杏仁一钱，橘红八分，小生地一钱，石斛一钱，紫菀一钱，百部八分，甘草五分，枇杷叶（蜜炙）一钱。如兼吐红，加藕节三个，童便一杯。

久嗽不愈（已经散过者，用此方）：桔梗、白前、橘红、杏仁、百部、紫菀、甘草、苏根。有火嗽出血者，加黄芩一钱。

哮喘咳嗽：苏子一钱，葶子一钱，杏仁一钱，白芥子一钱，桔梗八分，橘红八分，甘草五分。

寒痰：党参一钱五分，半夏八分，白术一钱，广皮八分，炙草五分，茯苓一钱，加姜、枣。

痰饮，小半夏加茯苓汤：半夏（姜汁炒）三钱，炙草一钱，茯苓三钱，生姜三片。

虚痰：兼脾有湿者。焦术一钱，茯苓一钱，山药一钱，川贝八分，杏仁一钱，半夏八分，苡仁二钱，广皮八分，炙草一钱。加姜枣。此方半夏、川贝并用，亦有见，非夹杂也。

痰饮：此名神术丸。用茅山苍术一斤，泔水浸一宿，切片。芝麻二三，舂出浆来，拌苍术，待干，然后煮北枣一百枚，同捣为丸，其效如神。每服三钱，米汤下。

不得卧：温痰壅塞，神不得安，其症呕恶气闷、胸膈不利。用二陈汤导去其痰，其（不得）卧立至。陈皮一钱，茯苓一钱，炙草五分，半夏一钱，加姜二片，枣二枚，水煎。

水泄：此方多用利水药，治泄不利水，非其治也。苍术一钱，泽泻八分，猪苓八分，厚朴八分，白芍八分，陈皮八分，扁豆二钱，车前八分，甘草五分，加陈皮一撮。腹痛，加木香八分，香附八分。

伤暑作泄：脉必浮濡无力。香附八分，苍术一钱，香薷一钱，泽泻八分，陈皮八分，藿香一钱，茯苓皮一钱，厚朴八分，加荷叶二钱。

伤食暴泄：苍术一钱，神曲一钱，枳壳八分，炙草八分，厚朴八分，槟榔八分，陈皮八分，麦芽一钱，山楂一钱，猪苓八分，加干姜一片。

五更肾泄：命门火衰，不敌一夜阴寒，每至五更而泄也。四神丸主之。破故纸（酒浸炒）四两，吴萸（盐水拌炒）一两，五味子（炒，面粉裹煨）二两，肉蔻（去油）二两。上药加姜八两，煮北枣一百枚，煮烂为丸。夜卧盐汤吞四钱。若早服，不能胜一夜之阴气也。按此方，虽治五更肾泄，然虚寒之人，久泄不愈，即非五更泄，此药亦多见功。若迟延津液益枯，其药燥烈，亦不能服矣，慎之慎之。

火泄：痛兼泄，痛一阵泄一阵，名协热自利，黄芩白芍药汤主之。黄芩（酒炒）二钱，白芍（炒）二钱，炙甘草一钱。水煎服。意取白芍之酸以敛之，甘草之甘以缓之，而痛泄可止矣。

戊己丸：治有热而泄，兼吐酸水，其胸中如一瓶醋者。黄连（酒炒）四两，白芍三两，吴萸（泡炒）二钱。为末，神曲为丸，米汤送二钱。

痢疾（通用）：黄芩一钱五分，香附八分，木通一钱，赤芍一钱，猪苓一钱，赤苓一钱，连翘八分，厚朴八分，腹痛加木香，冲服八分。

红痢：黄连（酒炒）八分，黄芩一钱，车前八分，黑栀一钱，甘草五分，川柏一钱，麦冬（去心）一钱，泽泻一钱，陈皮八分。

白痢：茯苓二钱，花粉一钱，苍术八分，木通八分，香附一钱，白芍一钱，枳壳八分，厚朴八分，槟榔八分，甘草五分。腹痛加砂仁一钱。

治水泄后微浮肿方：苍术一钱，泽泻八分，木通八分，苡仁二钱，赤苓一钱五分，扁豆五分，黄芩八分，白芍八分，连翘八分，甘草五分，加陈米一撮，荷叶一钱。

脱肛：久泄久痢后，肛门脱落不收，此气血二亏，须用提摄之药，兼补为要，外用香油以润之。黄芩（炙）一钱，升麻三分，柴胡八分，焦术一钱，当归一钱，丹参一钱，党参二钱，茯苓一钱，炙草五分，白芍八分。此脱肛之甚者，若小儿患此，不久即会收入矣，不必用此大补。

冷疯药酒方：黄道兼根、毛草根、五加皮根、木香、牛膝，以上各一两，俱生熟各半，好酒五注煮服，或作咀片，煎酒服可也。

治风痛末药方：不论手足腰膝疼痛，不能卧者，老幼俱可服。草乌可用烧酒煮过，晒干为末；苍术、甘草各一两，为末。好酒下二钱。又方：加郁李仁五钱，下身加牛膝五钱。

生肌散：能治一切肿毒，久不收功者。大黄八钱，分作八包。用好铅粉（淘净）三钱，每一包大黄，入粉一次炒，不令焦，作八次炒完，去粗渣，为细末搽之。

牙痛方：风虫并治。细辛一钱，铜绿五分，荜拨、雄黄、明矾、川椒各三分，蓖麻子七粒。上为末，面糊丸，绿豆大。每用一丸，咬患处，立止痛。

帘疮方：用桑树嫩根皮，槌极细作饼，以甘草汤洗疮帖之。如不收口，用此稞粽同捣，作饼贴之。

敷肿毒方：蛇梦草，洗净捣碎，醋调敷效。

坐板疮方：槟榔一个，硫黄二钱。共为末，将疮抓破，香油调涂。

痰火方：寒水石五钱，鹅管石五钱，款冬花五钱，雄黄二钱，桂皮五钱，共末。五更床上，用鹅毛管装，再入口吸进喉中去即愈。四季加减用。

治噎症：用射干生者，洗净捣碎，用酒酿浸，空心热服，吐出数次，即愈。其药叶似葱根，似生姜样。

杨梅疮：芝麻一两，核桃肉三钱，槐花一两，轻粉五分。共末，饭丸，梧桐子大，每服卅丸，酒下，不忌口。

又补药方：肉苁蓉一两，韭菜子一两，白芍药一两，熟地一两，白术五钱，人参三钱，茯神一两，远志一两，知母一两。水煎服。

搽杨梅疮：铜绿、轻粉、胆矾、儿茶、雄黄各五分。为末，不可做一次搽，搽好数个，又搽。

四君子汤：治气。人参、白术、茯苓、甘草。

四物汤：治血。当归三钱，白芍一钱五分，熟地五钱，气滞加香附一钱，砂仁五分。水煎。

二陈汤：治痰。半夏、白茯苓、陈皮、甘草。

平胃散：苍术、厚朴、陈皮、甘草。夫脾胃为人一身之主，气不足者，最多用补中益气为妙，只要认得虚实。

补中益气汤：人参、黄芪、陈皮、当归、炙甘草、白术、升麻、柴胡。共八味。伤寒一病，疾之总合，虽有七十二症，一百二十方，皆不能外出气血痰火，而脾胃则其本领也。伤寒不理脾土，无以执持，要知得是寒部、是风部，用药抑且变症多端。若服药去病，九味羌活汤最稳；若腹痛则用五积散好，不可妄行妄下。

九味羌活汤：羌活、苍术、防风、细辛、白芷、黄芩、川芎、生地、甘草，姜葱，水煎服。

五积散：枳壳、当归、川芎、白芍、陈皮、半夏、茯苓、干姜、官桂、麻黄、黄芩、桂枝、白芷、苍术、甘草、干葛、香附、生姜。

小儿吐乳：用田中蚯蚓泥为末，米汤调下。

——儿鹅口不能吃乳：用地鸡研水涂。地鸡，即砖下灰色扁虫多足者便是。

——儿口疮：用吴茱萸醋调贴两足心，移夜即愈。

——儿牙疳：用白矾装于五倍子内，合烧为末，敷之即愈。

——儿诸热惊痫：用青黛水研服。又方：用蜂窠大者水煮，浴儿，日三四次。

又方：治小儿惊痫，似有痛，而不知，用雄鸡血滴入口中。

又方：用燕屎煎汤洗浴。

治小儿惊啼：用乱发烧灰，酒调服。儿夜啼，用灯草烧灰，敷乳上，吃乳，灰下灯花尤妙。

治小儿不出牙齿：用雄鼠屎廿一粒，每日用一粒，揩牙根上。用尽数自生。两头尖者是雄屎也。

治儿脱肛：用蓖麻子四十九粒，研烂，水拌作饼，贴顶上发心中，随收起，立效。又方：用葱汤令软，芭蕉叶托上。

治儿遗尿：用鸡肫肠一具，烧存性；猪胞一个，炙焦为末。每服一钱，酒下。男用雌鸡，女用雄鸡。又方：乌药为末，服二钱，饭后汤调二服。

伤寒咳嗽：半夏、红橘。用姜煎，研烂，白矾，蜜调下。

治难产：只寻路旁臭草鞋烧灰，酒下，效。

骨头打碎：寻破小鞋，火里烧灰，油和贴。

血痢：湿纸包盐，火上燃，研碎三次，调粥饮，即时安。

眼泪流：腊月寻桑梢头不落叶，煎汤洗。

鼻血不止：头发烧灰，竹管轻吹鼻内去，此方吃了似神仙。

牙痛：（歌曰）大戟烧束痛处咬，名方留下不虚传。

远年咳嗽：但用款冬花作末，烧香口吸便安然。

小儿骨痛：寻取水蛇皮一个，烧灰油拌敷痛边。

帘疮：若能会取牛蹄甲，烧灰油拌敷患边。

咬风虱：木鳖、川芎、雄黄减半。共调匀，用蜜为丸，烧一粒。

蛇伤：独蒜切片遮患处，艾烧七壮即见效。

急救自缢：急急扶来地上眠，皂角细辛欢鼻内，立效。

重舌：秀锁寻来是异方，火内烧红打细末，水调吃下。

脱肛：寻取蜘蛛烧得烂，涂调肛上立见效。

乍寒乍热：窗上蜘蛛寻数个，将来系在脉门边。

双鹅：牛膝山根自然汁，男左女右鼻中吹，先用水擂成药了，酒调一服病皆除。

月信不通：鼠粪烧灰立见功，热酒调时逢匾散，一服效。

赤白痢：七个乌梅七个枣，七个栗壳七寸草；更加灯心酒共煎，赤白痢疾立时好。

妇人乳少：川山甲五钱，研碎，米泔连饮乳流来。

奶疮肿痛：焦炒芝麻细细研，灯盏油调涂上面，除脓消肿，即效。

胎前疟疾：急取夜明砂三钱，空心为末茶调吃。

崩漏：妇人崩漏下血多，管仲炒来细末和，每服三钱，酒醋下，仙方救世有神呵。

走马牙疳：红枣抱信火中飞，研细为末贴牙上，好。

头风：芎芷石膏三味强，细末三钱，热茶下，当时吃了，即愈。

自汗不止：防风末，浮麦煎汤。服二钱，不愈。更用牡蛎散，二方效。

人多忘事：若人多忘事，远志及菖蒲，每日煎汤服，心通万卷书。

五果所伤：五果味冷热，身向火边寒，朴硝用一两，一泄自然安。

呃噎：忽然患呃噎，川椒生面丸，醋汤吞十粒，仙方不妄传。

伤痛：伤寒忽觉甚，半两好茱萸，热水空心服。此症立时除。

头空痛：忽然头空痛，细研马牙硝，苏台安鼻上，清爽自然安。

赤眼：赤眼开不得，宣州好黄连，驴奶浸来点，妙法不虚传。

目翳：眼中生白翳，肝脏良成虚，兰香七个子。煎服立除之。

小儿疟疾：小儿生疟疾，乌猫粪最灵，桃仁用七个，煎服立时平。

咳嗽：咳嗽如不止，须用干浮萍，捣和煎服吃，此病立时宁。

刀伤：忽然刀斧伤，黄丹共白矾，生肌兼止痛，不好点三番。

疟疾：乌梅只四颗，二钱好常山，烂研酒调下，得吐即为良。

恶疮癣：一切恶疮癣，驴粪烧作灰，频频搽疮口，方效不须疑。

足筋急痛：二足筋急痛，生姜捣半斤，烂研如膏贴，出入免灾遁。

小便不下：小便如不下，莴苣捣如泥，将来脐上贴，免得受灾危。

回虫寸白虫：回虫与寸白，或病损其身，蜂窠酒调下，不验或非真。

头上干湿癣：用好白矾酒调，涂一次即愈。

反胃：若人反胃病，干柿二三枚，捣匀好酒服，效验有如神。

鼠咬： 忽被鼠咬伤，毒气肿难当，猫粪调咬处，即得不成疮。

痔疮： 痔病胡荽子，半碗研熬强，每服三钱重，酒下最为良。

蜈蚣咬伤： 蜈蚣蛇蝎伤，须用真雄黄，生姜汁调贴，止痛自然康。

大便小便血： 如人患此症，或前或后来，寄奴为细末，茶调免受灾。

血汁不止： 血汁如不止，驴粪烧作灰，取之加鼻内。其血当时回。

疗疮： 疗疮和发未遇医，浓研金墨涂四维，猪肚木煤（炭）安顶上，来朝一似鬼神移。又方：用南木香一两，同黄藤菜根捣细。酒服效。

阿魏化痞散： 川芎、当归、赤茯苓、白术、红花、阿魏、鳖甲尖（醋炙研）各一钱，大黄（酒炒）八钱，荞麦面（微炒）一两。上共为末，每服三钱，空心好酒一茶钟，调稀，服三日后，腹痛，便出脓血为验，忌生冷腥荤等件。

化块方： 生黄芪一钱五分，当归一钱，川芎一钱，巴戟天八分，远志肉一钱，青皮一钱，赤芍一钱，丹参一钱五分，防己一钱，生甘草八分，加桑枝二钱，酒炒。

头痛奇方： 生姜一片破开，入雄黄末于内，纸包煨热，贴两太阳。即好。

偏正头风： 猫尿滴耳，即效。左痛滴右耳。右痛滴左耳，满头痛滴两耳，姜擦猫鼻。即尿。

眼目昏花： 黑豆一升，枸杞四两同煮，取豆食之。神效。

烂弦风眼： 红枣二个，青矾一分。蒸水洗眼即好，火眼、时眼皆治。

飞丝入眼： 雄鸡冠血，滴目即安，沙尘入目亦治。

目起翳障： 乌贼骨细研，和蜜点之，即去。

耳聋不闻： 用龟尿滴耳即好。放龟于薄荷叶上即尿。

虫入耳中： 用香油滴耳即出。

耳痛不忍： 用铁刀磨水滴耳即愈，又用芭蕉根捣汁滴之尤效。

耳出脓血： 明矾、龙骨各煅一钱，为末，吹耳即效。

鼻血不止： 乱发一丸，乌梅一个。烧灰吹鼻即止。

喉口气顿： 砂仁，嚼吞即好。

立止牙痛： 荔枝肉包盐块，火煨为末，擦之即止。

牙根出血： 黄柏，煎水漱口即好。

咽喉肿痛： 雄黄、燕子泥为末，烧酒和饼，敷喉即消。

双单二蛾： 头上旋发，内有血泡，用针刺破好，红苋菜根烧灰吹喉。

治翻胃方： 九节菖蒲切片烧灰，每服一钱，烧酒送效。

膈噎神方： 姜汁、韭汁、人乳和匀，早晚频饮，神效。

立止呕逆： 胡椒五钱，绿豆一两，同煮，炒去椒，用豆为末，姜汤服下，即止。

远年顽癣： 生半夏磨醋，擦之即效。

男妇汗斑： 硫黄二钱，胆矾五分，为末，鸡蛋清调，青布包搽，立效。

吐血不止： 扁柏叶捣碎，焙干为末，每服三钱，食后汤米下，一月即好，除根。

男妇气痛： 男用青木香，女用南木香，为末，烧酒调服，即愈。

久疟不愈： 首乌一两，煎汤，临发日早向东，温服即好。

误吞铜钱： 食苎麻自化。

误吞铁针： 蚕豆同韭菜煮食，自下。

误吞木屑： 铁斧磨水，饮之即下。

吞发绕喉： 自己的乱发烧灰，白汤下之，立愈。

鱼骨横喉： 食橄榄自下，用核磨水饮亦可。

凡中虫毒： 石榴皮煎汁饮之，即解。

鸡猪骨哽： 用旺犬口涎滴喉即下，悬吊大脚，从日即出涎。

中砒霜毒： 人尿粪汁、羊血、鸡血，炼屎食之即解。

中盐卤毒： 饮生豆腐浆，或红糖调冷水，均解。

中菌簟毒： 黄土调水，灌之立解。绿豆、甘草煎汤，能解百毒。

竹木刺肉： 鹿角烧灰为末，水调之即出。

针折在肉： 鼠脑捣膏，敷之即出。

铳折伤肉： 陈腌肉取肥，敷之即出。

毒箭伤肉： 饮麻油一盏，其毒自消。

刀斧破伤： 旧毡帽口油透者，烧灰，同石灰为末，干掺，住血止痛。

跌打损伤： 韭汁兑童便饮之，瘀血即散，不受大害。

汤泡火烧： 鸡蛋白调，生大黄末敷，石灰水和桐油搽，均效。

绞肠痧症： 先将两臂垂将下，令恶血聚于指头，针刺近甲处，血出效。生明矾二钱，阴阳汤冲服，诸痧皆散。

腹痛： 小麦杆烧灰，滚水淋汁服之，寒热虚皆效。

治杨梅疮： 杏仁五钱，轻粉一钱，朱砂五分，为末，猪胆调搽，立效。

麻风奇方： 五月五日，取希茜草酒拌，九蒸九晒，米糊为丸，服之渐愈。

瘟疫神散： 姜虫五钱，大黄一两，姜汁为丸，并水化服，神效。

钟胀神方： 取西瓜略剖空，将蒜头塞内，仍封固，糠片火煨一日，取蒜食之，即好。

心气痛方： 扁竹根煎汤，服之即安。

急救疔疮： 巴豆磨水，涂之立效。

治漆疮方： 韭汁、麻油、盐，和搽立效。

护膜神方： 黄蜡、明矾各一钱，米汤化服，一切恶疮免毒攻内。

敷消肿毒： 芙蓉叶为末，蜜调，中放一孔，恶疮恶肿敷上悉消；兰叶根皮功同，无鲜即用干。

指患鳅毒：大黄、明矾、石灰为末，鸡蛋白调敷效，蛇头毒亦治。

疥疮奇方：硫黄、信石各研一钱，鸡蛋调，煅干为末，猪油调搽。即效。

自汗盗汗：受汁旧蒲席烧灰，酒兑服即止。

失力黄肿：青矾二两，菜油煮，炒为末，陈浓茶为丸，每服五分，茵陈汤下即好。

久年烂脚：糯米饭嚼碎，敷六日，每日三换，后用白蜡、猪油熬膏贴之，即效。

夜梦遗精：公鸡槿皮七个，焙干为末，每服一钱，空心酒下即好。

虱大咬伤：鼠屎为末，沙糖调敷神效。

毒蛇咬伤：蚯蚓屎，和盐研敷，立效。

花蜘蛛咬：苍耳草捣，汁服渣敷，立好。

乌黄蜂咬：生芋头搽之即好。

蜈蚣咬伤：蒜头磨醋，敷之即效。

人口咬伤：糖鸡尿搽咬处，即好。

治烂脑方：川椒、明矾、雄黄，香油调搽，立效。

头上软痈：鸡槿皮、明矾为末，麻油调搽，即好。

内消瘰疬：蓖麻子、大风子、乳香、楂仁，捣并敷，即消。

肾囊风痒：花椒（水洗）、明矾、黄柏、甘草，为末，猪膏调搽，立效。

偏坠气痛：荔枝核七个，烧为末，调酒服，即效。

气洗痔疮：尿壶一个，入皮硝一两，开水泡入，借气熏之，并洗即愈。

生肌合口：儿茶、五倍子、松花，为末，敷口即好。

男妇脱肛：诃子、龙骨、赤石脂，为末，干搽患处，抱入即验。

红白痢症：陈沙菜，浓煎汤服，即好；石榴皮煎服，尤效。

痢疾噤口：石莲肉一两，炒为末，米汤下即效。

大便不通：猪胆汁，热酒服之，即通。

小便不通：韭兜，煎水，气下阴，即通。

大便下血：槐花、荆芥各炒二钱，为末，酒调服即止。

小便下血：鸡蛋壳、田螺（烧灰）、瞿麦（炒）各二钱，为末，酒调服，即止。

止水泄方：车前子，炒为末，男服一钱，小儿服五分，开水下即止。

安胎神方：黑鱼四两，老母鸡一只，同炒吃，（习惯性）小产者可保无虑。

催生稳方：当归一两，川芎六钱，荔枝、龙眼各十粒，煎服即产。

胞衣不下：朴硝三钱，童便、酒煎服，即效。

产肠不收：蘸对冷水，喷产妇面，一喷一缩，三喷即收。

产妇血昏：酒壶盛韭菜，热醋泡之，壶口对鼻气冲，生破漆器烧烟熏之，亦醒。

产妇无乳：鲢鱼、冬瓜皮同煮，食鱼饭汤，乳涌如泉。

退乳奇方：大麦芽炒为末，白汤下四钱，即退。

产妇血气：元胡、蒲黄、灵脂、红花各二钱，煎服即效。

妇人乳痈：蒲公英五钱，煎服、渣敷即消。

妇人红崩：棉花子（炒）一两，扁柏叶（焙）三钱，为末，空心每服三钱，酒下，即止。

妇人臁疮：水龙骨（即旧船）、石灰为末，麻油调搽，即消。

妇人白带：干姜、百草霜各五钱，胡椒二钱，为末，每服二钱，酒下即止；又白芷或一二两，用水浸汁，石灰一斤。将白芷放在石灰内，过七日取白芷切片，焙干为末，兑酒服下，即止。

小儿脐风：口含烧酒，对脐吸之，即愈。

小儿惊风：白头蚯蚓斩断，急惊用跳快一段，慢惊用跳缓一段，焙干，朱砂三分，为末，薄荷汤下，神效。

小儿夜啼：青黛、胆星各一钱，为末，水调服，即安。

小儿重舌：竹沥调蒲黄末，敷舌即消，口疮亦治。

小儿肥疮：黄牛皮烧灰，麻油调搽立效，头面热疮亦治。

小儿稀痘：甘草、银花煎老鼠食之，可免痘疹之苦。

痘疹成毒：痘毒，用黄豆捣敷；疹毒，用生芝麻捣敷。均效。

小儿吐乳：苏叶、甘草、滑石蒸服数匙，即止。

治鹅掌风：砂仁、桑叶煎汤，即好。

缠蛇丹毒：蛇皮、雄黄为末，麻油调搽，即好。

蚯蚓肿毒：小儿受蚯蚓毒肿，肾囊如水泡，以鸭血涂之即消。

急救溺死：躺倒提上岸，以锅覆地，将溺人脐对锅脐，脚后稍高，以手托头，水出即活。

急救冻死：布包热灰，频熨心窝，姜汁和酒，温灌即生。若烘以热火、灌以滚汤，必死。

暑中热死：热土圈脐，人尿其中，姜汤、童便乘热灌之。或置日中，或令近火，即活。若睡以凉地，灌以冷汤，必死。

易胎仙方：雄精一块，三四两重，于三月后佩左胁下，可易女胎为男。

验胎神方：径隔三月不行，用川芎为末，艾叶汤空心服二钱，腹微动是有胎，连服不动，则是血疑。

点面黑痣：石灰，放碱水内浸半日，将针刺痣，点上即落。

病人发落：艾叶，煎水洗发，带水梳之，即生。

避瘟疫方：日饮雄黄酒一盏，又棉果、雄黄塞鼻，男左女右。不致相染。

治口臭方：香茹煎汤，漱日即好。

行不痛脚：细辛、草乌、防风、荆芥。为末，放鞋内，日行长路，足不致痛。

白扇错字：生明矾水，新笔蘸错字上，即去。

油墨污衣：滑石炒为末，渗污处，清冷水洗之，即去。

膏药污衣：热豆腐搽，洗之，即去。

烟屎污衣：瓜子仁嚼细，洗之即去，头垢搽洗亦净。

驱虱奇方：白果、百倍为末入浆内，浆之永不生虱。

驱臭虫方：棉花子和硫黄浇熏即无。

驱跳蚤方：樟脑、信石各二钱，鳝鱼骨一两，为末，包放席下，跳蚤绝踪、臭虫永无。

驱老鼠方：火烧粗香，加桃柳枝各七根，信石、狼毒各二钱，房内熏之，永无鼠患。

治瘟牛方：忍冬藤一斤，青木香四两。煎水灌之，即好。

治瘟鸡方：巴豆二粒，打碎和香油灌之，即好。

治疟疾方：常山一钱三分，槟榔一钱三分，艾叶一钱二分，甘草一钱二分。头夜黄昏时用，酒煎向东边吃，吃完就睡，次日可止，如或不止，再吃一贴必止矣。

治赤痢方：黄连、细陈茶、生姜各称五分，水煎吃可止。

治肉疔方：身上生肉疔，芒麻花搽之就好。

治痔疮方：痔疮痛楚难忍，用梓铜树枝叶煎汤洗之；或豨莶草连根煎汤洗之，即效。

治汗斑：密陀僧、硫黄各一钱，研为末，醋调姜搽立消。

治牙痛方：火硝一钱，银珠一钱，冰片三厘。共为末，痛时搽上即效。

止牙齿痛方：痛时以虎毛插痛处，立止痛。

治落眉发方：眉发坠落，用半夏涂之立生。

飞丝入眼：飞丝入眼而肿者，用头上风屑搽之效，珊瑚屑更妙。

烂脚丫方：冰片五厘，白蜡二钱，滑石五钱，轻粉一钱。共研末，敷患处，立好。

竹刺木刺枪入肉：刮人手指甲末，用红枣嚼拌涂之，嚼生粟子涂之。

治蛇咬方：用柜树嫩技，捣碎细烂。贴毒上即愈。

蜂叮痛：以野苋菜捣烂敷贴，即效。

狗咬方：用杏仁嚼如泥，涂伤处即愈。

治积块方：鸡肫皮不要见水，焙干碾末，称五分；陈皮去白，称一钱；砂仁一钱，八分；酒面五钱。晒干，共研为末，每日吃二钱，空心滚米汤调吃。

治乳结方：金银花一两，蒲公英一两。水二碗煎。

治乳痈方：取新鲜蒲公英，连根捣取汁，酒服、渣敷患处，即愈。

两腰患疽名为肾俞：补骨脂（炒）一钱五分，金狗脊（去毛、炒）八分，川芎一钱五分，川杜仲（盐水炒）八分，川断一钱，当归二钱，白芷一钱，净银花一钱，甘草五分，加胡桃（去壳研）一个。水煎，空心服，外又用连须葱白，炒热熨肿处。

解肌汤：广皮一钱，羌活一钱，防风一钱，荆芥一钱五分，葛根一钱，前胡一钱，术通一钱，桔梗一钱，苏叶一钱五分，加葱头三根、姜二片。

小柴胡汤：柴胡一钱，葛根一钱，黄芩一钱，连翘一钱二分，木通一钱，陈皮一钱，花粉一钱五分，砂仁（炒）五分，灯心十根。

活血止痛散：乳香一两，没药一两，白芷一两，川芎一两，当归二两，生地二两，甘草五钱，赤芍一两，丹皮二两。共为末，每服三钱，温酒入童便调下。

腹满如鼓：尺脉细，此寒冷所伤故也。扁豆（炒）二钱，淮药二钱，干姜（炒黄）五分，厚朴（姜汁炒）一钱，广皮八分，茯苓二钱，泽泻八分，炙草（燠炒）五分。

眼睛煎药方：当归二钱，川芎一钱，白芍一钱，川羌一钱，白芷一钱二分，大生地三钱，苍术一钱二分，木贼一钱，蝉退一钱，黄芩一钱二分，加薄荷五分，水煎食后服。又方：白当归二钱，川芎一钱二分，熟地四钱，白芍（炒）一钱，蔓荆二钱，云苓一钱，焦木（真召）二钱，甜党二钱，木贼五分，炙草一钱，加池五分，花术五分。

眼睛煎药方：白芷一钱二分，荆芥一钱，蔓荆一钱，木贼八分，防风八分，归尾八分，红花八分，甘菊八分，谷精一钱，蝉退八分，薄荷一钱，加红苋菜一钱八分，捣同煮。又方：防风八分，当归八分，荆芥七分，生地一钱，赤芍一钱，蔓荆子六分，连翘八分，丹皮八分，红花三分，薄荷七分，车前一钱，蝉退八分，白菊花八分，甘草三分，用葱白三寸，灯心五寸，桑树叶五片。又方：大熟地三钱，密蒙花八分，白蒺藜一钱，当归一钱，蝉退一钱，谷精八分，枸杞二钱，石蟹一钱，炙草一钱，加桑叶五片。又方：小生地三钱，赤芍一钱五分，川芎一钱，白茯苓一钱二分，谷精草一钱，木贼草一钱，归尾八分，红花三分，甘草八分，加白蒺藜一钱二分。

小儿起惊：胆星一钱（天南星亦可），天麻八分，防风八分，杏仁七粒，甘草五分，苏子八分，半夏一钱，陈皮八分，前胡一钱，桔梗八分，加姜二片。

膏药方：大黄二两，川柏二两，轻粉一两，乳香五钱，水粉四两，蓖麻子五十粒，当归一两，小生地一两，没药五钱，麻油半斤。

健脾末药方：白茯苓一两，赤苓一两，山药一两，苡仁一两一钱，扁豆一两，鸡金八钱，谷虫八钱，神曲八钱，楂肉一两，谷芽一两，炙草五钱，使君子五钱，为末，米汤下二钱。

治脾虚停滞：红党参三钱，茯苓一钱五分，山药一钱五分，炙草八分，楂肉一钱，谷芽一钱五分，扁豆五分，砂仁五分。

半日清凉方：青皮一钱五分，柴胡一钱，厚朴一钱，神曲一钱，半夏一钱，黄芩八分，香附八分，木通八分，陈皮八分，甘草二分，加姜一片。

长春膏：冬青子（取自然汁）一碗，生地黄（取汁）一盏。二味慢火熬至半碗，入冬蜜半盏，再煎一沸，又入薄荷末、朴硝各半两，用绵绞滤渣清，瓷器盛之，勿使气出。

用点眼昏方：用黑羊肝一副，蒸熟去外膜，不见铁，用竹刀切片，去内筋膜，晒干，再用黄连四两，净甘家菊花四两，枸杞子一斤，共干研末，蜜丸梧桐子大，每服三十四丸，空心盐酒下。

石胆治眼：用鸡子一个，置于大萝卜内，合为埋于土内，待抽生菜叶，取出鸡子，点眼复明。

治冷风及冷箭方：当归、赤芍、乳香、没药、连翘、金银花、天花粉、皂角刺、牛膝。以上各一钱，水煎服，忌油盐酒，三日服三剂，即愈。

治无名肿毒方：穿山甲（蛤粉炒黄）三大片，甘草节、防风、没药（同乳香一样制）、赤芍、香白芷各六分，归尾、乳香（用箭箬皮火炙去油）各一钱，金银花、陈皮各二钱，贝母、天花粉、皂角刺各八分。如在下身，加牛膝八分，用生酒一大碗、水一大碗合煎，立试立效，或用两剂，无不神效。

急救丹方：小儿急慢惊风，及中不语，可用洗面肥皂一丸，热水一碗，捣化吃下，超死回生，立验。若香皂多年黑硬者及洗（用）过者，并不可用。其服砒毒之人，眼睛微红，指甲不黑，肚中作痛，用此肥皂吐出干净。如再痛者，加粪清立效。并治自缢及落水，口闭不开，气有未尽，用此肥皂亦能救命。

治杨梅与轻粉漏奇方：川归五钱，雄黄四钱，白及一两，白蔹一两，海螵蛸一两，枯矾一两，麝香四钱，射干四钱，乳香四钱，没药四钱，水银二钱，冰片四分，黄丹四钱。上为末，米粉丸如黍粒大，朱砂为衣，日进三服，每服一分三厘，用土茯苓汤下，忌酒色茶醋并猪肉发气之类，七日见效，浑身全愈，屡试果验。但愈后极要忌口，周年之后可也。其土茯苓须要四五十斤，三时用为汤汁服药。据云，药如金价，须宜珍重。

治心气痛仙方：木香、栀子各五钱，千年老鼠屎七个，草药酒煎服。一名紫贝天葵，百发百中。又：五灵脂一钱，栀子十五个，川芎一钱，乳香、没药各三钱，共为末，用生姜汤泡，调作两次服。此方点药，要多些为末，好照分两，系德具县李见寰先生传者。

治蛇咬神方：天星草一味，将草捣碎，用好酒同煎，滚服下即好。其草不可见铜铁锡器，本器不妨。又方：用青油浸灯草，咬处烧熏，再用鸡粪合酒即好。

治骨梗喉内仙方：铁甲威灵仙（即穿山甲）三钱，研末。沙糖共酒煎，糖西两，酒二注。请君用一碗，治骨软如绵。

治诸毒初发：不过二三服即消，兼治帘疮。倒抓刺（烧灰存性）、雄黄一钱，共为细末，每用四钱，酒调服。如疮口破烂，以前药加血竭，轧掺之痛加乳香、没药，收口加龙骨。

刺皮膏：皂角刺、倒抓刺、凿刺各烧灰，同煎服，加减此二分。试验如神，用之万无一失也。

治难产催生：用独核肥皂烧灰存性，每服半分，温酒服一服，不来（娩）二服衣下。治紫癜、白癜，用附子、雄黄各等分，用生姜自然汁调搽。

万安丸：此方补下，起阴发阳，安魄定魂，开三焦，消五谷，益精气，除心中虚热、明目，无所不治。补益气多，能老如童颜，延寿之药也。苁蓉四两，干薯芋、五味子各二两半，杜仲（炒）三两，牛膝（酒浸）、菟丝子（酒浸）、赤石脂（煨）、白茯苓（去皮）、泽泻、山株梗（去核）、巴戟（去心）、熟地黄各二两，附子（去皮）二钱，牡丹皮（去骨）、官桂（去粗皮）各一两，另用苁蓉末半斤，酒熬膏和丸，如梧桐子大，每服五十丸，空心温酒服，忌盐、陈醋之物。服七日，四肢光泽、唇赤貌润，手足热，声音响，是其验也。十日后，长肌肉。其药通中入脑鼻。辛酸不可怪也。又加减法：若要肥，加敦煌石膏二两；失狂多忘，加远志一两；若少津，加柏子仁一两；若阴下湿痒，加蛇床子一两；若进房事，加鹿茸（去毛、酥炙）二两。

治红白痢：陈皮（去白）二两，厚朴（用姜制）二两，白豆仁一两，砂仁一两，苍术（制过）二两，神曲（生姜自然汁和曲为饼，晒干复为末）四两，粉甘草三两，麦月三两。共为末，白痢，生姜汤下；红痢，自然汁下；吐泻，生姜汤下（红先）；白先，用车前草汁，后用生姜汤。

治男妇闪腰：用酒曲二两，烧烟尽，好酒两钟，热服出汗，即止。

合掌丸治疮：樟脑二钱，水银二钱，枯矾三钱，木鳖子（去壳）八个，大枫子（去壳）八个，油核桃（去壳）七个，腌猪油一两。共捣为丸，随时手掌搓喷为妙。

秃鸡丸，暖精育子神效：胆苁蓉（酒缓）、菟丝子、蛇床子、五味子各一两，益母五钱，山药三钱。以上共为末，炼蜜丸梧桐子大，每服卅丸，空心酒下。

治难产奇方：用杏仁一粒，滚水去衣，剖开，左写日字，右写月字，仍合起，用微麻筋札定，黄酒送下即产。

治女人血出崩立止效方：用远年褒衣，剪领上见人汗气者，烧灰存性，以麻油拌匀，对时酒煎服立止。不吃酒者，水煎亦可，后补药二三贴。

补药方：归身二钱，川芎一钱五分，熟地四钱，白芍二钱，益母一钱，白术三钱，厚朴八分，阿胶二钱，茯苓二钱，陈皮一钱，甘草八分。虚甚者加人参、黄芪一钱。
又方：用多年陈葫芦，打碎，烧灰存性，研细，空心打酒送下，酒须用好酒。

产后浮肿：用荷叶烧灰存性，研细末，酒调下。

红验保胎方：凡妇人怀孕，忽腹痛堕，名曰小产。嗣后受胎，势必又堕。宜于有孕一二个月之后，照方服之，甚效。自苎丝二钱，建莲（去心）十粒，白糯米一撮。同煎成粥，取去苎丝，每早晨食之，至九个月胎安，无虑矣。

治霍乱吐泻方：用杉树放在屋外，日晒雨打者，取其粗壳内细度一把，加陈棕三钱，水煎，吃一大碗，睡一觉。不论有汗无汗，皆好。取木桥上皮更好。

治乳痈三五日上立消效方：蒲公英草捣碎，连根滚酒泡服，移时即止痛，服后消散，盖暖睡。

治九种心痛良方：用贴肿毒膏药，买二两来，以细夏布两块，做成二大膏药，再以硫黄二两，研极细末，撒于二膏药上，火烘煸黄，尽贴于心前、心后二处。若是气则散去，血则流行，虫则解下，寒则暖，火则降，其妙无穷。若身体虚瘦甚者，只用前心膏药一个，硫黄一两，痛止。

治痢疾丹方：取棉花梗上所开之花的数小枝，同头遍茶芽细谷雨二钱，同煎服，大人用一二钟，小人（儿）用一钟止。后即以五倍子煨黑，同粘米磨粉做粿吃。

赤白痢疾：用包丝花，煎酒服之，立效。

水泄方：车前子（焦炒）一钱，为细末，汤服下。

痢疾并水泻同用方：地洞蜂连根、花、梢取来捣碎，入水煎，红用井水煎服，白用井水并河水煎服。若水泄，用河水煎服。

噤口痢：石莲子、川连、木香等分为末。白，姜汤下；红，滚水下。

蛊胀并痢疾方：一名阿弥陀佛丸。用巴豆一百二十粒，黑豆二两，杏仁（去皮、尖）一百二十粒。用麦麸（炒黄色）半升，三味共细末，用醋面糊丸，如梧桐子大，人大每用十一丸，人小服七丸，以泄为度。红，甘草汤下，白，姜汤下。

疝气大小子：雄黄、朱砂、乳香、没药、冰片。用鸡子一个，取小眼，将前药研细，入内调匀，饭上蒸熟吃。

烂眩眼：铜青（研细）一钱，炉甘石三分。用福建银罐煅过，烧红为末。

心疼方：明矾二钱，饭糊丸，白汤送下效。

寒湿疮方：大枫子（去壳，槌极细）六十个，硫黄三钱，共末。用鸡子一个，真麻油一大钟，先将鸡子打碎，入油煎透，去渣，再下前药末，滚一二沸，取起搽上，即好。

痔疮方：用去渣滚熟豆腐花一碗，砂糖一两，和匀，空心下，常吃自好。

鸡冠痔方：胆矾一钱，面二钱做饼，包胆矾，烧灰存性，为末，敷上。

肿毒正起：桑树根、楝树根、杉树根，各取皮剁碎，用瓦二片对盖，用火烧烟熏肿处，即散。

洗疮良方：取腊雪于大瓶，将萝卜捣碎，同入瓶内，安于土中，四十九日取出，充水洗疮。立效。

经验救急良方：凡男女心腹绞痛，不得吐泻者，名干霍乱，俗名绞肠痧。须臾杀人，用滚汤半茶钟，井水半茶钟，名阴阳水，调白矾末二钱探吐，去其暑毒。或用热童便，将盐熬，调饮亦可。更刺委中穴及十指近甲处，刺出血更妙。勿与谷食，即饮米汤下咽亦死。

误伤急救：凡人或跌或打，损伤在胸膈不食者，以生猪肉切成细末，将温水送下一钱，即思食。凡人或跌或打。胁破肠出，急以油沫入，煎人参、枸杞汁淋之，连食羊肾粥十日愈。或以冷水喷其面，更妙。凡人刀斧伤指断者，将苏木末敷，用蚕茧裹数日，即愈如故。

一切中毒急救良方：凡中砒霜毒，刺活羊血服。或饮宿粪青，或捣乌桕树根汁服，或持绿豆汁服，皆验。或用降香末四两，浓煎服之亦效。凡中盐卤毒，纵饮生豆腐酱，即解。凡中水银毒，以炭末煎汁解之。凡中河豚毒，胡麻油、大豆汁、橄榄汁并解。凡中铅粉毒，以麻油调蜂蜜，入饴糖与服。凡中白果毒，将木香滚水磨汁，入麝香少许，服之即解。或将白果壳捣烂煎服。凡误食金银器，将陈大麦去芒刺，炒研作粉，用黄糖少许拌食，一日三次，每服一盏，三四日解下。仅可吃饭粥、大荤，不可吃汤水。又误吞针者，煮蚕豆同韭菜食，自下。凡被人咬伤，若牙黄入内不出，必烂毒难愈，重者伤命，轻者被咬处必成痼疾，速用人尿浸二三时许，待其牙黄毒出，然后以龟板炙灰，敷之即愈。凡人被蛇咬伤，急于上下伤处札缚，使毒不走散，随浸粪缸内，食蒜饮酒令饱，使毒不攻心。又方：将贝母为末，酒调，尽醉饮之。顷久，酒逢伤处，化水流出。候水尽，以艾圆炙之，或再用去毒药敷之。

通瘀煎：归尾三钱，山楂一钱，香附二钱，红花一钱，乌药二钱，青皮一钱五分，广木香七分，泽泻一钱五分。水煎且饮酒。

决津煎：当归三钱，泽泻一钱五分，淮牛膝一钱，肉桂八分，熟地三钱，乌药一钱五分，干姜八分，香附一钱，红花八分。水煎。

产后：防风一钱，归尾一钱，桂皮一钱，红花二钱，五加皮一钱。吃一二剂，加牛膝一钱。又方：当归三钱，熟地五钱，芍药二钱，川芎一钱五分，柴胡一钱，紫苏二分。

烧热：熟地五钱，当归三钱，炙草一钱，炮姜八分，附片一钱，苍术一钱，柴胡一钱，川芎一钱。吃一剂。

月水不通：甜党三钱，当归头二钱，砂仁八分，蒸术二钱，广皮一钱，厚朴（姜汁炒）一钱，炮姜八分，甘草（炒）五分。

调经方：当归一钱五分，官桂八分，泽兰叶一钱，红花五分，川芎八分，青皮八分，香附子一钱五分，元胡一钱，益母草八分，乌药八分，加艾叶八分。

异传不出天花经验奇方：天麻子（去壳衣、拣肥大者）三十粒，朱砂（拣明透者）一钱，麝香（拣真净者）五粒。用上药三味，先将朱砂、麝香研极细末，后入天麻子共研成膏，于五月五日午时擦小儿头顶心、前心、背心、两手心、两脚心、两臂弯、两胁共十三处，俱要擦到，不可短少。擦如钱大，勿使药有余剩，擦后不可洗动，听其自落。本年擦过一次，出痘数粒；次年端午再擦一次，出痘三粒；再次年端午再擦一次，永不出痘。如未过周岁小儿，于七月七日、九月九日依法擦之，更妙。男女治法皆同，传方之家不出天花三世矣。

经验疟疾方：此方得自都门，初不深信，后值敝处患者甚多，乃如法治之，效验若神，即立愿施药二十余年矣。此方不敢私秘，刊刻以公于世，唯愿同志者多刊广布，福有攸归，幸勿轻而忽之。真川贝（去心、研极细末）六两，生半夏（研极细末）六两。五月五日午时和合，铜锅微炒至嫩黄色，冷定，装入瓷瓶，勿令泄气。每服一分五厘，生姜汁一三匙，和药隔水炖热。在疟未来，先一时服之即愈，重者再服一次。愈后戒发物及鸡蛋、南瓜、芋艿等二三月，勿至再发耳。

安胎催生方：李氏存仁家传。凡遇妇人怀孕三五个月，或感冒寒热，胎动不安，及未足月之对，服之即安。如足月当产，不论体之强弱、年之老少，服之即产，其效如神。当归一钱，贝母八分，黄芪八分，紫苏六分，枳壳六分，黄芩五分，白芍一钱，甘草二分，厚朴五分，藿香三分，蕲艾三分，菟丝子一钱。四分以上作一贴，用白水二碗煎熟，热服一二剂或三四剂，自然快生顺产，母子两全。但此药产后切不可服，慎之慎之。此方要以戥子照等分称过方效。不可任意手撮。生下孩儿之后，此药一滴不许入口。曾有误服致不便者，致嘱致嘱。歌曰：当归一钱，芪贝八分，苏壳六分，丝一钱四分，白芍一钱，芩朴五分，藿艾三分，甘草二分。

产后胎衣不下用后方即下：用无名异（为末）三钱，即漆匠所用煎油的千子是也，以鸭蛋白调匀碗贮，次用老米醋一茶杯，热滚和药同服，其胎衣即缩如秤锤样。如或不下，不必惊惶，再服前药三钱，万无一误。

又益母丸：专治胎前产后脐腹作痛，服之即安。益母草（取紫花方茎者）八两，川当归、赤芍、木香各一两。其益母草不犯铁器，切碎风干，各为细末，炼蜜为丸如弹子，照后汤引，嚼下一丸。

——胎前脐腹刺痛，胎动不安，下血不止，用米汤或秦艽、当归，煎汤下。

——胎前产后脐腹作痛作声，或寒热往来，状如疟疾者，米汤下。

——临产并产后，各先用一丸，童便入酒下，能安魂定魄、调顺血气、诸痛不生，并可催生。以上三方，经试效验。李氏祖传万无一失，更期广相传布。

一方：益母草半斤，川芎、赤芍、当归、广木香各一两。制为末，炼蜜为梧桐子大，每服五十丸，用好酒或童便、酒，早间送下，服之百日内有孕。其效如神。

凡小儿初生下地，即不啼哭，奄奄如死者，急看喉间悬壅前上腭有一泡，速用指甲刺破，急以帛拭去恶血，勿让咽下，即能通声啼哭。

凡小儿初生，气绝不啼，急用绵絮包裹，抱在怀中，未可断脐带，将胞衣置炉炭中烧之，捻大纸条蘸油点火，于脐带下熏之，盖脐带连儿腹，熏时有火气由脐入腹，更以热醋汤烫洗脐带，须臾气回啼哭，方可洗浴断脐带。

凡小儿初生啼哭不出者，须看舌下，若连舌如石榴子。速以指甲摘断之，或用芦苇削作刀割之，微有血出即愈。若舌下血出多者，将乱发烧灰，同猪脂少许相和涂。

若小儿齿根有黄筋两条，以芦苇削作刀割断，猪乳点为妙。如见口难开，先点猪乳。小儿初生不小便者，急用葱白四寸四破之，以乳半盏，煎两沸灌下。

凡小儿初生，大小便不通，腹胀欲绝者，急令妇人以温水漱口，咂儿前后心，并脐下及手足心共七处，以红赤色为度，即通。

万金不传遇仙丹：专治胎前难产，历经验过。凡产妇累日不下，危急之至。蓖麻子（去壳）十四粒，明朱砂一钱五分，雄黄一钱五分，蛇蜕（烧存性）一尺。共研细末，用浆水饭和丸，如弹子大，先用椒汤淋涤产妇脐下，然后将药一丸放于脐中，用纸数重，覆以阔帛束之。若儿头生下，急取去之。

立圣丹：凡产难危急者。用寒水石四两，二两生用，二两煅赤，同研细末，入朱砂五钱，同研如深桃花色。每用三分，井花水调如薄糊，以纸花剪如杏叶大摊上，贴脐心，候干再易，不过三上即产，横生、倒生、死胎皆验。

凡产血晕，不省人事。用五灵脂二两（半生、半炒）为末，每服一钱，白滚汤调下。如口噤者，快开灌之，入喉即愈。

凡有倒产，儿足先下者，因儿在腹中不能得转，故脚先出来，谓之逆生。须臾不救，母子俱亡。若令产母仰卧，令收生之妇推足入去，一恐奇母惊，二恐救生者非精良妙手，反致伤人性命。不若用法，以小绢针于儿脚心刺三五刺，用盐少许涂刺处，即时顺生。又法：盐涂儿足，以指甲搔之，并以盐摩母腹上，即顺。

凡产妇中风，不省人事、口吐涎沫、手足瘛疭，用归身、荆芥等分为末，每服二钱，水一盏，酒少许，童便少许，煎七分，灌之咽即愈。

大补元煎：治男、妇血气大坏，精神失守，危急等症。此回天转化、救本培元第一要方；此方与后右归饮出入互思。人参（补气、补阳以此为主，少则用一二钱，多则用一二两），山药（炒）二钱，熟地（补精、补阴以此为主，少则二三钱，多则二三两），杜仲二钱，当归（泄泻者去之）三钱，山茱萸（如畏酸、吞酸者去之）一钱，枸杞二三钱，炙草一二钱。水二钟，食远温服。如元阳不足多寒者，于本方加附子、肉桂、炮姜之类，随宜用之；如气分偏虚者，加黄芪、白术；如胃口多滞者，不必用；如血滞者，加川芎，去山茱萸；如滑泄者，加五味、故纸之属。

左归饮：此壮水之剂也，凡命门之阴衰阳盛者，宜此方加减主之。此一阴煎、四阴煎之主方也。熟地（或三钱，或一二两），山药二钱，枸杞二钱，炙草一钱，茯苓一钱五分，山茱萸（畏酸者不用）一二钱。水二钟煎，食远服。如肺热而烦者，加麦冬二钱；血滞者，加丹皮二钱；心热而燥者，加元参二钱；脾热易饥者，加芍药二钱；肾热骨蒸、多汗者，加地骨皮二钱，血热妄动者，加生地二三钱；阴虚不宁者，加女贞子二钱；上实下虚者，加牛膝二钱，以导之；血热而燥者，加当归二钱。

右归饮：此益火之剂也，凡命门之阳衰阴盛者，宜此方加减主之。此方与火补元煎入互用。如治阴盛格阳、真寒假热等症，加泽泻二钱。煎成，用冷水浸凉，服之尤效。熟地（如前方山药炒）二钱，山茱萸一钱，枸杞二钱，炙甘草二钱，杜仲（姜制）二钱，肉桂一二钱，制附子一二钱。水二钟，食远温服。如气虚血脱、或厥、或昏、或汗、或晕、或虚狂、或短气者，必大加人参，随宜用之；如火衰不能生土，为呕哕吞酸者，加炮干姜二三钱；如阴衰中寒、泄泻腹痛者，加人参、肉豆蔻，随宜用之；如小腹多痛者，加吴茱萸五七分；如淋滞不止，加破故纸一钱；如血少血滞、腰膝软痛者，加当归二三钱。

男妇通用方：大原支（清水煮极熟）八两，甘杞子（酒炒）四两，菟子饼（酒炒）四两，淮山药（乳炒）三两，归身（酒炒）三两，萸肉（酒炒）二两，云苓（乳炒）三两，杜仲（姜汁炒）四两。各制为细末，炼蜜为丸，如弹子大。每早嚼服五丸，白汤过口。

五福饮：凡五脏气血亏损者，此能兼治之。人参（心，随宜）、熟地（肾，随宜）、当归（肝，随宜）二三钱，白术（肺，炒）一钱五分，炙草（脾）一钱。水二钟，煎七分，食远温服。或加生姜三五片。凡治气血俱虚等症，以此为主；或宜温者，加姜、附；宜散者，加升麻、柴、葛，左右逢源，无不可也。

七福饮：治气血俱虚，而心脾为甚者。即前方加枣仁二钱，远志三五分，制用。

一阴煎：治水亏火胜之剂。凡肾水真阴虚损而脉证多阳，虚火发热及阴虚动血等症；或疟疾、伤寒屡散之后，去汗既多，脉虚气弱而烦渴不止、潮热不退者。此以汗多伤阴，水亏而然也，用此加减主之。生地二钱，熟地三五钱，芍药二钱，麦冬二钱，甘草一钱，牛膝一钱五分，丹参二钱。水二钟，煎七分，食远温服。如火盛躁烦者，入真龟胶二三钱，化服；气虚者，间用人参一二钱，心虚不眠、多汗者，加枣仁、当归一二钱；如汗多烦躁者，加五味子十粒或加山药、山茱萸；如见微火者，加女贞子一二钱；虚火上浮或吐血或衄血不止者，加泽泻一二钱，茜根二钱，或加川续断一二钱，以涩之，亦妙。

加减一阴煎：治证如前而火之甚者，宜用此方。生地二钱，熟地三五钱，地骨皮一钱，芍药二钱，炙甘草五七分，麦冬二钱，知母一钱。水二钟，煎服。如躁烦热甚、便结者，加石膏二三钱；小便热涩者，加栀子一二钱；火浮于上者，加浮泻一二钱，黄芩一钱；血燥血少者，加当归一二钱。

秘传走马通圣散：治伤寒阴邪初感等症。此方宜用于仓卒之时，其有质强而寒甚者，俱可用。麻黄炙草各一两，雄黄二钱。上为细末，每服一钱，热酒下，即汗；或加川芎二钱。

二阴煎：此治心经有热，水不制火之病（故曰二阴），用此方主之。生地二三钱，麦冬二三钱，枣仁二钱，生甘草一钱，玄参一钱五分，黄连一二钱，茯苓一钱五分，木通一钱五分。水二钟，加灯草二十根或竹叶亦可，煎七分，食远温服。如痰胜热甚者，加制胆星一钱，或天花粉一钱五分。

三阴煎：治肝脾虚损，精血不足。凡中风，血不养筋及疟疾汗多，邪散而寒热尤不能止，是少阳、厥阴阴虚少血之病，微有火者，宜一阴煎；无火者，宜此主之。当归二三钱，熟地三五钱，炙草一钱，芍药（酒炒）二钱，枣仁二钱，人参（随用）。水二钟，煎服。如呕恶者，加生姜三五片；汗多烦躁者，加五味子十四粒；汗多气虚者，加黄芪一二钱；小腹隐痛，加枸杞二三钱；如有胀闷，加陈皮一钱；如腰膝、筋骨无力，加杜仲、牛膝。

四阴煎：此保肺金精之剂。治阴虚劳损、相火炽盛、津枯烦渴、咳嗽止衄、多热等症。生地二三钱，沙参二钱，麦冬二钱，甘草一钱，白芍二钱，茯苓一钱五分，百合二钱。用水二钟，煎七分，食远温服。如夜热盗汗，加地骨皮一二钱；如痰多气盛，加贝母二三钱，阿胶一二钱，天花粉亦可。如金水不能相滋而干燥喘嗽者，加熟地三五钱；如汗多不眠、神魂不宁，加枣仁二钱；多汗兼渴，加北五味子十四粒；如热甚者，加黄柏（盐水炒用）一二钱，或元参亦可，但分上下用之；如血燥经迟，枯涩不止者，加牛膝二钱；如血热吐衄，加茜根二钱；如多火便燥，或肺干咳咯者，加天门冬二钱，或加童便亦可；如火载血上者，去甘草，加炒栀子一二钱。

五阴煎：凡真阴亏损、脾虚失血等症，或见溏泄未甚者，所重在脾（故曰五阴），忌用润滑，宜此主之。熟地五七钱，山药（炒）二钱，扁豆（炒）二三钱，炙草一二钱，茯苓一钱五分，芍药（炒黄）二钱，五味子二十粒，人参（随用），白术（炒）一二钱。水二钟，加莲肉（去心）二十粒，煎服。

大营煎：治真阴、精血亏损及妇人经迟血少、腰膝筋骨疼痛，或气血虚寒、心腹疼痛等症。当归三五钱，熟地五七钱，枸杞二钱，炙草二钱，杜仲二钱，牛膝一钱五分，肉桂一二钱。如寒滞在经，气血不能流通，筋骨疼痛之甚者，必加制附子一二钱，方效；如带浊腹痛者，加故纸（炒用）一钱；气虚者，加人参、白术；中气虚寒、呕恶者，加焦姜一二钱。

小营煎：治血少阴虚，此性味平和之方也。当归二钱，熟地二三钱，芍药（酒炒）二钱，山药（炒）二钱，枸杞二钱，炙草一钱。如营虚于上而为惊恐怔忡、不眠多汗者，加枣仁、茯神各二钱；如营虚兼寒者，去芍药，加生姜；如气滞有痛者，加香附子一二钱，引而行之。

补阴益气煎：此补中益气之变方也。治劳倦伤阴、精不化气或阴虚内乏，以致外感不解、寒热疟疾、阴虚便结不通等症。凡属阴气不足而虚邪外侵者，用此升散，无不神效。人参二三钱，当归二三钱，熟地五钱，山药（酒炒）二三钱，陈皮一钱，炙草一钱，升麻（火浮于上者不必用）三五分，柴胡（无外邪者不必用）一二钱。水二钟，加生姜六七片，煎八分，食远温服。

举元煎：治气虚下陷、血虚血脱、亡阳垂危等症，有不宜归、熟等剂，而但宜补气者，以此主之。人参、黄芪（炙）各三五钱，炙草一二钱，升麻（炒用）五七分，白术（炒）一二钱。水一钟半煎，温服。如兼阳气虚寒者，桂、附、干姜随宜佐用；如兼滑脱者，加乌梅二个或文蛤七八分。

贞元饮： 熟地黄七八钱（甚者一二两），炙草一三钱，当归二三钱。水二钟，煎八分，温服。如兼呕恶或恶寒者。加煨姜三五片；如气虚脉微甚极者，急加人参随宜；如肝肾阴虚，手足厥冷，加肉桂一钱。

当归地黄饮： 治肾虚腰膝疼痛等症。当归二三钱，熟地三五钱，山药二钱，杜仲二钱，牛膝一钱五分，山萸一钱，炙草八分。如下部虚寒，加肉桂二钱；甚者，加附子；如多带浊，去牛膝，加金樱子二钱，或加故纸一钱；如气虚者，加人参一二钱，枸杞二三钱。

济川煎： 凡病涉虚损而大便闭结不通，则硝、黄攻击等剂必不可用；若势有不得不通者，宜此主之。此用通于补之剂也，最妙、最妙。当归三五钱，牛膝二钱，肉苁蓉（酒洗去碱）二三钱，泽泻一钱五分，升麻五分，一钱，枳壳（虚者不用）一钱。水一钟半煎，食前服。如气虚者，但加人参，无碍；如有火，加黄芩；如肾虚，加熟地。

归肾丸： 治肾水真阴不足，精衰血少、腰酸脚软、形容憔悴、遗泄阳衰等症；此左右归丸之次者也。熟地八两，山药四两，山茱萸肉四两，茯苓四两，当归三两，枸杞四两，杜仲（盐水炒）四两，菟丝子（制）四两。炼蜜，同熟地膏为丸，桐子大，每服百余丸。饥时，或滚水或淡盐汤送下。

养元粉： 大能实脾养胃气。糯米（水浸一宿，沥干、浸水炒熟）一升，山药（炒）、芡实（炒）、莲肉各三两，川椒（去目及闭口者，炒出汗，取红末）二三钱。上为末，每日饥时以滚水一碗，入白糖三匙化开，入药末二至三两调服之；或加四君、山楂肉一二两更妙。

蟠桃果： 治遗精虚弱，补脾滋肾最佳。芡实（炒）一斤，莲肉（去心）一斤，胶枣肉一斤，熟地一斤，胡桃肉（去皮）二斤。上以猪腰六个，掺大茴蒸极熟，去筋膜。同前药末捣成饼，每日服二个。空心食前，用滚白汤或好酒一至二钟，送下此方。凡人参、制附子俱可加用。

王母桃： 培补脾肾，功力最胜。白术（用冬术腿片，味甘者佳，苦者勿用，以米泔浸一宿，切片炒）、大怀熟（蒸、捣），上二味等分；何首乌（九蒸）、巴戟（甘草汤浸，剥炒）、枸杞子，上三味份减半。上为末，炼蜜捣丸，龙眼大，每用三至四丸，饥时嚼服，滚汤送下，或加人参，其功尤大。

金水六君煎： 治肺肾虚寒、水泛为痰，或年过阴虚、血气不足、外受风寒、咳嗽、呕恶多痰、喘急等症神效。当归二钱，熟地三七钱，陈皮一钱五分，半夏二钱，茯苓二钱，炙草一钱。水二钟，生姜三至七片，煎七至八分，食远温服。如大便不实而多湿者，去当归，加山药；如痰盛气滞、胸肺不快者，加白芥子七八分；如阴寒盛而嗽不愈者，加细辛五七分；如兼表邪寒热者，加柴胡一二钱。

六安煎：治风寒咳嗽及非风初感、痰滞气逆等症。陈皮一钱五分，半夏二三钱，茯苓二钱，甘草一钱，杏仁（去皮尖，切）一钱，白芥子（老年气弱者不用）五七分，加生姜三五片煎服。凡外感风邪，咳嗽而寒气盛者，多不易散，加北细辛七分、一钱；若冬月严寒，邪甚者，加麻黄、桂枝亦可；若风胜而邪不甚者，加防风一钱，或苏叶亦可；如头痛鼻塞者，加川芎、白芷、蔓荆子皆可；如兼寒热者，加防风、苏叶；如风邪咳嗽不止而兼肺胃之火者，加黄芩一二钱，甚者，再加知母、石膏，所用生姜只宜一片；凡寒邪咳嗽、痰不利者，加当归二三钱，老年者尤宜用；若气血不足者，当以金水六君煎与此参用，非风初感、痰胜（甚）而气不顺者，加藿香一钱五分；兼腹满者，加厚朴一钱，暂开痰气，然后察其寒热虚实而调补之；若气虚猝倒及气平无痰者，皆不可用此。

和胃二陈煎：治胃寒生痰、恶心呕吐、胸膈满闷、嗳气等症。炮姜二钱，砂仁四五分，陈皮、半夏、茯苓各一钱五分，炙草七分。水煎，不拘时温服。

苓术二陈煎：治痰饮水气，停蓄心下，呕吐吞酸症。猪苓一钱五分，白术一二钱，泽泻一钱五分，陈皮一钱，半夏二三钱，茯苓一钱五分，炙草八分，炮姜一二钱。如肝肾兼寒者，加肉桂一二钱。

和胃饮：治寒湿伤脾、霍乱吐泻，及痰饮水气、胃脘不清、呕恶胀满、腹痛等症，此即平胃散之变方也。凡呕吐等症多有胃气虚者，一闻苍术之气亦能动呕，故以干姜代之。陈皮、厚朴各一钱五分，泡姜一二钱，炙草一钱。水煎温服。此方凡藿香、木香、丁香、茯苓、半夏、扁豆、砂仁、泽泻之类皆可随宜增用之。若胸腹有滞而兼时气寒热者，加柴胡。

排气饮：治气逆、食滞、胀痛等症。陈皮一钱五分，木香七分、一钱，藿香一钱五分，香附二钱，枳壳一钱五分，泽泻二钱，乌药二钱，厚朴一钱。水煎热服。如食滞者，加山楂、麦芽各二钱；如寒滞者，加炮姜、吴萸、肉桂之属，如气逆甚者，加白芥子、沉香、青皮、槟榔之属；如呕而兼痛者，加半夏、丁香之属；如痛在小腹者，加小茴；如兼疝者，加荔枝核，煨熟捣碎，用二至三钱。

大和中饮：治饮食留滞、积聚等症。陈皮一二钱，枳实一钱，砂仁五分，山楂二钱，麦芽二钱。水煎，温服。胀甚者，加白芥子；胃寒无火或恶心者，加炮姜一二钱；疼痛者，加木香、乌药、香附之类；多痰者，加半夏。

小和中饮：治胸膈胀闷，或妇人胎气滞满等症。陈皮一钱五分，山楂一二钱，茯苓一钱五分，厚朴一钱五分，甘草五分，扁豆（炒）二钱，加生姜三五片，水煎服。呕者，加半夏一二钱；胀满气不顺者，加砂仁七八个；火郁于上者，加黑栀子一二钱；妇人气逆血滞者，加苏根、香附之属；寒滞不行者，加干姜、肉桂之属。

大分清饮：方在寒阵五。

小分清饮：治小水不利、湿滞肿胀、不能受补等症。此方主之。茯苓三钱，泽泻三钱，薏苡仁二钱，猪苓三钱，枳壳一钱，厚朴一钱。水煎，食前服。阴虚不能达者，加生地、牛膝各二钱；如黄疸者，加茵陈二钱；无内热而寒滞不行者，加肉桂一钱。

解肝煎：治暴怒伤肝、气逆胀满、阴滞等症。如兼肝火者，宜用化肝煎。陈皮、半夏、厚朴、茯苓各一钱五分，苏叶、芍药各一钱，砂仁七分，加生姜三五片，水煎服。胁肋胀痛，加白芥子一钱；胸膈气滞，加枳壳、香附、藿香之属。

二术煎：治肝强脾弱、气泄湿泄等症。白术（炒）二三钱，苍术（米泔浸炒）一二钱，芍药（炒黄）二钱，陈皮（炒）一钱五分，炙草一钱，茯苓一至二钱，厚朴（姜汤炒）一钱，木香六至七分，炮姜一二钱，泽泻（炒）一钱五分。水煎，食远服。

扫虫煎：治诸虫上攻，胸膈作痛。青皮一钱，小茴（炒）一钱，槟榔、乌药各一钱五分，细榧肉（敲碎）三钱，吴萸一钱，乌梅二个，甘草八分，朱砂、雄黄（俱为细末）各五分。将前八味，用水一钟半，煎八分，去渣，随入后二味，再煎三四沸，搅匀，徐徐服之。如恶心作吐，加炒姜一二钱；或先啖牛肉脯少许，候一茶顷，顿服之更妙。

十香丸：治气滞、寒滞、诸痛。木香、沉香、泽泻、乌药、陈皮、丁香、小茴、香附（酒炒）、荔核（煨炭）各等分，皂角微火烧烟尽，为末，酒糊丸桐子大者，磨化服。丸桐子者，汤引下，㿗疝之属，温酒下。

芍药枳术丸：治食积胀满及小儿腹大，腹满时常疼痛，脾胃不和等症，此方效之。枳术丸其效如神。白术（麸炒）二两，赤芍（酒炒）二两，枳实（麸炒）一两，陈皮一两。荷叶汤煮黄老米粥为丸，桐子大，米饮或白滚汤，任下百余丸。如脏寒，加干姜、炒黄芪一至二两；如脾胃气虚，加人参一至二两。

疮术丸：治寒湿在脾，泄泻不能愈者。云苓四两，白芍药（炒黄）四两，炙草一两，川椒（去开口者，炒出汗）、小茴（炒）各一两，厚朴（姜汁炒）三两，真茅山苍术（米泔浸一宿，切，炒，如无，即以白术代之）八两，破故纸（酒浸二日，晒干）四两。上为末，糯米糊为桐子大，每食远，清汤送下。

神香散：治胸胁、胃脘逆气难解，疼痛呕哕、胀满、痰饮膈噎，诸药不效者，唯此最妙。丁香、白豆蔻（或砂仁亦可）。二味等分为末，清汤调下五至七分，甚者一钱，日数服不拘；若寒气作痛者，姜汤送下。

太平丸：治胸腹疼痛、胀满及食积、血积、气积、气疝、血疝、邪实秘滞、痛剧等症，此方借些微巴豆以行群药之力，去滞最妙，如壮质峻，须用巴豆二钱。陈皮、厚朴、木香、乌药、白芥子、草豆蔻、三棱、蓬术（煨）、干姜、牙皂（炒断烟）、泽泻各三钱。以上十味，俱为细末。巴豆用滚汤泡去皮、心、膜，称一钱足，用水一碗，微火煮至半碗，将巴豆捞起，用乳钵研细。仍将前药搀入研匀，然后量药多少，入蒸饼浸拌捣丸。前药如绿豆大，每用三至五分，甚者一钱，上随症用汤引送下。凡伤食停滞，即以本物汤送下。妇人血气痛，红花汤或当归汤下；气痛，陈皮汤下；疝气，茴香汤下；寒气，生姜汤下；如泻者，用热姜汤送下一钱，未利再服；利多不止，用冷水一二口即止。

百顺丸：治一切阳邪积滞。凡气积、血积、食积、虫积、伤寒食（实）热秘结等症，但各为汤引，随宜送下，无往不利。川大黄（锦纹者）一斤，皂角（炒微黄）一两六钱。上为末，用汤浸，蒸饼捣丸绿豆大，每用五分或一二钱均宜，用引送下，或用蜜为丸亦可。

一柴胡饮：一为水数，从寒散也。凡感四时不正之气，或为发热，或为寒热，或因劳、因怒，或妇人热入血室，或产后经后冒风寒，以致寒热如疟等症，但外有邪而内兼火者，须从凉散，宜此主之。柴胡二三钱，黄芩一钱五分，芍药二钱，生地一钱五分，陈皮一钱五分，甘草八分。水煎温服。内热甚者，加连翘一二钱，如外邪甚者，加防风一钱；如邪结在胸而痞满者，去生地，加枳实一二钱；热在阳明而兼渴者，加天花粉或葛根一二钱；热甚者，加知母、石膏亦可。

二柴胡饮：二为火数，从温散也。凡遇四时外感，或其人元气充实，脏气平素无火，或时逢寒胜之令，本无内热等症者，皆不宜妄用凉药，以致寒滞不散，则为害非浅，宜此主之。陈皮一钱五分，半夏二钱，细辛一二钱，厚朴一钱五分，生姜五六片，柴胡一钱五分至二三钱，甘草八分。水煎温服。邪盛者，可加羌活、白芷、防风、紫苏之属，择而用之；头痛不止者，加川芎一二钱；多湿者，加苍术；如阴寒气胜，必加麻黄一二钱，或兼桂枝一钱，必无疑也。

三柴胡饮：三为木数，从肝经血分也。凡人素禀阴分不足，或肝经血少而偶感风寒者，或感邪不深可兼补而散者，或病后产后感冒，有不得不从解散而血气虚弱，不能外达者，宜此主之。柴胡二三钱，芍药一钱五分，炙草一钱，陈皮一钱，生姜（溏泄者易以熟地）三五片。水煎温服。如微寒咳、呕者，加半夏一二钱。

四柴胡饮：四为金数，从气分也。凡人元气不足，或忍饥劳倦而外感风寒，或穴脉紧数微细、正不胜邪等症，必须培补元气兼之解散，庶可保全，宜此主之。若但外散邪，不顾根本，未有不元气先败者，察之慎之。柴胡二三钱，炙草一钱，生姜三五片，当归（泄泻者少用）二三钱，人参二三钱，酌而用之五七钱，水煎温服。如胸膈滞闷者，加陈皮一钱。

五柴胡饮：五为土数，从脾胃也。脾土为五脏之本，凡中气不足而外邪有不散者，非此不可。此与四柴胡饮相表里，但四柴胡饮只调气分，此则兼培血气以逐寒邪；尤切于时用者也，神效不可尽述。凡伤寒、疟疾、痘疮皆所宜用。柴胡二三钱，当归二三钱，熟地三五钱，白术二三钱，芍药（炒）一钱五分，炙草一钱，陈皮（酌用或不必用）。水煎，食前服。寒胜无火者，减芍药，加生姜三七片或炮姜一二钱，或再加桂枝一二钱，则更妙；脾滞者，加白术；气虚者，加人参随宜；腰痛者，加杜仲；头痛者，加川芎；劳倦伤脾阳虚者，加升麻一钱。

正柴胡饮： 凡外感风寒，发热恶寒、头痛身痛、咳疟初起等症。凡血气平和，宜从平散者，此方主之。柴胡二三钱，防风一钱，陈皮一钱五分，芍药二钱，甘草一钱，生姜三五片。水煎热服。头痛者，加川芎一钱；热而兼渴者，加葛根一二钱；呕恶者，加半夏一钱五分；湿胜者，加苍术一钱；胸腹有微滞者，加厚朴一钱；如寒气胜而邪不易解者，加麻黄一三钱，去浮沫服，或苏叶亦可。

归柴饮： 治营虚不能作汗及真阴不足，外感寒邪难解者，此神方也。如大便多溏者，以冬术代当归亦佳。当归一两，柴胡五钱，炙草八分。水煎服，或加生姜三五片，或加陈皮一钱，或加人参。

保阴煎： 治男女带浊遗淋，色赤带血，脉滑多热，便血不止及血崩血淋，或经期太早；凡一切阴虚内热、动血等症。生地、熟地、芍药各二钱，山药、川断、黄芩、黄柏各一钱五分，生甘草一钱。水煎温服。如小便多热，或兼怒火动血者，加焦栀子一二钱；如夜热者，加地骨皮一钱五分；肺热多汗者，加麦冬、枣仁；血热甚者，加黄连一钱五分；血虚血滞、筋骨肿痛者，加当归二三钱；如气滞而痛，去熟地，加陈皮、青皮、香附之属；如血脱、血滑及便血久不止者，加地榆一二钱，或乌梅一二个，或百药煎一二钱，文蛤亦可；如少年或血气正盛者，不必用熟地、山药；如肢节、筋骨疼痛或肿者，加秦艽、丹皮各一二钱。

滋阴八味丸： 治阴虚火盛、下焦湿热等症。此方变丸为汤，即名滋阴八味煎。熟地黄（蒸捣）八两，山药四两，丹皮三两，白茯苓三两，山茱萸四两，泽泻三两，黄柏（盐水炒）三两，知母（盐水炒）三两。上用炼蜜丸，梧桐子大，或空心或午前，用滚白汤送下百余丸。

约阴丸： 治妇人血海有热、经脉先期或过多者，或兼肾火而带浊不止，及男女大肠血热、便红等症。当归、白术（炒）、芍药（酒炒）、生地、茯苓、地榆、黄芩、白石脂（醋煅淬）、北五味子、丹参、川断各等分。上为末，炼蜜丸服。火甚者。倍用黄芩，兼肝肾之火甚者，加知母、黄柏各等分；大肠血热、便红者，加黄连、防风各等分。

休疟饮： 此止疟最妙之剂也。若汗散既多，元气不复，或已衰老，或以弱质而疟有不能止者，俱宜用此。此化暴善后之第一方也。其有他症，加减俱宜如法。人参、白术（炒）、当归各三四钱，何首乌（制）五钱，炙草八分。水一钟，煎七分，食远服；渣再煎，或用阴阳水各一钟，煎一钟，渣亦如之，俱露一宿，次早温服一钟，饭后食远再服一钟。如阳虚多寒，宜温中散寒者，加干姜、肉桂之类，甚者或加制附子；如阴虚多热、烦渴喜冷，宜滋阴清火者，加麦冬、生地、芍药，甚者，加知母或加黄芩；如肾阴不足、水不制火、虚烦虚馁、腰酸脚软或脾虚痞闭者，加熟地、枸杞、山药、杜仲之类，以滋脾肾之真阴；如邪有未尽而留连难愈者，于此方加柴胡、麻黄、细辛、紫苏之属，均无不可；如气血多滞者，或加酒、水各一钟煎服，或服药后饮酒数杯亦可。

抽薪饮：治诸凡火炽盛而不宜补者。黄芩、石斛、木通、栀子（炒）、黄柏各一二钱，枳壳一钱五分，泽泻一钱五分，细甘草三分。水煎，食远服。内热甚者，冷服更佳；如热在经络肌肤者，加连翘、天花粉以解之；热在血分、大小肠者，加槐花、黄连以清之；热在阳明头面，或躁烦便实者，加生石膏以解之；热在下焦，小水痛涩者，加龙胆草、车前以利之；热在阴分津液不足者，加门冬、生地、芍药之类以滋之；热在肠胃实结者，加大黄、芒硝以通之。

徒薪饮：治三焦，凡火一切内热，渐觉血未甚者，先宜清以此剂；其甚者，宜抽薪饮。陈皮八分，黄芩二钱，麦冬、芍药、黄柏、茯苓、牡丹皮各一钱五分。水煎，食远服。如多郁气逆伤肝、胁筋疼痛，或致动血者，加青皮、栀子。

二十问答诀

一问，人或患眼疾者，何也？曰：多因酒色，劳心过度，或食生酸，血气不匀，肝虚火动，久积成之也。宜服补肝丸：苍术、熟地各一两，共末，蜜丸梧桐子大，服三十丸，盐汤下。

二问，眼赤痛者，何也？曰：五脏积热传于肝，眼乃肝之外候，肝受邪热，放血灌于目。宜服酒调散：栀子仁一两，大黄（生熟各半）二钱五分，当归（酒浸）二钱，炙甘草二钱。共末，服二钱，酒调下。

三问，眼赤而肿者，何也？曰；此属肝虚。肝木能生心火，火盛木衰，致令心血灌于目角，浸于瞳仁。宜服四顺丸：当归、川芎、苍术、茯苓、熟地、黄芪（炙）、干菊、羌活、麻黄（去节）、没药。俱共末，蜜丸如弹子大，服一丸，茶汤下。

四问，眼大角赤者，何也？曰：此心火实也；五脏之火属于心，心乃帝王之位。宜服三黄丸：大黄三两，川连、黄芩各四两。共末，蜜丸，服二十丸，清水送下；再服菊花清心饮：菊花（干净）四两，蒺藜仁、淮生地各一两。共末，每服三钱，薄荷汤下。

五问，小角赤者，何也？曰：此心经虚也。心乃五脏六腑之宗，火生土，土实则火虚故耳。宜服珍珠膏：当归、芦荟、川连各一两，炼蜜四两，上三味同蜜入瓷器内，扎封紧，重汤煮半日，以绵绞去渣；再入梅片五分，珍珠、玛瑙、乳香各三钱，制烟七分，枯矾七分，一寸身三分，共末，和入膏内，搅匀去火气，点之；再服补心丸：石草蒲一两，人参五钱，远志肉三两，天冬二两，麦冬二两，白茯苓二两，益智仁一两。共末，蜜丸如梧桐子大，服三十丸，白汤下。

六问，眵生者，何也？曰：此肺实也。肺为西方之金，金能生水，水满故肺经受病；五轮八廓属肺，水津华溢出，硬结成眵，宜服泄肺散：嫩桑皮、地骨皮、甘草等分，加占米四十九粒，水一钟，煎七分服。

七问，眼中泪出甚清者，何也？曰：此肺虚也。肺受风邪入内而衰，乃化为水溢于泪堂，故泪清耳，宜服阿胶散：阿胶一两五钱，蛤粉（炒）、马兜铃、旋覆花、甘草、黑牵牛各七钱，占米一两。以上分作七剂，每剂水二钟，煎七分，温服。又方：蕲艾、蚕砂、川归、秦艽等分。共末，酒糊丸，服三十丸，桑白皮汤下。

八问，羞明怕日者，何也？曰：此脾实也。脾属老阳，乃真气于土气，湿热相胜，津华涩结，荣卫不和故也，宜服蒙花散：甘菊花、白蒺藜、石决明、羌活、蔓荆子、青葙子、密蒙花、木贼草、甘草等分，共末，每服二钱，米泔一分。又方：山菊花、石决明、甘草等分，水一钟，煎半服。

九问，视物不明者，何也？曰：此脾脏虚也。目有五轮，属于五脏。眼中有黄，病属脾，目术应肝，其色青。木来克土，青黄相争，黄难胜青，故视物不明，宜服苍玄饮：苍术、玄参、茺蔚子、甘草等分，加陈皮三片，水煎服。

十问，茫茫黑花者，何也？曰：故肾热也。肾属水，黑色。肾者，肝之母，肝受肾邪，传于胆经，故目生黑花，宜服猪苓汤：猪苓、泽泻、车前、滑石、栀仁、萹蓄、大黄、黑犬肾等分，加食盐五六分，水煎服。

十一问，迎风掉泪者，何也？曰：此肾虚也。五轮黑睛，属肝木，木盛生风；肾属水，水不能胜风，故迎风有泪，宜服地黄丸：熟地四两，川归三两，赤芍半两，黄芪一两，甘草一两半，远志肉二两。共末，蜜丸梧桐大，服三十丸，白汤送下。又方：川归、山药、牛膝、肉苁蓉、防风、桑皮、蕲艾、甘草等分，共末，蜜丸服二十九丸，细茶下。又方：晚蚕砂、巴戟肉各四两，红兰花、凌霄花各一两。共为末，好酒调下二钱。

十二问，眼生赤筋者，何也？曰：此心克肝也。心属火，主血，心血传于肝经，故赤筋附睛，宜服当归饮：当归、大黄、甘草等分为末，每服二钱，白汤下。

十三问，白膜遮睛者，何也？曰：此肺克肝也。金克木，凡邪在肺以致此症，宜服连翘散：当归、川芎、白芍、防风、菊花、连翘、栀子、香附、川连、蝉退、夏枯草、密蒙花、蛇退、甘草。如上白翳多者，加桑白皮、地骨皮各等分，为末，或用茶或薄荷汤服二钱。

十四问，迎风作痒者，何也？曰：此肝自旺，木胜生风，风动即痒。宜点二霜膏、姜霜、糖霜等分研细，入梅片少许，每点些微即愈。又方：青盐一钱，活石一钱，乳香一钱，制卤一分，梅片、麝香各半分。共研尘末，再用净川连二两，水二碗，煅膏，入前末搅匀，磁器盛，点之。又方：用苦芥子为末，煎汤洗。即愈。

十五问，早晨昏者：何也？曰：站头风症也。头为五阳之首，肝属木脏为阳。早晨为阳气舒旺，又兼水不足养肝木，木燥生风，故曰头风症也，宜服芎膏散：川芎、白芷、羌活、仙灵脾、川乌、白附子、甘草各一两，石膏（煅）一两六钱。共末，服一钱，薄荷汤下。又方：川芎、升麻、苍术、白菊花、蔓荆子、草决明、覆盆子、白蒺藜（炒）、甘草等分，共服一钱五分，米饮汤送下。

十六问，日中昏者，何也？曰：此痰所作也。阳气受损，乘于午，旺于心，蒙于肺，壅于痰，宜服半夏辰砂丸：制半夏、枯明矾、胡天麻各一两，枳实五钱，辰砂二钱，杏仁（去皮尖）四十九粒。共末，薄荷汤糊丸梧桐子大，每服丸，滚姜汤下。又方：桑螵蛸、净蝉退、制半夏、川羌活、防风肉、川当归、威灵仙、制南星各一两，炒僵蚕五钱。共末，姜汁糊丸，绿豆大，服二十丸，白汤下。按此二方，凡痰症用之极妙；不但用以治目昏也，小儿科痰壅气喘亦妙。

十七问，夜间昏者，何也？曰：此脑受损也。脑者，天元之真气行阴道，故昏于申酉戌时，寒气欲生脑，则风寒入目，宜灸风府穴，宜服保元参芪饮：人参一钱，黄芪一钱，甘草三分，藁本八分，防风一钱。水煎服，加肉苁蓉五分，枸杞子八分。

十八问，白日痛者，何也？曰：此阳毒盛也。昼则阴生，夜则阳生，胆经旺在寅，绝在申，昼则痛也，宜服泄心汤：大黄、黄芩、黄连、知母、玄参、防风等分，每用五钱，水煎服。又方乳香丸：乳香、没药各五钱，当归、元胡索、五灵脂、南星、川乌（火炮）、土木鳖（去壳、油）各一两，附子（去皮、脐净）五钱，草乌（去皮炮）、京墨各一两，加百草霜七钱。共末，蜜丸弹子大，服一丸，薄荷汤或米汤下。

十九问，夜间痛者，何也？曰：此阴气盛也。阴之好静，气血散漫妄行，寒邪克之然也，宜服茴香丸：茴香（炒）、赤豆、川乌（炮，去皮）、草薢、灵仙、川楝肉、乌药各五钱，川椒、陈皮（去白）、防风各二两，地龙（去土，炒）一两。共末，酒糊丸，绿豆大，服二钱，盐汤下。又方袖珍丸：白茯苓、桃仁、旋覆花、盐各一两，川楝二钱。共末，酒糊丸梧桐大，服二十丸，麦冬汤下。

二十问，眼有浮翳自膜者，何也？曰：此肺经热也。气盛则热，血盛则寒，热气实于瞳仁，以致此疾，宜服泄肺汤：羌活、黄芩、玄参、桔梗、地骨皮、桑白皮、大黄、芒硝等分，水煎服。又方顺肺丸：生地四两，当归、瓜蒌仁、大黄各二两。共末，皂角炼膏，丸梧桐子大，服二十丸，新水下。

脉 理

医道脉理深沉，头绪繁多，极难精究。然总以浮、沉、迟、数、寒、热、虚、实八脉为主。浮者，浮而在上，标症之脉是也；沉者，沉而在下，本病之脉是也；迟为寒，不及四至；数为热，过乎四至。愈迟愈寒，愈数愈热；寒有寒症所见，热有热症所见；虚有虚之形，实有实之状。脉为正，而以望、闻、问、切佐之，则病可得一二而药庶无误用矣。此其大略。若神而明之，变而通之，亦在善学者不以三隅反耳。

浮：浮脉，随手可得。如浮洪知受风，浮数知有热，浮滑知有疾，浮濡伤暑，浮芤失血之类是也。

沉：沉脉，重按方知。如沉紧知伤寒，沉实知蓄食，沉数里热，沉迟冷结之类是也。

迟：脉来甚慢为迟。然迟有体从虚火衰而迟者，有伤湿冷而迟者，不可概论也。须知迟是病脉，知胃气脉有别。

数：脉来甚快为数。然数有因风热而数者，有因虚火旺而数者，有洪数，有细数；数五六至者可治，数八九至者不可治。

寒：寒症所见，身凉，口鼻气冷，便溏，小便清利，喜热畏冷，脉来迟细，必寒症也。

热：热症所见，舌燥唇干，溺赤便闭，喜冷畏热，面红多燥，脉来洪数，必热症也。但观其外，而寒热可辨也。

虚：虚者，言语无力，精神倦怠，脉少神气，是虚之形见矣。语云：虚者补之是也。

实：实者，言语响亮，气力健旺。虽有重病，而本从未甚亏损，是实之状也。实者泻之，又何疑乎。

《王传伤科秘方》

清·萧墀

序

同治十年蒲月，在梁溪东湖塘，吾师得遇萧老夫子，名墀，号玉谐，名医兼名画。萍水相逢，遇如故旧，徘徊三月，朝夕与谈。其人古道可敦，心直口快，非与俗人可比。临别时不忍相弃，赠伤科一本。此方非易，得察之秘之，一一录之。我子孙不可一字传出，因为世所罕有耳。

跌打损伤总论

夫跌至损伤者，皆因寒气停滞，不能流行。或成板血，或死血作痛，晕昏闷绝，不省人事。或寒热往来，或日轻夜重，变症多端，皆血气不调之故也。医者如不审其来由，妄投药饵而妄死者多矣，余深惜之。下药之际，贵在得宜。如受伤半月，死血已固，当用表散，流通血道；既表之后，不可再表，看其轻重，察其色脉，然后加减用药。如受伤处，看其原委，视其浅深。若青肿转红色者，是死血将痊之兆也。如伤重，服药将愈，欲用熨法，须先进千金不夺散，酒浸，服尽之后，自得痊愈矣。如病人症重，牙关紧闭将死，撬开牙齿，用返魂夺命丹，随即进止痛、活血、驱风之剂，用染烂散烂开其肉，将骨相对，不可熏洗，恐毒入内，将生肌散敷之。若骨折皮肉不破，可将接骨散敷之，绑缚好。唯此症热痛，须服补髓生血汤三四贴，次服壮筋续骨丹数贴，调理药酒，得宜百日可愈。

脚踝骨出，上之再难，一手抬住脚踝，一手扳定脚指，出右手偏右，出左手偏左，脚指搦上，脚跟搦上，一伸可上也，服宽筋活血散四五贴而痊愈矣。

肩骺与膝骺相似，而膝骺凸起，肩骺凸下有异，上之先将手按其肩下，缓缓转动，使其筋开舒，然后令患人坐于低处，一人抱住其身，医者两手捏住其肩，抵住其所出之骨，将两膝夹住其手，齐力而上，用绵絮团络于肩下，以接骨散敷之，须用白布做一空眼络其手，再服生血补髓汤七八贴而愈。

手骺突出，一手按住五指，一手按住其手，将掌搦起，凸其手骺，一伸可上也，服宽筋活血汤。骱处须绑缚，用布包好，或用膏药贴七八日愈。

手指有三骱，唯中指推节出则有之，易出易上，将两指捻伸而上，用活血止痛，不然其痛难忍。人伤一指，其痛连心，中指尤甚难治，忌于伤风。若破伤风，用疏风理气汤，外用金疮药敷之。

膝骱受伤，此骱臼有油盏骨上盖之，其骱突出于上，使患者仰卧，一人抄起脚踝，若使出于右随右，出于左随左，缓缓转拗，将上手按住其膝，下手按住脚掌，使骱臼与膝相对，上手拊膝，下手抬起则上矣。先贴接骨膏，次用壮筋续骨丹。其膝骨又名冰骨，如跌碎或至二三块，使脚伸直揪其骨平，用薄竹片照膝骨大匝成一圈，将布缠于圈上，再用布条四条，扣于圈上带上，缚之着肉，贴布摊损伤膏一张，药膏须厚摊，不必更换，服接骨止痛丹调养，唯鸭可吃。置受伤之足于内床，切不可下床，半月之后，用软绵之类垫于脚弯处，每日渐渐增高垫起，于是可使其足弯曲，否则恐其愈后不便屈伸，又不可努力曲高，恐其骨不坚，防其复碎也。如欲大便，照床沿一样高而可解也，待痊愈方可去箍，不可下水。

凡男子妇人偶别脚指，前半节翻下断，医者以左手按住其脚两边，以右手捏平脚指而上也，外贴损骨膏，即以脚带裹好，内服壮筋续骨丹，再服吉利散，忌下水洗，方愈。

大臂小臂与大腿小腿同治，唯引经药异耳。

凡促筋失枕，刀斧磕伤碎骨之患，亦有奇法，立言于下。促筋宜用宽筋煎汤熏洗，微微转动而伸舒也。骨如断者，不可熏洗。凡失枕之人，使其低处坐定，一手扳其首，一手扳其首下颏而伸直也，宜服吉利散。口唇破开，先用代痛散敷之（即麻药），以小铜钳钳牢，以油棉线缝好，日服人参，莫下饮食，将米粉烊粥饮之，切莫笑哭，缝合之后，即以金疮药敷之，内服活血止痛散。如血已冷，用代痛散，以刀略刺破，待其血热稍和，然后缝合，不可滞留，仍用前药调治。

被打身受重伤，倘大便不通者，用皂角为末，蜜丸如橄榄大，纳入肛门即通。

枪戳者，看其伤处致命不致命，伤口深不深，虽致命伤口，不深者无害。在腹须探深浅，恐伤脏腑等难治，伤口直而出血不止者，先敷止痛散，伤口深者，待其血稍定，将金疮药封固，服托里散。

刀斧砍伤头额者，防其发热，宜急以金疮药敷之，护风为主。脉沉细者生，洪大者死。伤破处看其伤破损之轻重，伤于轻处者，看其痕之浅深。损骨先疗骨，损肉即生肌散。刀斧与枪戳不同，总以金疮为主，内服护风托里散，更详察首论，原与旧骱而酌用。

自己将刀勒伤者，看刀口平不平，有弯者深，直者浅。二刀勒者易治，一刀勒者难治。若破食喉或半爿或未断者，急将油棉线缝口。如有血出不止，将滑石、五倍子为末干掺，然后用金疮药封固，内服托理四五帖，待其寒热止，以服补中益气汤，加人参七钱。如水喉断或穿破者，不可治。

有肚皮穿而肠出者，此症虽怕而却无妨。医者剪光自己指甲，恐伤其肠，如伤则可虑。倘内肠不伤，万全可保。将温汤润上，以油棉线缝口，则将金疮药封固，内服通肠活血汤四五帖，更服补中益气汤。倘其肠不能收上，则将灯草捻鼻，一嚏而上矣。

凡骨损碎如粉者，看其伤处，破则取出碎骨，将金疮药封固，内服生血补髓汤，次服壮筋续骨丹，以次吉利散、红糖汤及酒下。

凡登高坠下并跌打扑伤，所伤处不拘上下，若背脊骨破者，看脊骱出否。如骱出损破者，将破骨揪上，手按扶，以止血定痛散敷之，复用金疮药封固，须要避风，再投疏风理气汤。若无寒热，即以补中黄连汤煎服。如药进者可生，不纳者难治。切忌病人于当风处及地下坐卧，又忌食细茶、生冷、冷酒、油腻、毒物。若遇重伤之症，先令旁人解开其衣服，遍体详看形色如何，再看鱼际上下。至于脉象调和与否，如脉绝者死，浮大者不治，沉细者生。如山根青色，为阴囊上下内外不伤，卵子不上下可治，医者细察根原，方可下药，万勿粗心忽略。

被人咬伤者，将童便洗净，捏去恶血，用推车散麻油调敷，毒尽，用生肌散掺之立愈。如遇病人咬者，十死八九。

接骨入骱妙法

夫人之骨原无脱骱，亦无损伤。一旦有跌扑损伤之病，若见胸骨突出难治。如骨碎如粉者，可取出碎骨，大者不可犯，即用止血定痛散敷之，使其血不涌流后，将生肌散敷之，须避风调理。若损处平伏，则投疏风理气汤五六帖。如疮口平满，再服补血顺气汤三四帖。若有破伤风牙关紧闭，角弓反张，此是凶危之症，急用飞龙夺命丹可以保全，此方万投万效，不可轻视。

眼珠有落珠之疾，先将收珠散用银针蘸井水，次蘸收珠散点去内血筋，又用旧青绢温洗，挪上眼，即服返魂汤二三帖，服后再服明目生血饮四五帖而安。

人之头面有下颏一骱，偶然而落，不能上者，乃属肾虚之极，方有此症，但此骨如剪驳连环相钮，先用宽筋散煎汤洗，次以丝棉裹大指入口，余指抵住两边下颏，揿捺缓缓下之，方推上骱驳，内服补肾和气汤四五帖而愈。

偶有鼻梁断骨之症，先用接骨散敷其着骨，次用生肌散油纸调敷，内服活血止痛散，自然平复。

臀骱难而诸骱易，唯臀骱最难治。出则触在股内，使患人侧卧，出内手随内，出外手随外，上按住其腰，下按住其弯，将膝掬上，出左扳其右，向右拔伸而上也，出右扳其左，向左拔伸而上也，服生血补髓汤五六帖。

天井骨损者最难治，人有登高侧跌而犯此症者，其骨不能绑缚，多有骨出外，用喘气汤服三四帖，使骨相对，用接骨散敷好，再服提气活血汤三四帖，调理乃愈。

两腿最易折损，倘腿伤两股，医时必绑缚正齐，将宽筋散煎汤熏洗，使人侧卧，用接骨散敷上，外用棉絮包好，再用竹板八块匀齐绑缚，内服活血止痛散三四帖，后服壮筋活络丹十帖，调理药酒而愈。

小膀弯有二骨，一大一小，一茎折断者易治，两茎折断者难治。所折有如藕劈者易治，二断者难治。倘有骨触出皮外者凶，如不穿破并不蠹出而骨碎者，外贴接骨膏，内服吉利散，次服和伤丸，后服调理药酒二帖。

凡高处跌扑并踢打折断两肋者，最难绑缚。将手撤其平复，外贴接骨膏，内服接骨散，久服而愈。

阴囊卵子如捏碎，阴囊拖出、卵子不碎者，可治，碎者难治。皮破者，以指轻轻托进，用油棉线缝口，外用金疮药封固，不发寒热，唯吉利散治之，次用止痛托理散。若发寒热，即投疏风理气汤。阳物捏伤者，看其小便通否，不通用琥珀散行之，通则吉利散治之。

肛门谷道跌伤，看其或内胀或肿大，大便不通，或有血或无血。若肛门肿胀者，投活血汤，大便不通用大黄汤。有紫色者不妨，用吉利散。若流血鲜明者，大肠受伤也，宜服槐花散。如身有微热，再服清热药。如血已止，大便不通，服通肠活血汤。

有被刀伤枪炮打伤者，此症有轻重之别，重则其毒攻入内脏，不通饮食，且畏热物，或时思饮冰水，则火毒入内脏之故也。即服清心去毒散。轻者火毒未入内脏，只伤破皮肉，饮食如常，亦用去毒方药服之，外将琥珀散敷之可愈。

有斩落手臂或脚指腿膀者，此症急速治之，乘其血热时凑上为妙，若待血冷则不能凑，虽不致死，其体不全矣。如血热凑上，即将止血散敷之，再将金疮药封固，内服托里止痛散，后用调理生血续骨丹。有因桥梁、墙壁、城垣倾倒，压折骨节，或伤头颅，如头破或兼骨碎，即将铜钳钳去其碎骨，若不去尽，致后患不能收口，避风为要。先投护风托理汤、理气汤，次服接骨散。若伤二太阳，晕迷不醒，饮食不下，脑髓出者，不治。口不能言者，不治。若伤胸前背后及五脏，不能言语，饮食少进者，尚可治也。有气闷在胸，急将吉利散用砂仁汤调服，如受药可治。小发寒热，用疏风理气汤，若不受药，不治。若伤二肋，饮食如常，用吉利散；发热，疏风理气汤。如伤腰子不治，若皮肉不破，外贴损伤膏，内服补肾和血汤。有打伤不能言语者，以牙皂末吹入鼻中，得嚏即开口，如不喷，用灯草含湿，蘸药戳入鼻中，得嚏随吐痰涎可治，否则不治。

凡受打或倒插于致命穴部，牙关紧闭，口眼不开，但饮以砂仁汤，次以淡姜汤和吉利散服之。有头颅额角破损，昏迷不省，用水萝卜子为末，煎汤服之，次用淡姜和吉利散数服，重则二钱，轻则一钱，先砂仁汤，后服疏风理气汤，大忌破伤风。

有小腹受跌打踢扑损伤疼痛，所伤处如塞滞状，小便不通，不能行步，其内必停瘀血作痛，速投归通破血汤，如小便仍不通，久则不治。人阴囊后、谷道中、肛门前名曰海底，如受踢跌伤，看其轻重，或青肿或红紫热痛，先服行气活血汤一二帖，外贴损伤膏，次服吉利散。若肿而青色身热，小便不通，卵子不时升降，气塞连闷，小腹疼痛，内必有瘀血。先服疏风行气活血汤，次服琥珀散，外贴损伤膏，再服吉利散。或谷道肿胀，大小便不通，日夜寒热，饮食少进，坐卧不安，先服疏风顺气汤，次服琥珀丸。或气喘、发热、咳嗽，小便滞涩不畅，青肿不消，作阵而痛，先服补肾活血汤，次服吉利散，后用调理药酒。更有一经受伤即不能言语，人事不省，口吐涎沫，气喘鼻塞，六脉沉细，面白脱神，此为凶候。胸膈有动者，即以牙皂末吹入鼻中取喷，如不嚏，即以灯草含湿蘸药入鼻取嚏。先用砂仁汤，次用吉利散，以砂仁汤送下，后用疏风理气活血止痛汤。若不发热、不犯以上所云，即以调理补肾顺气药酒治之。如受伤轻略有疼处，外贴损伤膏，内饮吉利砂仁汤下可安矣。

金疮论

凡为兵器所伤者，出血必甚，切莫与汤食，苟食干粮干肉，不妨稍饮解渴，不可过饮粥，过饮血沸出而死矣。又有八忌：嗔、怒、嬉、笑、饮水、饮酒、饮酸、食咸。犯此八者，鲜有生也。金疮不治之症有九：脑袋天仓，伤臂中动跳脉，伤五脏大小肠，伤此皆不治之症也。其脉虚细者生，数实者死；沉小者生，浮大者死。伤在阳处，失血过度而脉微缓，急症也。按金疮及刀斧剑刃所伤，其血色淡红者治，紫色者不治。金疮主金属肺，大忌呕吐哕咳反胃，肺病最慎冒风，如风入疮口，浮肿溃痈秽烂而成破伤风，则变生余症，概致不治。虽有治法，宜辨其疮口深浅，脉之虚实，而吉凶可见。大凡胃气旺元气强者，血易生，最忌犯色与怒，怒则疮口迸裂，犯色则疮口腐烂，且损伤新肌肉矣。金疮敷药之要，乳香、没药、天灵盖、乳香为主，煎剂必助胃，补血为先。若军中被刀箭伤，非乳香敷药之神方，安能起死回生耶。

脉部现症

巢元方云：夫损伤之脉，弦长而涩者是也。经云：肝脉搏坚而长，青色因血在胁下，令人呕逆。凡脉牢坚者生，弱小者死。小脉多见于左关，而会于所伤脏腑之部，盖心主血肝藏之，不论伤何经络，恶血必归于肝而凝于胁下也。

其伤肺则脉应两寸，伤胃则脉应左关，伤腰肾则脉应二尺，伤脏腑伤胃者，脉歇止而无，决死。凡伤身热而泄泻及九窍出血，鱼口气粗，手足搐搦，面色黑，爪甲青，掷声喘急，或失音神昏，不省人事，循衣摸床，皆是死候。《金匮》云：寸口脉微而涩，尝病凶。经云：金疮出血太多，脉虚细沉小者生，实大浮洪者死。出血一二斗，脉实大，瘀血雍盛，其病热重，二十日死；出血不止脉洪大者，七日死。瘀血停积，脉忌虚细，出血过多者，脉忌坚强实大，所谓脉与症不相合也。若伤肺脉者鼻白，气喘声哑，发热七日死，急服吉利散，次服伤丸。

验　证

一看二目内有瘀血，白睛必有血筋，血筋多瘀血必多，瘀血少血筋亦少。转睛活动有神易治，否则不治。

二看指甲，以指擎彼指甲少顷时，自指放下指甲中即还原血红色者易治，紫血带黑色者不治。

三看脚甲同指甲。

四看男者阳物女者乳头，不缩可治，缩则难治。

五看脚底红色者易治，黄色不治。

五色全犯忌，若犯一二者，而可察脉调治，亦有得生者。

死　候

受重伤痰多者死，眼白者死，失忱者死，粪黑者死，口臭者死，斜视者死，气粗者死，耳鼻红色者死，撮空者死，唇吊者死，胸高气喘者死，脑髓出者死，胸突者死，伤碎青色者死，捏碎卵子者死，刀勒断水喉者死，大肠伤破者死，天井骨断者死，伤二太阳、命门、脑背腰腹心口者，压碎如粉，饮食不进，口目不开，牙关紧闭，小便不通，皆数日死。以上一定之候，余屡试屡验之论。盖心骨断，耳后脑袋穿破，阴户阴囊、肛门谷道伤损，热痛毒血攻心，无有不死者。

拳　伤

向上打为顺气，手打为塞气，倒插手为逆气，唯倒插拳最凶，故内伤最畏插手也。血随气转，逆则气凝，若伤心前背后相对处，久则成怯。小膀肚腹打伤，日久则成黄病不治。凡人打伤七日内血未积聚，只宜发散活血，至十四日其瘀血或在空处，在胸其势方归太阳。肚中作痛，须服行血药，必须看其中指甲肉，若黑色者凶，大脚指有黑色者亦凶，脚底黄色亦凶，面气黄黑色亦有重伤，若阴囊内二子上下升降大凶，若胫动缩，必然腰腹有瘀血，主吐，慎之。

跌打损伤六道要诀

凡打左胸为痰穴，右胸为气门，左肋为血海，右肋为食府，胸前为乳潭，背后为血户，此数穴皆要穴也。不论跌打损伤，男人伤上部易治，下部难治；女人下部易治，上部难治。男气上升，女气下降。凡治伤当定部位，察其轻重，视其新久。男子气从左转，女子气从右转。左属阳，右属阴。气血生死，不可不辨。或初用吉利散，后乃随症调治。伤全体者死为尤速，然轻重不同，先以砂仁末泡汤，调吉利散服之，后以活血顺气汤治之，后再以调理药酒，每早饮服。轻者以糖调吉利散服之，伤痊。

伤肩背者与伤全体用：伤左肋者气促、面黄、浮肿；伤右肋者气虚、面白、血少。但以顺气活血汤，次服调理药酒可愈。

伤背者死，缘五脏皆系于背也。五脏部位俱服吉利散，次服和伤丸，糖酒送下，每服四五丸，百日见凶，饮调理药酒。

伤胸者，胸系血海涵亭来往之所，伤久必咳嗽，心中迷闷，面黑发热，主三四日死。先服疏风理气汤，次服顺气活血汤，并吉利散两合。

伤肝者，面红目赤，七日死。先服疏风理气汤，次服吉利散，后用琥珀丸。伤心者面青气少，呼吸大痛，身体虽可动，主七日死。先服疏风理气汤，次服和伤丸，每日用鲜百合煎汤不时饮之。

伤食肚者，心下作阵痛，发热，小肠高浮如鼓皮，饮食不进，气促发热，口臭面黑眼闭，主七日死。先服疏风理气汤，次服和伤丸。

伤肩背者，看其轻重者，先泡砂仁汤调吉利散服之，次以和伤丸煮陈酒化服，后服调理药酒，或以糖汤冲酒化吉利散而安。

伤肾者，两耳聋，额角黑，面浮白光，常有睡容，遇此症慎之。睡若弓形，此半月死，先服疏风补血汤，次服补气活血汤三四帖，再服吉利散及琥珀丸。

伤小肠者，小便闭塞作痛，发热口渴，面肿急，口有酸水，至三日死，先将水、酒各半煎，疏风顺气汤，次服吉利散，后用琥珀丸。

伤大肠者，粪后下红，急涩不爽，面赤气滞，主半月死，先服槐花散，次服吉利散，后服和伤丸。

伤阳物阴户，血水随小便出，胀痛异常，心迷致死，主即日死，先服琥珀散，日服行气活血汤，然多不治。

伤膀胱小便痛涩，不时有血水淋出，肿胀发热，主五日死，先服行气活血汤，后用琥珀散。

胸背俱伤者，面白肉瘦，食少发热，咳嗽，主半月内死，先用疏风理气汤，次服和伤丸。

伤气眼者，气喘大痛，盗汗身瘦，食少肿痛不宁，主一月死，用砂仁汤，服吉利散，次服补肾活血汤，后服调理和伤丸。

伤血海者，血多妄行，口常吐血，胸前作痛，背后亦时作痛，俱为板木，主一月死，先服活血汤，次服吉利散，后用调理药酒。两肋作痛，乃肝火有余，气实火盛也，用清肝止痛汤，或有清痰流注及食积而两肋痛者，急用大黄汤，次服吉利散，后服和伤丸。

有酒饱房劳肿，土虚乏，木乘土，而胃脘及胁作痛者，急投归原养血和伤汤，再用加减十全大补汤，每早服丸三钱。有伤寒发热而二胁痛者，此是肝胆之病，用小柴胡汤。但左胁作痛者此痰与食结也，先服通和痰食顺气宽胃之剂，次用活血止痛饮，后服琥珀丸。瘀血疼痛者，心红肿，浮处白色，发热而痛，气虚黑瘦，人亦寒热而痛，多怒，内必有瘀兼腰痛，日轻夜重，此瘀血之停滞也，宜琥珀散行之，后服和伤丸、调理药酒。

伤胆者，即日死。轻者三日死。伤若微者，三日内口吐青水或吐绿水，宜止其呕吐，急用温胆汤，次用和伤丸，庶或可治。

总　纲

伤至重反不吐血，唯头晕心迷者，随将韭菜根捣汁，冲热陈酒服。如破碎伤损折断之处，用封口药护之。小便不通，用琥珀散治之。腹内不通，必瘀血凝滞，用大黄散治之，后当随症用药。

凡人受跌打重伤，不可就用药饵，若患者不能开口，即用牙皂末吹入鼻中取嚏，而口目开，或用韭根捣汁炖热，加童便灌服。如不纳为难治，若纳而同瘀血俱吐，然后可辨其病之轻重，先将砂仁汤调吉利散服，次服清心和气汤，外贴接骨膏药。

凡跌打扑伤，汤散内宜加行经药，皆一定之法也。上部川芎，四肢桂枝，背部白芷，胸腹白芍，左肋青皮，右肋柴胡，腰部杜仲，膝下黄柏，下部牛膝，足上木瓜，全身羌活，妇人用香附，顺气用砂仁，通气用牙皂。夫自然铜，接骨之要药也，凡汤中不可少，以续断、加皮为佐，活血用当归、红花，理气以青皮、枳壳，佐以破血桃仁、木通为君，补血芍药、生地为要。疏风先理气，活血须顺气，制度修合，须要精细。

瘀药水方：元果（即高色酒）一斤，樟脑饼二钱五分，薄荷精一钱，小茴香二钱，红辣茄三只，主药一钱。

外科之挑脓汤散方：杭菊花三钱，天花粉三钱，紫河车二钱，豨莶草一钱，鲜生地二钱，黄芩二钱，苍耳子一钱，地丁草二钱，忍冬花三钱，连翘二钱，加梅花点舌丹六粒、皂角针三钱，以药汁汤服之。

蛇射方： 白芷、蚤休、白凤仙花，煎水，另明雄黄冲服，蛇头草、白凤仙花叶捣烂敷上。

经验杂方： 专治白浊。生大黄五钱，真川柏三钱，西血珀一钱，川连一钱，滑石四钱，猪脊筋五条，生半夏五钱，海金沙四钱，西草末五钱，鸡子清为丸。

另用饮方： 升麻、党参、西芪、芡实、丹皮、萸肉、牡蛎、龙骨、莲须。

又方四草方： 落马金钱草、凤尾草、节节红草、马鞭草。上药打汁。

横痃方： 地龙二条，蜈蚣二条，全虫七只。共研细末。

杨梅疮毒： 无论透顶周身发现的敷药。制乳香、制没药、净扫盆、明雄黄、铜绿，共研细末，用人乳一钟，熬至半钟入药，再熬令干，打碎掺之。又服方：赤石脂五钱，生军五钱，银花五钱，朴硝五钱，生草五钱。煎好，露一夜服之。

杨梅下疳极验方： 元寸三分，四六片五分，朱砂五钱，扫盆一钱，枣仁（去皮、尖、油）三十粒。研极细末，湿则干掺，干则麻油调搽生肌。麒麟竭一钱，粉儿茶一钱，熟石膏三钱，制乳香五分，制没药五分。共碾细末。

下疳： 玉茎生疮谓之下疳。芦甘石一钱，净乳香一钱，血竭一钱，黄连一钱，轻粉五分，冰片一分。

妇人不孕、经水不调： 川抚芎二钱，焦白芍三钱，陈艾绒三钱，淡茱萸五钱，粉丹皮五钱，全当归三钱，益母草三钱，散红花五钱，小茴香六分，川续断三钱，桑螵蛸三钱，有色鸡蛋一个。此方连服十五帖，自然见效。然勿一二剂以后半途而废，慎之。

咽喉方： 橄榄核（生研细末）一两，人退（即指甲，沙炒）三钱，壁钱（即壁蟢蛛，瓦上炙灰）一个，风见硝三钱，硼砂二钱，梅花冰片五分。共为细末吹入。

休息痢治方： 臭椿树根（朝东南方皮）、大枣子、川连、糯米粉。炒黄，研细，和为做丸。

脑漏方： 新鲜萝卜，同樟脑末打烂，绵裹塞鼻内即止。

闪痛腰： 以硼砂研末少许，点眼孔内，少顷泪出即止。

牙痛立止： 以没石子微煨为末，加冰片点上疼处。又方：以蛇蜕、皂荚水洗净，瓦上炙黄为末，加冰片，擦痛处最效。

喉痛： 开关吹鼻散，即五香开关散，并治中风一时不省人事，用法同。乳香、松香、广木香、母丁香各二钱，外加人言一分，川乌尖、蟾酥各一钱，更妙，用灯心蘸药入鼻，即嚏开关。

鼻冲散： 专治牙关紧，痰涎壅塞。鹅儿不食草（菌花盆内收取者为佳）、牙皂（微煨）、胆矾、硼砂、炒淘丹各等分，为末，入人乳，调灌鼻内，自能开口吐痰。如患者自能以没药嗅入鼻中，其药直达喉下，开关痰吐神效。

禄袍散： 治大人、小儿口疮不效者用此方。黄柏四两，甘草二两，青黛一两，研末干掺。

口疳真秘方：并吹治虚症咽喉。旧竹蔑（煅灰，久年盖酱缸最妙）二两，人中白三两，冰片三钱，胡黄连、川黄柏、薄荷叶、山豆根（俱要晒干为末，不可见火）、青黛各一两，月石、儿茶、雄黄各八钱。共研末，吹之。

咽喉百病方：蚕茧（炙灰）八个，枯矾二钱，鸡胵胫（炙）五个。共研末，吹入，有吐沫咽下，不可吐出，即消。

牙痛立效方：巴豆一粒，研烂为丸，将棉包，塞入耳内，随左右，不可失在耳内，否则作烂出脓，慎之。

立止牙痛方：荔枝壳一个，盐滴露一杯，入内煎熬沸，取出壳漱牙，再用后方擦牙散搽之。

擦牙散：煅石膏五钱，儿茶五钱，樟脑一钱，月石一钱，青黛一钱，青盐一钱，薄荷二钱。共末擦之。

吹喉方：又名起死回生方。灯心灰三分，月石五分，儿茶五分，冰片一分，黑鱼胆（干者）三分，人中白二钱，马勃粉三分。为末吹之。

吹喉八宝丹（必胜散）：专治杨梅结毒咽喉。人参三分，珍珠二分，牛黄五厘，琥珀一分，人指甲（炙）五厘，象牙末三分，壁蟢窠（要砖壁上）十个，冰片五厘。研细末吹之。

赛升药方：臊羊须煅灰掺上，立刻收功，胜于八宝丹、人参末之类也。

飞剑斩黄龙：用人指甲炙，研末，加冰片、麝香少许，治乳娥作脓未穿，将笔蘸药点上一周时，破脓出，或出水，此方代针刺。

七厘散：咽喉秘方，治三十六种喉风。川郁金三钱，牙皂（炙）二钱，巴霜、滑石、轻粉、雄黄、青鱼胆（阴干）各一钱。为末，每服七厘或一分，开水茶调下。

疳方：取泥墙上白螺蛳壳，火上炙，研末，加冰片，研细吹之。

平矾散：诸疮口久不敛立效。密陀僧（煅）、花蕊石（煅）、白龙骨各一两，乳香（去油）、轻粉各一钱。为末掺之。

广疮膏：并治结毒。黄连三钱，木鳖子、蕲艾各二钱，雄黄一钱，芦甘石五钱，龙骨五分，冰片一分。用香油四两煎滚，再入黄蜡三钱，白蜡五钱，韶粉五钱。如冷，再溶化。另入细药末黄连、木鳖子、蕲草，要同油煎至枯色，沥去渣，渐入以后诸药。原方有樟脑三钱，恐作痛，故去之。

又洗方：荆芥、防风、石菖蒲、羌活、独活、金银花、地骨皮、何首乌、甘草，日日煎汤洗之。

杨梅疮丸药方：白花蛇（蜡炙）四寸，露蜂房（煅）一枚，全蝎（酒浸，炙，去足螯）四个，蜈蚣（酒炙）二条，龟板（酒炙）二两，雄黄一钱，淘丹一钱，槐花米五钱，雨前细茶五钱，孩儿茶五分，麝香五分，辰砂五分。同麝香研末，用黄米饭为丸，当加桦皮灰，每日二三服，好酒送下，七日后疮即光矣。

杨梅秘方：赖虫团一只，将硫黄入肚内，须要装满，用泥裹好，炭火上炙红，去泥为末，每服三厘，黄酒调服即效。

升丹方：治杨梅、结毒腐烂作臭，或咽喉、唇鼻腐坏日甚，至效。水银一两，朱砂、雄黄、硫黄各三钱。研细，升三炷香，约有药一两五六钱。

治寻常腐烂之症：灵丹五钱，加轻粉五分，和匀研细，小罐盛贮封口，临用时，甘草汤洗净患上，将甑筛药干末上膏盖之，一日一换。如咽喉烂者，加人中白二分，研匀吹之，一日三次。

广疮百验升丹方：见同上。水银一钱，火硝一钱，白矾一钱，绿矾一钱，盐精一钱五分。共研细末，入瓦油盏内，以马蹄钟子盖之封口，移炭上，将笔管抵定钟底不得浮起，内有唧唧声响即移开，候冷启盏。上药为末，每服加熟石膏一钱，女服加明雄黄五分，饭为丸，绿豆大，每服三丸，第二服四丸，第三服五丸，第四服六丸，第五服七丸，酒送下。如咽喉、牙龈发肿作痛，口流清水，以冬青叶打汁漱口即解，勿惊，此仙方广豆变疮，服此下疳丹方：蛤粉、腊茶、苦参、青黛、密陀僧（煅）各等分，为末，用腊猪油调涂，河水洗净，兼治臁疮。

黑虎丹：外科第一妙方。姜蚕（煅）七个，全蝎（煅）七个，大蜘蛛（煅）七个，大蜈蚣（煅）七个，穿山甲（煅）七个，公丁香一钱，当门子一钱，冰片一钱，活磁石四钱，珍珠五分，西黄五分，母丁香一钱。共研细末，贮磁器，不可泄也。

下疳疮久不愈：用橡斗二个，各盛黄丹，装满相合，以乱头发缠定，烧烟尽为度，为末，先以葱白水煎滚，待温洗疮，脓尽上药，甚者上三次。

阴疮痒痛不止：铜钱百枚，乌梅七个，盐三钱。水一碗，煎半碗，立效。

捷应散：治脚气疮、足跟疮、脚湿气诸症，可当扒之，流黄水，用羯羊粪晒干为末，安于瓦上，把竹柴火作灰，又研细末，先用葱椒汤洗，次用香油调厚敷上，以山茶花叶罨之，帛缠四五日。

痔疮方：铜青、冰片、麝香各五厘，为末，用田螺一个，将药放内，取水涂之立愈。

下疳末药方：石粉三钱，橄榄核（煅）三钱，田螺（煅）二个，冰片少许。

小儿水泻：土木鳖一个，丁香四粒，麝香一分，为末，吐沫为丸，如芡实大，纳脐中，外用膏药贴之立愈。

东垣热疮寒膏药：当归一两，杏仁（去皮尖）一百枚，黄丹（淘净炒）六两，肥嫩柳枝（切寸许，水洗干净）三两半，肥嫩桃枝（切寸许，水洗干净）二两。先将麻油煅热，下桃、柳二枝，熬令半焦，以棉裹当归、杏仁同煎至桃、柳黑色为度，去渣滤净，抹去铫中渣滓，令油干净，再煎令沸渐入黄，再熬成滴水成珠，入水中不散为度。

湿毒皮蛀膏药方：热桐油内加密陀僧细末，调成膏，摊贴患处。

劳病仙方：丹皮、块云苓各四两，怀山药六两，百部二两，薄荷二两。用鳗鱼（切段）四条，将百部铺甑底上，置鳗鱼净肉下水，内薄荷蒸熟，去骨，合粳米粉和药为丸，每服五钱，一日必须吃三次。

鸡金散：专治小儿食积。鸡内金一具，沉香二钱，砂仁三钱，陈香橼（去白）五钱。为末，每服一钱半，前汤送下，虚者人参汤下。

黄疸遇仙方：此系新安黄氏有病遇仙所得，已经验过。茵陈一味，用雄猪肚一具，将药入内，以满为止，淡水煮脯，服之即愈，服三具并可除根，服时忌咸味。又方：斑蝥三只，百芥一文，锅弥一撮。研末，用膏贴在心上一宿。

奇功二香丹：此丹解毒定痛、去腐收脓、生肌长骨、止痛、竟善生肌、致毒未尽，上早反有肿痛变幻也。若此丹毒去尽者能拔毒，有歹肉能化为腐，有管者能去管，不生肌能生肌，大痛者能止痛，真有莫大奇功焉。乳香（去油）、没药（去油）、广木香、真轻粉各四钱，枯白矾三钱，淘丹（炒）一两。共为细末，以猪胆汁拌令湿透，晒干，再研无声，掺一切痈疽发背，诸肿溃疡。如有管者，以油线纸缠捻细条，沾黑膏药外蘸此丹，做成药线，探入疮管，其管化脓而出，并无腐痛之害。若管细难插，以粥捏成细条，晒干收好，用时插入。

蒸鹤膝风：漫肿无头，皮色不变，用此药熏之。松香、乳香、没药、丁香、桂枝、细辛、独活、川芎、枳壳、雄黄、白芷、杜仲、穿山甲（炙）、硫黄（加倍）、麝香各等分。口眼歪邪，蓖麻子五钱，麝香五分，同捣如泥作饼，如歪左，放右手心，如歪右，放左手心，以滚汤贮瓶放药上，将手伸直烫之，一周时立效如神。

善贡头：铜青二两，松香五钱，蓖麻子六十粒，葱三根。捣成膏青摊贴，只须一个收功。

摩腰丹：治老人腰痛，妇人白带。附子尖、乌头尖、南星各二钱五分，朱砂、樟脑、丁香、雄黄各五钱，干姜，元射五粒（要用大者，小者加之）。共为细末，蜜丸如龙眼大，每用一丸，用生姜汁化开如厚粥，火上烘热，放手心中摩腰上，候药尽，贴腰上即烘，棉衣缚定，腰热如火，间二日用一次。

宣精丸：手心握药便通。巴豆、干姜、韭子、良姜、碗黄、甘遂、白槟榔各等分，研为细末，饭和丸如龙眼大，先用椒汤洗手，用麻油涂，手中握药粒，移时便泻，欲止，冷水洗手。

膈症神丹：海蜇花头（水浸湿透）一两，真黑芝麻（为末）五钱，荸荠（打微碎，去芽蒂）三个。以上三味，用长流水一碗，蒸海蜇至干，将汤徐徐服下，不拘多少。如若腹中少有饥时，将荸荠吃下，服十日后，可以见效。

仙酒方：仙芽（醋炙）二两，淫羊藿（醋炙）二两，沙蒺藜二两，米仁二两，龙眼肉二两，雄羊腰子四个，白蜜二两，火酒十斤，浸至二十一日服。

善贡头：红枣灰一钱，儿茶一钱，冰片少许，升药底五分，麻油调涂，亦可捻药线插入。

禄玉膏：驱脓拔毒神效。嫩松香一斤，尿瓮浸一月，多浸更妙，取起放壁角纳屑内，用时洗净，同蓖麻子四十九粒、麻油一斤煎至滴水成珠，去渣，投入松香化成膏，缓火下心红四两，搅匀摊用。

一切痈疽：初服可消散。黄明胶五钱，泽兰叶二两，白芷三钱。水、酒各半煎，临卧服，如上部，白芷三钱，下部，牛膝三钱。

痈疽发背起初肿时方：风化石灰二两，细辛一两。为末，用热醋调敷患处，干时再涂，其肿即消。

珍珠冰片散：治骨槽风烂熳穿腮结成多骨，搽之得愈。珍珠一钱，红绒末一钱，人中白一钱，枯矾一钱，鸡肶腔（煅）一钱，犀黄二分，石膏一钱，青黛（净）一钱，铜青一钱，黄连一钱，儿茶一钱，细芽茶一钱，冰片五分，麝香二分。共为细末，先用河蚌水搅净掺患处，日夜掺二十次方愈。轻者用马兰汁加灯心灰二分、琥珀一钱。

鲫鱼红膏方：贴疔毒神效。蓖麻肉八两，巴豆肉八两，用大鲫鱼（重二斤）二个，用二肉煎至黑色，去渣再煎，加银朱十二两收膏。

疔疮走黄：取樟螂二只，去头足炙灰，酒服，其疔大毒回生，如急者，捣烂酒冲服。

升药方：此方出疮疡全书。白矾、皂矾、火硝、食盐、水银各等分

惊风膏药仙方：胡椒七粒，生山栀七个，葱头七个，飞面少许。为末，加鸡子清捣膏贴心胸前，见青色立效。

血风疮方：治妇人经脉不调，或一月两次，或遇月不来，故此血气积入足阳经，致生此疮，用此药敷之立效。黄柏（蜜炙）一钱，淘丹（炒）一钱，芦荟一钱，密陀僧（煅）一钱，轻粉一钱，樟脑一钱，儿茶一钱，五倍子一钱，缸底油灰一钱。共为细末，用清油调搽，痛加乳香，臭加麝香，浸淫加青黛，恐防作加樟片。

汤火伤方：赤石脂、松香各一两，白芷、大黄各四两，如湿者干米掺，干者麻油调敷。又方：已经验过。大黄、地榆，用麻油调匀，加人乳少许，日换一次，四五日而愈。

脚指缝烂疮方：四六、明矾各等分，为末，用茶钟两只对合，放药在内，外将纸封口，再将盐泥护好，武火升一炷香，刮末掺。

何首乌散：治白癜、紫癜诸风，筋骨疼痛，遍身疥癣，手足裂肿，坐卧不安，行步艰难，疗疬疾目白，鼻梁崩塌，并宜服之。何首乌、蔓荆子、石菖蒲、荆芥穗、池菊、甘枸杞、苦参、威灵仙各五钱。为末，每服三五钱，食后温酒服，或清茶蜜汤水亦可，须日进二服，今用酒浸服更妙。

华佗仙沼嵌甲累效方：硇砂、乳香各一钱，腻粉五钱，橄榄核灰（煅）三个，淘

丹一字。为末，麻油调敷，先以盐汤洗净，敷三次效。

消痔千金散：搽大便诸痔肿痛不已。孩儿茶、寒水石各五钱，赤石脂、黄连、甘草各三钱，熊胆二分，硼砂八分，冰片五厘。上为细末，猪胆汁调涂，或入内用竹管套入胆皮中，以棉缚口紧，入肛门内挼之，自然痔愈。

熏洗痔疮化管神方：扁柏叶、鱼信草各一斤，平地木草、槐花米各八两，象牙末、木鳖子各四两。共六味，照量可以多寡，煎浓去渣，将药水熏洗八次得效，又能拔管。

棉花疮点药：儿茶一钱，胆矾二分，番桃，煎汤调敷。又方：果然妙方。轻粉一钱，杏仁（去皮尖）十个，乳香（去油）三分，胆矾三分，用白鹅取胆汁调涂，立即见效。

疥疮肥疳皆效：百部、大黄、黄柏、大风子（净肉）各五钱，火硝二钱，蓖麻子三钱，全蝎五个。板猪油四两，同药煎枯去渣用，如痒者加苦参五钱，血热加紫草二钱。

代刀拔疔散：手指甲（微炒黄色）二钱，乳香（去油）、没药（去油）各一钱，元参（蒸炒）五分，斑螯（去头足翅，同糯米炒）三钱，麝香二分，冰片二分。共为末，用端节天医日制佳。如为丸，用虾白捣丸。

止血散：经霜丝瓜研末敷之立止，兼治犬咬伤。凡人吠犬咬伤，用追毒丹掺之立已，并治蜈蚣伤最妙，此方予独得之秘也。

犬咬伤：雄鼠粪，研末，烂者干掺，干者麻油调敷，或者用红糖调搽，人咬伤并效。又方：茄子核。又方：杏仁（煅灰，嚼烂敷之），研细末，伤先挤出恶血，以末掺之，布扎紧即愈。又方：生栗子，嚼烂敷上俱妙。又方：初伤必用童便洗净，取芋艿根打烂涂上，拔出黑血甚妙。又方：取新蚕豆叶，打烂涂上立效，如无新鲜，取阴干者，用之二钱，即愈，蚕豆末涂之。又方：地榆炒，研末，油调涂。

肥疮方：滑石一钱，绿豆粉一钱，黄连四分，甘草五分，黄柏六分，冰片少许。为末，麻油调涂。又方：用蚕头壳炙灰，菜油调涂，用慈孝竹藤煅灰，油调涂。

疥疮应验方：冰片十四文，明矾二文，雄黄七文，蜈蚣二十文，花椒四文，樟脑十四文，再用网油二十文，包药火烧，滴油用。

干疥应验验方：菖蒲炙灰铺床上，将身卧三日后即脱盖，再将灰筛去疮盖，仍铺床上再卧，或有湿者，即将灰涂之，数次即光而愈。

接用服方：防风八分，银花二钱，黄芩一钱半，甘草一钱，山栀一钱，木通一钱，元参一钱半，连翘一钱半，花粉一钱，赤芍一钱，连前子二钱，引灯心数根，煎服十次。

专治干湿疮方：雄黄（水飞），不拘多寡，以红纸卷裹，菜油浸一夜，点火沥下油，以小钟碗盛贮，搽疮处神效。

水底莲花方：硝一两，矾一两，皂一两，盐二两，水银二两。先将硝、矾、皂、盐研细后，水银下之再研匀，微火结胎，入大银罐内，用隔火盘架上，如法升一炷香为度，冷定取出，其色如雪。白贮瓶听用佳。

白吊降药： 明矾、水银、皂矾、食盐、硝各二两，梅片五钱，硇砂、金鼎粉各四分，升法同法。

白雪丹： 杨梅结毒疮，奇神之品。水银、绿矾、食盐、硫黄各一两，明矾二两，铅三钱，提硝二两，朱砂三钱，升法同上，第服三厘。

湿疥应验良方： 真菜油四两，鸡蛋一个，放入油内煎至蛋枯，将蛋取出，再加短头发六七分，入油内再熬至头发净完，将油冷透，再入硫黄十文调涂即愈。此方前先生生疥疮已经验过，涂一个好一个。但硫黄发火，须要油冷定。

三奇灵丹： 去腐拔管，兼治结毒如神。硼砂、雄黄各一两，研细末，上盖白矾末一两，升三炷香，此丹火最难看，小则不起，大则无药。

升灵药： 牙皂、芫花（各用火酒拌）、巴豆（用飞净）、蓖麻子各一两，雄黄八钱，汞、朱砂各四两，干为度，去蓖麻、巴豆，先将牙皂、芫花火酒拌末，装入阳城罐中置一窝，次将朱砂、汞二味放入窝内，再将所置雄黄末盖上，外加铁灯盏盖罐口，盐泥封固，文武火炼七炷香，升取灵药收贮，每用一分，掺膏药上立效。

三仙丹： 一名黄仙丹，一名红粉丹，此丹拔脓长肉，其力平缓，老足气全，长肉颇快，小症甚妙。水银（结成砂不用）二两，火硝（火酒制）一两，生矾一两，研细，升三炷香，养火一夜即老，下同法，加冰片少许，即不痛。

百脚咬放法： 天上鸡鸣叫，地上草鸡啼，百脚咬是随我飞，太上老君急急如立令敕。

《梅应本跌打损伤接骨入骱诸方》

〰〰〰〰〰〰〰〰〰〰〰〰〰〰〰〰〰〰〰〰〰〰〰〰〰〰〰

梅应本跌打损伤接骨入骱诸方目录

头碎伤风：护风托理散。

鼻梁骨断：壮筋续骨汤、活血止痛散。

唇缺：活血止痛散。

伤下颏：补肾养血汤。

伤肋骨：壮筋续骨丹。

伤肩臂手骱：均用吉利散。

伤天井骨：提气养血汤。

伤指：活血止痛散。

伤指破伤风：疏风理气汤、退毒定痛散。

伤脉骱：生血补气汤、壮筋续骨丹。

两腿骨折断、盖膝骨碎、小腿骨断：均用壮筋续骨丹。

左右肋骨断、脚面骨断：接骨丹。

脚踝与膝骱：宽筋活血汤、壮筋续骨丹。

枪戳者：护风托理散。头被刀斧伤同治。

肚皮伤破：通肠活血汤、补中益气汤。

咽喉刀勒：护风托理散、补中益气汤。

十全大补汤：人参，肉桂（去皮），黄芪（蜜炙），茯苓（乳拌），熟地，升麻，熟艾，石斛，麦冬，黄芩，三味代芎归芍。

疏风理气汤：防风二钱，羌活一钱，青皮五钱，枳壳二钱，黄芩二钱，甘草八分，砂仁八分，灵仙二钱，加皮三钱，广皮二钱，紫苏二钱，独活五钱，当归二钱，苏木二钱，红花八分，川芎五钱，白芷一钱，细辛七分。

顺气活血汤：防风二钱，白芷一钱，青皮一钱，陈皮五钱，灵仙二钱，当归三钱，赤芍二钱，杜仲三钱，肉桂八分，川芎八分，熟地三钱，牛膝三钱，甘草三分。

行气活血汤：川芎五分，羌活八分，青皮一钱，木香五分，广皮一钱，当归三钱，生地二钱，丹皮二钱，红花八分，苏木二钱，甘草五分，杜仲二钱，木通八分，砂仁八分。如发寒热，加柴胡一钱，水、酒煎服。

护风托理散：羌活五分，独活八分，黄芩五分，姜蚕八分，细辛七分，甘草三分，防风一钱，灵仙一钱，归身一钱，生地二钱，白芍一钱，川芎八分，荆芥一钱，花粉一钱，黄芪一钱。若有寒热，加柴胡。

补肾活血汤：当归二钱，红花五钱，白芍五钱，川芎一钱，广皮五钱，加皮一两，甘草五分，熟地三钱，杜仲三钱，肉桂八分。

通肠活血汤：归身二钱，红花一钱，白芍二钱，木通五钱，青皮一钱，香附二钱，乌药二钱，生地五钱，槐米五钱，地骨皮二钱，砂仁五分。水煎服。

清肝止痛汤：当归五钱，柴胡八分，羌活一钱，防风五钱，丹皮一钱，红花一钱，赤芍二钱，广皮五钱，乳香一钱，没药一钱，桔梗八分，黄芩八分，甘草五分，加姜三片。

清肿止痛汤： 川贝一钱，沙参五钱，枳壳五钱，橘红五钱，灵仙五钱，香附二钱，麦冬二钱，丹皮一钱，甘草五分，青皮一钱。水煎。

大黄汤： 治瘀滞，腹内大便不通，瘀积两胁，肛门谷道受伤不便。大黄二钱，桃仁二钱，羌活一钱，广皮一钱，木通一钱，苏木一钱，归尾一钱，朴硝五分，甘草二分。阴阳水煎。

归原养血和伤汤： 归身一钱，牛膝一钱，广皮一钱，生地二钱，熟地二钱，加皮二钱，羌活八分，红花八分，黄芩八分，桂心六分，川芎六分，木瓜一钱，杜仲五钱，川断五钱，甘草三分。

小柴胡汤： 柴胡一钱，黄芩一钱，半夏一钱，人参一钱，丹皮一钱，甘草三分。

活血止痛汤： 当归五钱，麦冬五钱，川断五钱，苏木五钱，羌活一钱，乳香一钱，没药一钱，加皮二钱，白芍一钱，防风一钱，生地二钱，红花六分，川芎六分，青皮五钱，广皮一钱，枳壳五钱，甘草三分，灯心一分。

生血补髓汤： 当归二钱，白芍五钱，荆芥五钱，香附五钱，杜仲二钱，生地二钱，枳壳二钱，牛膝二钱，川断二钱，黄芪二钱，防风一钱，独活五钱，干姜五钱，加皮二钱，茯苓二钱。

止痛接骨汤： 如伤盖膝，药去白芷。乳香（去油）一钱，没药（去油）一钱，丹皮一钱，当归五钱，川断五钱，苏木五钱，加皮五钱，红花八分，青皮一钱，白芷八分，甘草三分。水、酒煎。

宽筋活血汤： 羌活一钱，防风五钱，苏木二钱，木瓜二钱，川断二钱，独活五钱，荆芥五钱，杜仲二钱，枳壳五钱，香附二钱，加皮二钱，当归二钱，木通一钱，乌药二钱，红花八分，花粉二钱，甘草三分。灯心水、酒煎。

接骨散： 头骨破碎，两肋骨断。川断二钱，羌活一钱，红花五分，乳香一钱，没药一钱，乌药五钱，木瓜五钱，砂仁五钱，木通八分，生地二钱，加皮二钱，香附五钱，归身五钱，丹皮五钱，肉桂八分，甘草三分。

托里止痛散： 攒落手骱及臂，伤阴囊卵子。归身五钱，川断五钱，白术五钱，黄芪二钱，生地二钱，羌活一钱，红花八分，乳香一钱，没药一钱，广皮一钱，桂枝五分，肉桂六分，砂仁五分。水煎。

清心去毒散： 火伤，枪炮打伤。泽泻二钱，柴胡六分，木通一钱，桔梗六分，黄芩五钱，干葛八分，青皮一钱，防己五钱，知母五钱，枳壳五钱，升麻五钱，元参五钱，甘草五分，淡竹叶。水煎。

补肾和血汤： 压伤腰肾。杜仲三钱，黄芪二钱，广皮五钱，当归二钱，熟地三钱，青皮一钱，丹皮五钱，红花五分，川芎八分，炙草五分，黄芩一钱，黑枣二枚。

归尾木通破血汤：瘀滞小肠作痛。归尾二钱，木通五钱，桃仁五钱，黄芪五钱，泽泻一钱，青皮一钱，赤芍一钱，丹皮一钱，木瓜一钱，苏木一钱，生地二钱，甘草三分。水、酒煎。

木香顺气汤：治一切跌打损伤，不省人事，先服此汤。木香（磨冲）五分，血竭一钱，沉香（磨冲）五分，桔梗三钱，甘草五分。煎至半热，加槟榔少许，同前三味冲服。

骨损髓伤：或作丸药亦可。当归二钱，羌活一钱，丹皮五钱，乳香一钱，没药一钱，川断二钱，赤芍五钱，加皮二钱，红花一钱，广皮一钱，牛膝五钱，生地二钱，木瓜五钱，甘草三分。身如发热，加柴胡、桔梗，如肿，加黄芪。

十三味伤方：专治诸伤，轻者一服，重者二服而愈。杜仲二钱，丹皮一钱，加皮二钱，川断二钱，苏木一钱，骨碎补二钱，赤芍一钱，乳香一钱，没药一钱，破故纸五钱，当归五钱，原红花八分。如伤头加川芎，伤背加藁本，伤心口加延胡索，若用行加大黄，用陈酒、童便煎服。

补血顺气汤：胸骨破损。归身一钱，川芎一钱，熟地二钱，白芍一钱，生地一钱，杜仲一钱，白术五分，黄芩五分，枳壳五分，红花三分，山栀七分。水煎加酒。

黄末药：即去利散。归身二两，川芎二两，赤芍二两，乌药二两，枳壳二两，羌活一两，蒲荷二两，白芷二两，香附四两，姜黄四两，大黄五两。上药研细末，用红糖、陈酒、砂仁汤。

琥珀丸：专治一切新旧重伤。当归一两，苏木一两，生地一两，羌活一两，丹皮一两，川芎一两，黄芪一两，熟地一两，川椒一两，青皮一两，白芍一两，琥珀一两，川断一两，甘草一两，南星一两，独活一两，广皮一两，杜仲一两，乳香一两，没药一两，松香一两，牛膝、木瓜、苡仁、桑枝八两，黑豆二两，肉桂八两。将药炮制为细末，红糖、油杵和为丸，每服三钱，陈酒下。

琥珀散：通大小便。赤芍、杜仲、荆芥、柴胡、广皮、苏木、防风、木通、琥珀各一两，桃仁八钱，朴硝八钱，大黄一两五钱，甘草为末，陈酒下。

槐花散：槐米八两，黄芩六两，桑皮炭六两，侧柏叶炭五两。为末，灯心送下。

壮筋续骨丹：防风、延胡索、川芎、羌活、当归、独活、甘草、红花、香附、木通、广皮、丹皮、生地、牛膝、乌药、青皮、白术、桂枝、桃仁、木瓜、神曲、杜仲各五钱，柴胡二钱，黄芩二钱，加皮一两，川断一两，荆芥四两，苏木一两。上药为末，每服五钱，幼小者二三钱，红糖、油汤调服，陈酒过口。

调理药酒：归身、羌活、红花、杜仲、牛膝、木瓜、广皮各二两，川断一两，砂仁二两，青皮一两五钱，核桃八两，加皮四两，桑枝八两。以陈酒三十斤，将坛制酒和药外用，密封坛口，煮三炷香，取服。

七厘散：乳香一钱，没药一钱，生半夏五钱，当归五钱，巴霜五钱，硼砂五钱。

雄黄五钱，甜瓜子三钱，土鳖虫三钱。共为末，重则二分，轻则一分。

七厘散： 当归、红花、毛姜、桃仁、自然铜各一两，儿茶、血竭、大黄、朱砂、雄黄、乳香、没药各二钱，麻皮灰三钱，地鳖五钱。共为末，另加麝香，每服七厘至一分二厘，陈酒下。

七厘散： 归尾二钱，硼砂二钱，乳香一钱，没药一钱，丹皮二钱，川乌二钱，草乌二钱，大黄二钱，血竭二钱，人参一钱，麝香二分，参三七二钱，自然铜五钱，土鳖虫五钱。共为末，用地黄捣烂，和丸绿豆大，朱砂为衣，每服一分，重至二分。

夺命丹： 归尾（酒炒）、茯苓（炒）、大黄（酒炒）、郁金（炒）、丹皮（酒炒）各一两五钱，参三七（切片研）、羌活（炒）各一两，加皮（酒炒）、自然铜（煅）、杜仲（盐水炒）、桃仁（去皮尖，油研）各一两五钱，红花（酒炒）、六曲子（童便浸一日夜，晒研）、硼砂（研）、桂枝（生研）、乳香（去油）、没药（去油）、木香（晒干研）各一两二钱，血竭（研）一两四钱，沉香（锉，晒干研）一两，降香（锉，晒研）二两，毛姜（去毛，晒研）一两，地鳖虫四两。共为细末，每服二钱，陈酒过口，轻者一服，重者二三服，临用加麝香少许。

黎峒丸： 治跌扑损伤，瘀血疼痛，痈疽瘰疬，孕妇忌服。山羊血五钱，犀牛黄二钱五分，乳香（去油）二两，阿魏一两，铁儿茶二两，生大黄一两，西琥珀五钱，藤黄二两，参三七二两，天竹黄二两，上血竭二两，炒没药二两，顶腰黄一两，元麝香二钱，梅花片二钱五分。上药为末，蜜丸重一钱，陈酒下，重伤童便下。

封固金疮药： 银花、甘草、黄柏、花粉、紫草各五钱，当归、大黄、地丁草各一两。用麻油一斤入药，煎枯去渣，再入黄占一两，白占二两，再煎乳香、没药、血竭各五钱，川连二两，藤黄五钱。共为细末，入前油收贮。珍珠三钱，制研极细令下。如用藤黄，其毒须用紫草制一夜，再用童便制一日夜。

生肌散： 千金疮。大黄八两，川连八两，五倍子四两，木耳四两，炉甘石十六两，用水十碗煎浓三碗，去渣存汁。将炉甘石煅红，倾入汁内收汁，再煅再收，以汁干为度。倘甘石尚有白星，再煅，须以见风即化为佳，用煅牡蛎八两，血竭一两，轻粉一两，干胭脂（炙灰）四两，共为细末，将前甘石和研，贮磁瓶固封，如遇刀斧打破，掺之。

麻药方： 黄麻皮三钱，川乌三钱，草乌三钱，南星三钱，芋芍叶三钱，闹羊花（醋浸七次）三钱，生半夏二钱，蟾酥（陈酒浸）一钱。共为细末，每服七厘至三厘。凡损伤折骨，先服此药，然后可以用器钩割，倘流血不住，用桃花散止治。

护龙八师： 千金子（即半枝莲子），两头根（即灯草），血见愁（即胭脂草），金不换（即大黄），丁公藤（即金银藤），弹子红（今无，用血竭、桃仁代之），席见花（即黄皮花），鹤胫花（即凤仙花）。共为末，或吃或敷。

铁布衫丸： 凡一切重伤，先服此药，自可少痛。自然铜（醋煅），木耳灰，当归，苏木，木鳖子，麻皮灰，地龙（去土晒），无名异，乳香（去油），没药（去油）。上药先将木鳖子用香油搽干，壳上炭火炙黄，去油存肉，共为末，炼蜜为丸，五分，用开水送下。

接骨膏：又名损伤膏。当归、川芎、赤芍、杜仲、白芷、银花、姜蚕、川乌、草乌、羌活、防风、荆芥、山甲、独活、大黄、黄芩、角刺、蝉蜕、管仲、龟板、黄柏、连翘、五倍子各一两，桔梗五钱，蜈蚣一条，蛇蜕一条。加麻油五斤，入前药煎，滤去渣，再煎至滴水成珠，用血丹二包炒紫色入油内，将桃柳条揽匀，加乳香五钱，没药五钱，樟冰一两，麝香三分，复将此药入油揽匀成膏，听用。

紫金丹：定痛接骨。五灵脂（去油）五钱，狗脊五钱，防风五钱，地龙（去土晒）五钱，毛姜五钱，木鳖子（去壳）五钱，乌药五钱，青皮五钱，茴香五钱，灵仙五钱，自然铜（醋炒）五钱，红娘子五钱，川乌一两，草乌（洗浸）一两，没药二钱，乳香三钱，禹余粮四两，麝香五分。共为末，醋和丸，如桐子大，每服二十丸，少则十丸，温酒下。

擦口药：闷绝在地，不省人事，痰声气喘，口噤，将此药擦上牙齿，其口即开。雄黄、桃仁（去皮尖）、蜈蚣（去头足煅）等分，为末擦之。

金疮乳香敷药方：乳香、没药、朱砂各一两，血竭、川连、血丹各二钱，降香、松香、五倍子各五钱，金箔五片，花蕊石二钱，龙骨五钱，旧毡帽灰五钱，为末听用。

又内服末药：省迷散。川芎、当归、桂心、甘草各一两五钱，附子一两，泽兰一两，川椒五钱。共为细末，每服三钱，酒送下。以上两方并神效，乃千中选一之方，万金不易之法。

消虫散：治一切损伤，外生新肌。内生小虫，或内又腐烂作痛及甚者服此方，内有黄水流出立愈矣。蝉蜕五钱，青黛五钱，蛇蜕一两，白胫细辛（烧灰存性）一钱六分。共为细末，每服三钱，外以寒水石研细敷之。

面目青肿敷药方：生军（晒）三钱，密陀僧一钱。为末，用橄榄汁调敷立愈。

推车散：专治咬伤。蜣螂虫用泥涂好，炭火上煅红，去泥研末，听用。

回生鹅毛丹：治重伤最效。鹅毛（胎鹅未出硬管者，以青竹管置，煅存性）一两，闹羊花（醋制存性）一两，生军一两。共为末，水丸如桐子大，每服三十丸，陈酒送下。

透骨膏：跌打损伤骨碎，棒毒。单片白凤仙花（连花带叶）五颗，豆油二两，绵油二两，煎至白凤仙花黄焦色为度，以柳枝蘸匀，滴水成珠，入黄丹三十两，亦以柳枝揽匀成，收入磁罐内听用。

玉真散：专治破伤风。白芷一两，南星一两，白附子一两，天麻一两，羌活一两，防风一两。共为细末，每服五分，好陈酒送下，或吃或敷，陈酒调敷，必须避风。

汪教师传酒浸伤方：上洋参一两，红花五钱，炒杞子两，虎膝骨（炙用麻油）二两，拣南枣十六两，厚杜仲（炒断丝）一两，十大功劳五钱，冰粉十六两，当归（酒炒）一两，大熟地三两，补骨脂一两，地骨皮二两，广皮五钱，川桂枝三钱，桂圆肉十六两，五加皮（炒）五钱。上药置稀布袋中，将前后二十斤并和，随量服之。

金枪止血黑绵方：棕榈（炙灰）四钱，刘寄奴六钱，炒蒲黄三钱，上血竭、赤石脂（研细末）六钱，五花龙骨（研细）三钱，五倍子六钱，真川连（研细末）三钱。上药置锅内煎浓汁，滤去渣，加瑜麋墨三钱，曹素功最妙，此墨化碎后，用白绵收干，听用。

踢伤食肚：生白矾末（看病轻重，加减服之）煎汤服。

火汤伤：如重，先用银珠麻油调涂，拔出毒水后，用地榆炭、麻油调。

眼珠跌出：用冰片置田螺内，吊出水于碗内，先将眼珠缓缓转动，使其筋宽舒，然后将田螺水倒下，眼珠上一冷，其珠即进矣。

八宝丹：如不能收口者，须将此药掺上。上西黄一分，上西珀一分，廉珠一分，象皮一钱五花，龙骨一钱，赤石脂三钱，大梅片三分，九制炉甘石二两。共为细末听用。

走索妇人忽然堕地几死，明日复见走索，问其方，重价得来。原生地二两，刘寄奴五钱，当归一两，落得打五钱，海金沙五钱。此药小便不通用。生熟军三钱，五加皮一两，赤芍五钱，净乳香三钱，明没药（去油研末）五钱，桃肉（打烂）二两。陈酒煎服，尽醉一宿即愈。

心里痛方：鬼大蒜六两，高良姜二两，二味打汁，用红糖冲服。

吐血方：羚羊角四分，川贝母五钱，上血竭一钱，鲜生地四钱，肥玉竹三钱，麦门冬五钱，奎白芍二钱，炙鳖甲五钱，北沙参二钱，牡丹皮五钱，炒蒲黄五钱，海浮石三钱，白及片二钱，冬虫草二钱，加藕节炭三枚。

小便不通：车前子三钱，木通二钱，泽泻二钱，甘草（用生的）一钱，生滑石一两，赤猪苓四钱，焦山栀三钱，银花三钱，连翘三钱，将军干十只，车前草三颗。

大便见血：地榆炭、小蓟炭、陈棕炭、槐米炭、桑白炭、乌梅炭、天花粉、全当归、生白芍。

立止腹泻方：肉豆蔻、干姜、白术、石榴皮、花槟榔、扁豆衣、大腹皮、炒艾叶、罂粟花。大便见血，急涩不爽，用饭蒸焦白芍、大腹皮、侧柏炭、炒银花、黑归头、藕节炭、炮姜炭、丹皮炭。脱肛用鳖头炙焦，用菜油调。

临证须知，伤左肋，气促面黄浮肿；右肋，气虚面白血少，活血药酒。伤胸者，胸系血海，涵停来往之所，伤久必咳嗽，心中迷闷，面黑发热，理气汤。伤肝，面红目赤，理气。伤心，面青气少，吐呕呼吸大痛，身体虽可动，总宜急治，百合理气。伤食肚者，心下作阵而痛，发热，小肠高浮如鼓皮，饮食不进，气促口臭，面黑眼闭（理气），主七日死。伤肾，两耳聋，额角黑，面浮白光，常有哭容，遇此症慎之。睡

155

若弓形，补气活血。伤小肠，小便闭塞作痛，发口渴，面肿气急，口有酸水，至三日死，顺气汤。伤大肠，粪后下红，急涩不爽，面赤气滞，主半月死。伤囊物阴户，血水泛小便出，胀痛异常，心迷方死，主即日死，活血汤。伤膀胱，小便痛涩，不时有血水淋出，肿胀发热，主五日死，活血汤。胸背俱伤者，面白肉瘦，食少发热，有咳嗽，主十五日死，理气汤。伤气眼者，气喘大痛，盗汗身瘦，食少，肿痛不安，主一月死，补肾活血汤。伤血海者，血多妄行，口常吐血，胸前作胀痛，背后亦时作痛，俱如板木，主一月死，活血汤、吉利散、调理药酒。伤胆者即日死，轻者三日死，伤若微者，三日内口吐青水，或吐绿水，宜止其呕吐，急用温胆汤、和伤丸。瘀血疼者，心红肿浮处白色，人发热而痛多怒，内必有瘀，兼腰痛日轻夜重，此瘀血停滞也，宜琥珀散行之，后服和伤丸、调理药酒。

补肾养血试验方：厚杜仲（盐水炒）四两，归身（酒炒）三两，白芍（酒炒）一两，川续断一两，破故纸一两，广皮五钱，生地三两，熟地三两，肉桂三钱，吴萸肉三钱，金狗脊二两，白术一两，净乳香（去油）一两，明没药（去油）一两，红花二钱。炼蜜为丸，如桐子大。

翻肚方：当归身三钱，刘寄奴二钱，没药（去油）一钱，上安桂一钱，白芍一钱，制小朴一钱，木通五钱，番打毛一钱，青皮五钱，茴香五钱，甘松二钱，桃仁三钱，猪苓二钱，乳香（去油）五钱，山柰五钱，落得打五钱。上药共研细末，加车前草煎，冲服。

《汪凤来先生秘传伤科》

清·汪凤来

秘传接骨入骱伤科第一善本

后人遗方一百另八个穴道。七十二个小穴道，伤者丧命；三十六个大穴道，更丧命。

胸前为华盖穴。打伤者，不省人事，三日，不治。急用十三味煎药一贴，七厘散三分，用至三次，即用冷粥汤补住，再用夺命丹三服，又加减十三味二贴，服药不断。反拳泛发者，五个月死，用紫金丹三服。

心口中为黑虎偷心穴。打中不省人事，拳回气绝，急用山羊血三分，七厘散三分，可夺命也。再用十三味一贴，又用夺命丹三服，紫金丹五六服，又用去伤丸一斤，愈后拳泛发者，一百二十日死。

心口下一寸三分偏左右一分，为翻肚穴，正中为霍肺穴。打伤，治好无妨，服药不除根，一百二十日死。打中者立刻吐食，吐屎，在七日无劫，急用药者不妨，须用十三味一贴，七厘散三分。再用夺命丹三服，加减十三味二贴，紫金丹三四服，去伤丸一斤，全愈，拳反泛发者一百三十日死。

翻肚穴下一寸三分，脐上名气海穴，或谓脐为气海穴。打中者二十八日死，用十三味一贴，七厘散二分，夺命丹三服，加减十三味二贴，再用药酒一坛，愈。

气海穴下一寸三分为丹田，名精海穴。打中者十五日死，用十三味一服，七厘散三分，加减十三味一贴，又用夺命丹二服，紫金丹三服全愈。拳泛发者七日死。

精海穴下一寸三分名分水穴。打中者十三日死，急用十三味一贴，七厘散三分，夺命丹三服，又用药酒一坛愈，后拳泛发者，一百五十四日死。

分水穴下一寸三分名关元穴。打中者五十日死，急用煎药一贴，七厘散三分，夺命丹三服，酒药一坛全愈，拳泛发者，四十八日死。

华盖穴自上三分名为一计害三侠。打中者六日死，用十三味一贴，又加郁金、沉香末一贴，再用七厘散三分，夺命丹三服，去伤丸一斤，拳泛发者八个月死。

左边合胁毛中名气门穴。打中者七个月死，用加减方二贴，七厘散三分，紫金丹三服。

右边胁毛中名血海穴。打中者八个月死，用煎方一贴，七厘散三分，紫金丹三服，去伤丸一斤。左腰眼中为肾俞穴。打中者，半日死，急用煎方一贴，七厘散加山羊血三分，去伤丸一斤，再发者八十六日死。右腰眼中为命门穴。打中者三日死，用煎方一贴，山羊血、七厘散各三分，又加减方一贴，夺命丹三服，去伤丸一斤，再发者九十六日死。左边肋梢拳软骨上名章门穴。打中者一百日死，用煎药一贴，七厘散三分，夺命丹三服，酒药一坛。

右边肋梢拳软骨上名期门穴。左边乳上三分名上血海穴。打中者十二日吐血死，用煎药一贴，加沉香、郁金各一钱二分，一贴，七厘散三分、夺命丹三服，药酒一坛，拳泛者十八日死。

左边乳下一分名正血海穴。打中者八日死，用煎药一贴，七厘散三分，夺命丹三服，加减方一贴，愈。左边乳下一寸四分名下血海穴。打中者二十七日死，用煎药一贴，七厘散三分，夺命丹三服，去伤丸一斤。右边乳上三分名上气穴。打中者九日死，用十三味一贴，七厘散三分，夺命丹三服，紫金丹三服，拳泛发者一百二十四日死。右边乳下一分名正气穴。打中发寒热三十六日死，急用煎药一贴，七厘散二分，夺命丹三服，去伤丸一斤，拳泛发者七十二日死。右边乳下一寸四分名下气穴。打中者十一日死，用煎药一贴，七厘散三分，夺命丹三服，去伤丸一斤愈，后拳泛发者七个月死。命门穴上一寸三分名后气海穴，左右同。打中者一年死，用煎药一贴，七厘散三分，夺命丹三服。头顶上中心名泥丸宫。打中者半日死，轻者用煎药一贴，夺命丹、紫金丹各三服。两耳下出处名听耳穴。点中者二十四日死，用煎药一贴，七厘散三分，夺命丹三服，去伤丸二斤。发首第三骨为肺应穴。打伤二鼻出血九十日死，须用十三味一服，七厘散三分，紫金丹四服，更饮药酒一瓶。发首第七肋骨两旁偏三分名百胸穴。打中者一百二十四日死，用煎药一贴，七厘散三分，紫金丹三服。尾梢端一分名海应穴。点中者七日死，用煎方一贴，七厘散三分，夺命丹三服。两小腿中名鹤口穴。打中者过一年死，用煎方一贴，七厘散三分，夺命丹三服。两腿板应名涌泉穴。打中者一百七十日死，用上法活之。左边肋梢中名气囊穴。右为血囊穴。两穴打中者俱用上法治之。

大凡三十六个大穴道，用药须更仔细。

护心散： 受大刑者用治妙。黄麻灰一钱，肉桂一钱，乳香一钱，没药六钱，自然铜一钱二分，胡桃一钱二分，木耳灰一钱。共研细末，白墨为丸，服时另有口诀。

七厘散： 月石八钱，朱砂四钱，蒲黄三钱，广皮四钱，三棱五钱，莪术五钱，肉桂三钱，麝香一钱二分，血竭八钱，胎骨四钱，土鳖八钱，土狗八钱，赤芍三钱，归尾五钱，红花五钱，茄根五钱，枳实三钱，苏木四钱，木香五钱，生地六钱，巴豆霜三钱，青皮三钱，乌药一两一钱，五灵脂五钱（各药之功：肉桂三钱，行血止痛之功。麝香一钱二分，能通七窍，直到病所，性热。血竭八钱，去周身各穴道之伤。胎骨四钱，能去周身之痛，骨节之痛。土鳖八钱，去伤，强筋骨、止痛，酒炙用。土狗八钱，去骨肉之伤，筋骨之痛。赤芍三钱，解烦热、破瘀血、疗腹痛，性寒。归尾五钱，破遍身瘀血而顺肠胃。红花五钱，性温，多用破血，少用活血。茄根五钱，坚筋骨，行遍身之痛。枳实三钱，性寒，宽中下气，性酸。苏木四钱，理气去伤。木香五钱，平诸气在骨内之伤，性温。生地六钱，通大便之瘀血，性寒。巴豆霜三钱，去伤行气血，性温热，煅即性寒。青皮三钱，性平，除膈臌胀下气，直行小便。乌药一两一钱，顺气消酸止痛，治冷气。五灵脂五钱，止胁肋胃中之痛，消瘀血性热）。上药二十四味，遵法炮制道地，共为细末，磁瓶收贮，勿令泻气，亦服三分半，轻者一分半，年少童子七厘，用酒冲服。

华盖穴受伤引经之药：枳实七钱，良姜（治心气痛，性热）六分。

肺应穴受伤引经之药：百部一钱，性寒，治肺热，可止咳嗽。

上气穴：又沉香八分，性热；肉桂四分，行血疗心痛，性热。

正气穴：又青皮一钱，乳香一钱二分，止痛。

下气穴：又乳香一钱五分，广皮一钱五分。

上血海穴：受伤引经之药。郁金一钱五分，寄奴一钱五分，山羊血一钱五分。

血海穴：又郁金一钱五分，寄奴一钱五分。

下血海：又五灵脂、炒蒲黄各一钱二分。乳上下边旁，又石菖蒲一钱，枳壳一钱五分。

偷心穴：又肉桂一钱，丁香七分。

霍肺穴：又桔梗（止腹痛、肠胁烦疼）八分，川贝一钱。

翻肚穴：又红豆蔻一钱二分，木香一钱五分。

气海穴：又桃仁、玄胡索各一钱。

丹田穴：又木通一钱，三棱一钱，七厘散二两。

关元穴：又车前、青皮各一钱。

气穴门：又五加皮一钱，羌活一钱，七厘散二两。

血海门：又柴胡、当归一钱二分（性热，补虚养血）。

章门穴：又归尾一钱，苏木一钱，地鳖二钱。

曲池穴：又丹皮一钱，红花一钱五分。

血囊穴：又蒲黄一钱，韭地子一钱。

泥丸宫：受伤引经之药。羌活一钱，苍耳子一钱五分。

百胸穴：又杜仲、故纸各一钱。

凌气穴：又故纸、乌药各一钱，地鳖紫金丹三四服。

肾经穴：又桃仁、红花各一钱。

命门穴：又杜仲、前胡各一钱。

海底穴：又大黄、朴硝各一钱。

鹅口穴：又牛膝、苡仁各一钱。

涌泉穴：又木瓜、牛膝各一钱。

祛耳穴：又川芎、细辛各一钱。

加减十三味煎方：本草要方（干漆辛温有毒，行血杀虫，消年深坚结积滞，破日久结瘀血，续筋骨经伤，炒令黄入药或烧存性。凡老伤不可缺此一味，掺者宜酌之）。五加皮一钱五分，砂仁、肉桂各五分，五灵脂、寄奴（掺觚共宜酌之）各一钱，香附一钱五分，杜仲（炒）、蒲黄（炒）各一钱，广皮一钱二分，延胡二钱，归尾一钱五分，红花五分，苏木一钱五分。

新伤十三味煎方：寄奴、青皮、桃仁各一钱，香附一钱五分，红花八分，木香、蓬术各一钱，砂仁、苏木各五分，乌药一钱，骨碎补一钱五分，归尾一钱二分，延胡索一钱五分，三棱一钱五分，赤芍一钱五分。上药酒煎，服出汗。伤重大便不通，以生大黄三钱，引用葱白三根。

飞龙夺命丹：朱砂三钱，蓬术三钱五分，桂枝三钱，苏木四钱，韭菜子三钱，蒲黄三钱，赤芍三钱，秦艽三钱，羌活五钱，三棱四钱，归尾一钱，枳实三钱，肉桂三钱，麝香二钱，灵仙三钱，寄奴三钱，广皮三钱，土狗三钱，自然铜八钱，五加皮八钱，胎骨五钱，前胡三钱，地鳖八钱，乌药三钱，青皮三钱，川贝母三钱，香附二钱，硇砂八钱，广木香（辛温，三焦气分之药，能泄肺之风，疏肝气和脾气，治一切气痛，中气不足）六钱，延胡索四钱，葛根一钱五分，血竭八钱。轻，服一二分；重，服三分。

地鳖紫金丹：地鳖八钱，乌药三钱，土狗一钱，血竭八钱，苏木（味甘咸，带毒，宜表里之风邪，除新凝之瘀血）三钱，香附一钱，青木香三钱，自然铜八钱，桃仁五钱，归尾三钱，月石八钱，胎骨三钱，延胡索（理气痛血滞，性温）五钱，川贝母（甘寒，散诸除热，治虚劳咳嗽，上气吐血咯血，非脾家所喜，润心肺化痰）三钱，红花三钱，枳壳二钱，广皮三钱，朱砂三钱，青皮三钱，麝香（辛温之药，开注后通诸窍，亦败透肌骨，暖水脏，治卒中诸风、诸气、诸血、诸痛）二钱，肉桂三钱，木通二钱，良姜（治心气攻痛，性热）三钱，杜仲三钱，蓬术一钱。

误空：故纸（攻血气、理劳伤）一钱，秦艽三钱，川续断三钱，桂枝三钱，黄芩三钱，羌活三钱，牛膝三钱，松节（苦温，治骨节风湿，血虚忌用）五钱，丹皮一钱，灵仙三钱，赤芍（性寒，破血瘀腹痛）三钱，韭菜子二钱，三棱一钱，五灵脂五钱，葛根三钱，远志肉（益精补气，正心神）二钱，蒲黄二钱，泽泻五钱，枸杞（功能补气去风之用，益元气）三钱。共为细末，每服二分，老酒送下。

上部伤方：白芷一钱，血竭一钱，细辛八钱，乳香五分，羌活二钱，青皮二钱，朱砂三钱，没药（去油）五分，生地二钱，虎骨（羊油炙）一钱，棱麻一钱，归尾一钱五分，碎补八分，郁金一钱五分，桂枝一钱，川芎一钱。以上好酒煎服，便醉卧，出汗为度。

中部伤方：生地二钱，白芷（性温，治肿疔疮瘀）一钱，地鳖三个，五加皮一钱，川芎一钱，秦艽八分，乳香（去油）五分，红花一钱，川断一钱，没药（去油）五分，血竭一钱，甘草八分。好酒蒸服，盖暖出汗。

下部伤方：灵脂二钱，防己二钱，木瓜（性温，理脚气）一钱，南蛇（即蕲蛇）二钱，秦艽二钱，加皮二钱，碎补一钱，脚樟一钱，生地一钱，然铜（制）一钱，归尾一钱，牛膝一钱，川芎一钱，赤芍八分，肉桂五分，杜仲八分，故纸八分。水、酒煎服。如肿不消，加入三棱、麻黄；脚下不消，加牛膝、五加皮各二钱。

左边伤方：陈皮一钱，甘草五分，首乌八分，桃仁二钱，半夏一钱，三棱（性平，破积，除血块气滞）八分，郁金二钱，杏仁八分，赤苓一钱，莪术（辛苦温，聚血行气，消瘀通经，化食止痛，治心腹诸痛，虚人服之积未除而已竭，诚可畏也）六分，乳香（去油）五分，胆草八分，元胡一钱，灵脂一钱，没药（去油）五分，红花一钱，赤芍一钱，菟丝子八分，红枣二个为引，好酒下。

右边伤方：苏木一钱，首乌（强筋益髓，养血祛风）八分，姜黄一钱，红花一钱，元胡一钱，蒲公英五分，归尾一钱，郁金一钱，丹皮一钱，桃仁二钱，木香（分气降风）一钱，牛膝一钱，赤芍一钱，灵脂一钱，厚朴一钱，甘草五分，香附二钱，龙骨一钱，活血丹（此味药可有卖）八分，加姜枣二枚为引，好酒煎服。

各部引经之药

伤头：加防风一钱五分，羌活一钱。

胃呕吐：藿香一钱，砂仁一钱（辛温，治诸气中通，行结滞，治腹痛疼胀，呕吐、上气、上痛、安胎、和胃、醒脾），茴香一钱五分。

肚腹：大便不通。生军一钱五分，黑丑二钱，桃仁三钱。

小肠：小便不通。木通（性寒，利小肠、小便，通经瘀）三钱，车前三钱，赤苓一钱五分。

两胁：胆草二钱，白芍一钱五分，蔓荆子（性平甘，通闷窍）一钱。

身上：秦艽三钱，青皮二钱，香附节（生研）一钱。

腰间：故纸二钱，杜仲、川断各一钱五分。

两手：加桂枝一钱，羌活一钱。春冬加一钱五分，夏秋又八分。

两足：牛膝一钱，五加皮一钱五分。

以上之药各为细末，煎汤参用，无不应验。

霍孔昭先生跌打方：归尾（润气）一钱，丹参六分，五加皮八分，杜仲（壮筋骨，治腰膝疼痛）八分，续断八分，紫金皮八分，秦艽八分，十大功劳八分，熟地八分，牛膝一钱，乌药三分，苡仁一钱，川芎一钱，羌活八分，白芍六分，红花三分，虎骨一钱二分，官桂一分。外加菟肉、枣肉、桂圆肉、陈酒煎服。

保命金丹（专治跌打损骨并久伤）：参三七一钱，炙乳香（去油）一钱，没药（用瓦炙去油）一钱，麝香八分，儿茶三钱，蒲黄一钱，红花三钱，半两钱（辛平有毒，通下行，止心腹痛，治风中障瘀，醋磨猪脂）七个，归尾五钱，川芎三钱，龙骨（煅）一钱，山萸肉（煅，醋炙为末）一钱，桃仁五钱，骨碎补五钱，生半夏（辛温，治诸痛，眉棱骨痛，胁痛，胸胀，主治湿痰之药）五钱，朱砂一钱，象皮三钱，猴骨（炙）二钱，虎骨（炙研末，辛热，健骨定痛，除掌疼痛）三钱，血竭一钱，自然铜（煅红、醋淬七次）五钱，土鳖（焙干研末）十六个。以上共为细末，轻服三分，重服五分，水、酒送下。又方有人参二钱，为末，和入更效。保上身用引羌活、桂枝，下身用牛膝、三七，再下用防风、防己。再看所伤何处，断骨用净山甲同煎为引，接骨可用。

壮力洗手方：川断二两，胆矾二两，川草乌（性热，达下破血，通经行血脉及肢节）二两，虎骨（性热，壮筋骨）三两，菟丝子二两，核桃皮二两，仙人掌五钱，石榴皮（酸涩而温，有助托之功）十个，铁将军十个，无名异三两，青山龙三两，生半夏一两，龙骨三两，象皮（性温，长肌肉之神丹）二两，没药一两，零零草二两，凤仙花（甘温，活血消积，活肿胁，司痛不可忍）二两，乳香一两，透骨草二两。入吊袋系口，水煎透，再入满醋一碗熏洗，朝夕于头，手力无不壮也。

上部末药方：川芎（定经络之痛）一钱二分，蔓荆子一钱五分，白芷一钱，归尾一钱二分，赤苓一钱，土鳖一钱五分，碎补（性温，治折伤）一钱二分，自然铜（辛平无毒，续筋接骨，折伤可以复旧，消瘀破滞，疼痛消除，虚人不可主用）一钱五分，乳香一钱，没药（止痛）二钱，狗脊（壮筋骨，强腰脚）一钱。共为细末，每服一钱，冲酒下。

中部末药方：杜仲一钱，故纸一钱二分，桃仁一钱二分，红花六分，赤苓一钱二分，生地一钱二分，当归一钱二分，赤芍一钱，青皮一钱，腹皮（味温，去毒，开心腹之气，逐皮肤之水）一钱，羌活一钱。共为细末，每服一钱，酒冲。

下部末药方：川牛膝一钱，蔓荆子一钱，千年健一钱二分，过山龙一钱五分，归尾一钱二分，海桐皮（味苦，平，无毒，除风湿，理腰膝之疼）一钱，防己（苦辛，性寒，无毒，入膀胱经，祛下焦之湿，泻血分之热，理水肿脚气，通二便秘结）一钱二分，续断（益筋强脚）一钱五分，赤芍一钱，秦艽（止肢节痛，性温）一钱二分，羌活一钱，通草一钱二分，草乌一钱。共为细末，每服一钱，冲服。

接骨敷药方：凡人手脚断，先用敷药，须将伤人好生睡正，整理，务使骨端正，不可乱动。用乌骨活鸡一只，去肚内肝肠，将鸡捶烂入药丸。定药列于后：乳香、没药、血竭各一钱，生半夏一钱二分，土鳖一钱二分，土狗一双，虾蟆一只，螃蟹（咸寒，和经脉，续筋骨）二只，生大黄（性寒，通秘结，导瘀血）一钱五分，三七一钱，元寸五分，鱼胶（煅）、陈年膏敷上，外用杉木皮扎定，再服药妙。

接骨吊伤外敷方： 飞罗面八两，山栀仁一钱，樟冰三钱，麝香五分，生大黄末三钱，赤芍五钱，用鸡子白烧酒，敷伤处。

开关散： 元寸三分，冰片一分，细辛三钱，南星三钱，半夏三钱。共为细末，磁罐收贮，凡跌打重伤，昏沉不省人事，牙关咬紧，将此药吹入鼻内，自然苏醒。

洗手方： 红花、地骨皮、象皮（性温，金疮之妙药）。盐水煎洗。又方：龙骨（甘平，生肌肉，治崩淋，收脱肛）、虎骨、象皮、海松子、川山甲、荆芥（性寒，续断，行血活风散结）、防风、红花、五加皮、山萸肉、广桂枝、透骨草、肉桂、木瓜。各药约计一两，用水煎，熏洗之，一月足矣。

伤两臂： 红花一钱，当归一钱，桂枝一钱，丹皮一钱五分，白芍一钱五分，苏木五分，桃仁五分，苏梗五分，姜黄八分，地心（醋炒）十八个，海桐皮二钱，桔梗五分，骨碎补（去毛，补肾，治折伤）一钱二分。陈酒煎服。

伤脊： 红花一钱，自然铜（醋煅七次）一钱，苏梗一钱，秦艽一钱，川断一钱，苏木一钱，赤芍一钱五分，碎补八分，丹皮一钱五分，乳香（去油）八分，没药（去油）八分，羌活八分，当归八分，灵脂五分，肉桂八分，桃仁二十五粒。酒煎服，忌面、鸭子白、板栗。

两眼睡突： 红花八分，归身一钱，赤芍一钱，细辛一钱，连翘（苦寒，除心经血热，散诸经血结，宜用土连翘宣行血、活肿胀，损伤疼痛，因没药、血竭酒服行血去瘀血用）一钱，川芎八分，桑寄生一钱，木通八分，白芷五分，陈皮二分，生地二钱，灵仙二钱。酒煎八分，食后服。

腰膝内伤损气： 红花、川断、泽泻、苏木各一钱，杜仲二钱，柴胡一钱，破故纸二钱，当归二钱，丹皮二钱，山药二钱，地虎五条。加桃肉酒服。

左右胁伤方： 红花、赤芍、丹皮、苏木、木香、枳壳、苏子、陈皮、川芎、大腹皮、厚朴，以上各一钱，桃仁二十五粒，木通（去皮）一钱，青黛八分，当归八分，青皮八分，乌药一钱，砂仁一钱五分，酒煎服。

疏风理气汤： 防风、羌活、陈皮、紫苏、独活、灵仙、枳壳、细辛各七分，苏木二钱，白芷七分，川芎六分，茄皮三钱，红花五分，黄芩五分，甘草三分，加砂仁末一钱，水、酒一罐，煎服。

补肾活血汤： 归身一钱五分，川芎一钱，红花一钱五分，茄皮一钱，白芍（性热，补虚，生新血）一钱，熟地二钱，灵仙八分，甘草三分，陈皮五分，杜仲（盐水炒）二钱，肉桂六分。水、酒煎服。

提气活血汤： 川芎一钱，当归一钱，白芍八分，茄皮一钱，红花五分，桔梗一钱，陈皮一钱，川断一钱，苏木一钱，黄芪（甘温，温三焦，壮脾胃，生血生肌，补中益元）一钱，桂枝五分，羌活八分，甘草三分。加黑枣二枚煎服。

散血葛根汤：干葛、半夏（性温，下逆气，和胃健脾，化痰发表）、川芎、防风、羌活、升麻、桔梗、白芷、甘草、细辛、苏木、香附、红花。以上各八分，加葱白三节，生姜三片，水煎服。

疏风顺气补血汤：归身一钱五分，羌活、生地、红花、丹皮、牛膝各一钱，桔梗、厚朴、木通各八分，陈皮五分，枳壳五分，甘草三分。

疏风顺气汤：青皮、木通、厚朴、泽泻（入膀胱，利小便，除一切湿热，引清气上行，尤善泻）、枳实、黄芩、防风（辛甘温，去风胜湿）、砂仁各一钱，陈皮五分，没药五分，乳香（去油）六分，甘草五分，加红花八分，水煎服。

槐花散：槐花八两，黄芩四两，研末，每服三钱，空心灯心汤送下。

归原养血和伤散：归身、生地、羌活、茄皮、红花、木瓜、熟地、牛膝各一钱，陈皮、肉桂各五分，川芎八分，黄芩六分，青皮六分，杜仲（辛温，壮筋骨，活腰痛）八分，甘草三分。水、酒各半，煎八分，空心服。

神效回生丹：治跌扑打伤，热身寒肿，五日吐血下，或瘀血在腹，胀满疼痛，喘急气短，危急之症。川大黄（九蒸九晒）一两，青苎麻一两，当归一两，桃仁一两（去油），孩儿骨（初生男者佳，酒制存性）一两。此方稳好，除伤照彰，不可取用。共为细末，每服二钱，温酒送下，不拘时。

顺气活血汤：归身一钱五分，羌活一钱，生地一钱，红花一钱，丹皮一钱，牛膝一钱，桔梗八分，厚朴八分，木通八分，陈皮八分，枳壳五分，甘草三分，加砂仁末，水、酒同煎八分，空心服。

补肾养血汤：生地、熟地、归身、杜仲各一钱五分，白芍、红花、川芎、白术各一钱，陈皮六分，青皮八分。水、酒各半，黑枣同煎，空心服。

调理药酒方：归身一两，羌活二两，红花二两，杜仲一两，牛膝二两，木瓜二两，续断一两，淫羊藿（辛香甘温，补命门，益精气，坚筋骨，利小便，四肢不仁，入肝肾二经）二两，没药一两，虎骨五钱，甘草五钱，乳香一两，骨碎补二两，青皮一两，丹皮二两，茄皮四两，熟地三两，山楂三两，陈皮一两，生地三两。用陈酒三十斤，砂仁末一两，大枣二十个，入夏布包，酒浸，煎三炷香为度。

托里止痛散：归身一钱，黄芪一钱，生地一钱，羌活一钱，续断一钱，红花一钱，乳香一钱，木香一钱，陈皮八分，桂枝一钱五分，白术八分，肉桂五分。

通肠活血汤：枳壳、陈皮、青皮、苏木、乌药、续断、羌活、木通、桃仁各七分，红花五分，当归、大黄各一钱，甘草三分，元胡、腹皮、茄皮、熟地（性寒，补虚而活血）各一钱。

活血汤：归身、槐花各一钱五分，红花、生地、木通、骨皮、陈皮、青皮、香附各一钱，乌药八分，白芍一钱，砂仁一钱，甘草三分。水煎，空心服。

末药方：用十大功劳、龙骨二两，桂枝二两，自然铜（童便烧七次）二两，牛膝（酒炒）二两，乳香（去油）六钱，没药（去油）六钱，当归（酒炒）二两，赤石脂二两，血竭六钱，人参（酒炙）、三七六钱。

八厘散：土鳖（用红花、当归等，再用火酒、麝香、朱砂各等分，与合死，再用除汤瓦，文武焙干碾末）三钱，麝香五分，人参三七（甘苦微温，散血定痛，为金疮要药，能损新血，无瘀者勿用。形似人参，故名然参三七，以末掺猪血中，血化为水者生）一两二钱，自然铜（用火煅红，浸醋内透，再提起又烧红，浸七次为度）二两四钱，地龙（要韭菜地里青身白胡为佳，用酒洗去泥，入竹筒烧死，除汤瓦焙干，用二两四钱），血竭二两四钱，硼砂一两六钱，红花一两，乳香（去油）二两，没药（去油）二两。上药共为细末，收入磁罐内，以蜡封口，勿令泄气，用时安服八厘，伤重者一分，再加部位引经之药八分，好酒、童便冲服。

上部：骨碎补五钱，归二钱四分，白芷二钱，川芎三钱，赤芍二钱八分，紫金皮二钱二分，红花一钱，羌活一钱二分，泽兰叶（行气，治损伤打扑，并除身体四肢肿浮）二钱四分。

中部：骨碎补三钱，加皮三钱二分，刘寄奴二钱，香附二钱，防风二钱，乌药二钱、四分，归尾二钱，杜仲（盐水炒）三钱，红花一钱。

下部：秦艽二钱二分，牛膝二钱四分，枳壳一钱二分，苡仁二钱六分，加皮二钱五分，续断三钱二分，木瓜二钱五分，红花一钱，归尾二钱四分。以上三部各分制为细末，收藏听用。上部食后服，中部食远服，下部空心服，服后宜多饮好酒令醉，安睡盖被，使药力循行有方也。

劳伤筋骨药酒方：当归一两，白芍（酒炒）一两，熟地二两，杜仲（盐水炒）一两，川芎六钱，山药一两（味甘，益肾强骨，治虚损劳伤，脾为心子，故又益心气，治健忘遗精，消肿硬毒），加皮一两，防风一两，羌活一两，石斛（甘淡微寒，平胃气，安神空惊，疗风痹脚弱）一两，苡仁（理气，除风湿，治脚疾，性寒）二两，大枣（甘温，补中益气）十个，松节一个。上大酒五斤，同煎一炷香为度。

筋骨腰腿痛药酒方：当归（甘辛苦温，为血中气药，治虚劳寒痛、腰痛、肢节诸痛，跌打血疼作胀，去瘀生新，温中养营，活血舒筋止痛，使气血各有归所）一两，牛膝（盐水炒）六钱，五加皮三钱，川芎五钱，川断（盐水炒）一两，独活五钱，桂枝一钱，制附香六钱，防风五钱，灵脂一钱，真橘核（性温，治肿痛）三钱。上药用火酒三斤，煮一炷香为度，退火三日。

活血止痛散：即行气活血汤。当归八分，羌活八分，荆芥八分，川芎八分，桃仁八分，木通七分，乌药七分，续断七分，陈皮七分，乳香一钱，没药一钱，五加皮一钱，红花五分，防风六分，苏木一两，甘草三分，上身加肉桂四分。用水、酒各二钟，灯心二十寸，煎服。

补肾养血汤：中段用。生地、熟地、归身、杜仲、白芍、红花、川芎、白术（土炒）各一钱，陈皮六分，青皮六分。用水、酒一钟，加黑枣四个，煎服。

杏利散：黄末药也，又名七厘散。当归、川芎、赤芍、枳壳、防风、甘草、香附、紫金（辛温，和血止痛，发汗解肌去风，散寒气，开胃益脾，宽中利大小肠，活血解毒）、羌活、薄荷、白芷，以上各一两，草藓（即乌药，姜制）三钱，陈皮一两，乌药一两，独活一两，泽泻三钱，根广（即木香）五钱。研末，用红糖、油、陈酒煎服。轻一钱，重二钱。并敷破口金枪，一切损伤，刀斧砍伤，腐烂血流不止，兼治久不收口，尚能生肌长肉，诚第一圣方也，幸勿忽视。

琥珀丸：性平散血，安神，除心痛。归身二两，苏木二两，生地二两，熟地二两，羌活二两，丹皮二两，天南星（酒炒）二两，白术（土炒）二两，桂枝一两，陈皮一两，独活一两，赤芍一两，续断一两，乳香（去油）一两，没药（去油）一两，川芎一两，黄芩一两，青皮一两，白芍一两，牛膝二两，苡仁六两，琥珀二钱，五加皮四两，甘草五钱，柏木三钱，黑豆三钱，肉桂二钱，自然铜三钱，老姜三钱。共为细末，红糖、油为丸，每粒三钱重，空心，用陈酒服。

伤科抄方

——打伤头，破伤风肿大。先服红药末，用鸡肝放饭上蒸熟，酒服鸡肝下，再服回生丹，后服水药方。当归、防风、大茴、羌活、肉桂、然铜、甘草、白芷、升麻、花粉、乳香、没药。

——打伤黑血霸齿，过四十九日无治。先服红药末，后服万金不换散，再加水药一剂，白芷、乳香、没药、当归、甘草。用水、酒调服，加碎补引。

——跌打伤断肘骨。先用红药末，放在鸡肝上蒸熟，用酒吞服，后加接骨丹敷。天花粉、生南星、生半夏、生栀子、生川树皮、川草乌。晒干，共为细末，用淡醋敷，然而碎骨之处用绵花絮包住，又用杉树皮夹住，又用妇人裹脚扎定，一七即愈，再后服全身丹。

——耳背受伤，青红可治，黑色无治。先服红药末，后服全身丹。

——脑后伤破出血可治，流黄水血无治。

——打伤粪门，屎尿齐出，用全身丹，藕节煎汤送下。如不止，再用红药末一分，鸡汤送下。

——打伤大便流血不止，先服全身丹，生地汤送下。又服红药末，龙骨煎汤送下。再服水药一剂，当归、川朴、大黄五分，云苓、广皮煎汤送下，再服全身丹即愈。

——打伤跌伤五脏六腑，眼带青色、黄黑色，口角黑色，鼻孔黑色，舌大，昏迷无治。

——五脏六腑打死无气，看救，先吹红药末入，如不转气，将红药末放眼角内，后将手操定，眼角一时自转后，吃红药末即愈。

——打跌碎骨上下，先服红药末，用鸡肝蒸，好酒服，后服全身丹，用生酒送下，外用前方接骨丹敷，并忌一切生冷发物恶食等项，以下浑身碎骨，照单验行，后服水药，用回生续骨丹一剂。

中部水药方：治跌打。故纸、半夏、木香、续断、青皮、碎补、香附、元胡、三棱、莪术、枳壳、归尾、天台、杜仲、红内消、乳香、没药、红花、川芎、八棱麻（左右边）、柴胡、白芍。

加减五积散（予自出验效方）：治跌打伤期门穴，心胸闭塞，饭食不进。气往上攻呃逆。白芷、青皮、川朴、枳实、川芎、赤芍、归尾、香附、元胡、天台、姜黄、红花、石菖、羌活、山楂、苍术、广木香、炮姜少许、川七零一分。微火炒，共细末，每服一钱二钱，或水、酒下，或加槟榔、郁金可也。小肚伤，加大小茴。

桃仁散：治跌打伤，腹内死血成块服药。禾木、红花、生地、枳壳、归尾、半夏、陈皮、桃仁（去皮尖）、赤芍、香附、桔梗、甘草。以上切片，用法制，共一剂，引用沉香，磨水同煎热服之。若痛加乳香、没药；如体厚者加大黄、芒硝；如再不行，加牵牛同煎服，只用甘草煎汤吃。

攻通散：治打跌伤，腹内气不行，死血成块服药。红花、禾木、乳香、没药、血竭、当归、枳壳、生地、防风、荆芥、泽泻、茯苓、陈皮、木香、大枣、槟榔、木通各一钱，共作一剂，以好酒同煎服之。

歌曰：攻通散内乳末药，血竭禾木红花发，当归泽泻与生地，防风荆芥枳壳达，茯苓木香和陈皮，大枣槟榔木通过，好酒煎末随时服，气血速行死血活。

中部末药方：治跌打。川七二钱、上桂二钱、三棱三钱、莪术二钱、丹皮三钱、赤芍四钱、羌活二钱、独活二钱、番木鳖（土炒）二钱、朱砂（另末）二钱、白蜡三钱、当归三钱、川芎三钱、防风二钱、荆芥三钱、然铜（煅）三钱、碎补三钱、禾木（制末）四钱、红花五钱、桃仁五钱、灵脂三钱、元胡三钱、木香（大另下）三钱、香附二钱、杜仲二钱、胡止二钱、天台三钱、虎骨（炙）五钱、血竭三钱、乳香三钱、没药三钱、郁金二钱、姜黄二钱、干漆渣（另下）一钱、土鳖三钱。各制，共为末，每服一钱，酒化下。

下部末药方：治跌打。羌活三钱、独活三钱、木瓜三钱、牛膝五钱、天台三钱、川乌（姜炒）二钱、草乌（姜汁炒）二钱、番木鳖（土炒）三钱、紫荆皮三钱、米仁二钱、灵仙二钱、然铜（煅）三钱、碎补三钱、小茴二钱、青皮二钱、续断三钱、细辛二钱、钩藤三钱、防风三钱、加皮三钱、上蝎四钱、乳香三钱、没药三钱、虎骨（炙过）五钱、土鳖三钱、赤芍二钱、红花三钱、生地三钱、木通二钱、川七一钱、麝香一钱。各制，共为末，每服一钱，水、酒化下。

上中下三部全身末药方：归尾、红花、桃仁、金毛狗、丹皮、桔梗、蒲黄、赤芍、乳香、没药、桂枝、小茴（盐水炒）、羌活、独活、西香、上竭（另研）、三棱（醋炒）、莪术（醋炒）、牛膝、木术、升麻、杜仲、故纸、川芎、麝香（另下）一钱，青皮（醋炒）、禾木（锉末）、然铜（煅）、碎补、天台、虎骨、辰砂、郁金、元胡（醋炒）、香附（醋）、土鳖、番土鳖（土炒）、上桂二钱，川七三钱。以上各等分，各味另制，共为细末，水、酒化下一钱。若作痛，乃瘀血不散，加童便引下。

拾将总兵丹：治跌打伤初然受伤用此方。红花、归尾、然铜（火煅醋淬）、北辛、天台、枳壳、川七、碎补、土鳖、广木香（不见火）。以上十味，乃周身主药，各等分，共为细末。夫人身有肢体，有各处受伤不同，必要用各处引药，庶得全愈，不可苟简引药。方开载于后，随人之加减而用。头上受伤加藁本、白芷；胸前受伤加桔梗、川芎；心头受伤加远志仁、桃仁；左胁伤加丁香、青皮；右胁伤加五灵脂（醋炒净烟）、伏毛（米泔水浸）；小肚伤加小茴、西木香（不见火）；背上伤加贝母、知母；呕吐加藿香、砂仁；腰上伤加杜仲（盐水炒）、草薢（故纸盐水炒）；手上伤加桂枝、灵仙；脚上伤加川膝、加皮、米仁；咳嗽加橘红、前胡、大功劳；潮热加北柴胡、羌活；疼痛加乳香、没药；青肿加汉防己、葶苈子、薄荷；有食积滞加山楂、六曲、麻黄；下阴伤加肉苁蓉、杞子、黑丑牛；大便不通加大黄、急性子；小便不通加木通、车前、黑丑牛；乱言语加伏辰、远志仁、辰砂。左胁痛宜活血行气，右胁痛宜消食行痰。

将军八彪丹：治跌打积血在内疼痛方。乳香（去油）七钱，没药（新瓦上炙，去油）七钱，大黄（炒）一两，赤芍（炒）五钱，归尾（酒炒）一两，碎补（去毛，酒炒过）一两，血竭三钱，土鳖（制过）十对。共为细末，每服一钱二钱，水、酒化下，打去肚内败血，从大便中出。如若不止，用三钱米煮粥一碗止之，要温冷食之，即住泄。

破化丹：治跌打吐血方。红花三钱，归尾（酒炒）一钱，然铜五钱，川七五分，山羊血五分，枳壳五钱，上血竭三钱，青木香五钱，西砂仁三钱，藿香梗三钱，三棱三钱，莪术三钱。各制，共为细末，水、酒化下。若又不止，又服后方止血丹。

上血丹：治跌打吐血不止，用此方。川三七一钱，然铜（煅）五钱，化红三钱，红花三钱，阿胶（蒲黄炒成珠）五钱，归尾（酒炒）五钱，藿香梗（炒）五钱，广木香（不见火炒）二钱，山羊血一钱，上血竭三钱。共为细末，每服一钱二钱，水、酒化下；如再不止，加蒲黄，下炒荆芥一钱，炒黑，同前方内服。

七厘散：治跌打伤已危者，服此散即活。回生子（阴干为末）四厘，真麝香三厘。共为细末，酒送下七厘即愈。

万应丸：治诸症可服。庄黄（酒蒸九次晒干）八两，又用辰药，水煎，晒干切，加木香五钱，共为细末，酒糊早米粉为丸，如绿豆大，每服二钱，三钱，淡姜汤送下，或茶下或滚水下。看人虚实下丸，虚弱人少服些，不可多用。

蒸前庄黄新方： 当归、川芎、陈皮、乌药、白芍、黄芩、半夏各一两，煎水蒸晒前庄黄，其药渣不用。

四宝救命丹： 治跌打重伤，生死可救，骨断能接，周身并治屡验。人参一钱，琥珀一钱，珍珠（豆腐内煮过）五分，熟附子一钱，交桂三钱，孩儿骨（煅醋酒炒）二两，上血竭二两，真熊胆五分，马钱子（照前方内制）二两，辰砂三钱，真麝香五分，石燕（火煅醋淬）三钱，广木香（不见火）三钱，土鳖（火酒浸死，瓦上焙干）十对，地虎（火酒浸死，瓦上焙干，去足翅，即土狗）三钱。共为细末，每服一分，水、酒化下。

八宝丹： 治跌打重伤，可救生死。儿骨（制）三钱，麝香五分，川七一钱，玛瑙二钱，珍珠二钱，琥珀三钱，人参二钱，老人霜（瓦上焙干，即尿桶底下白垢）七钱。各制，共为末，每一分，水、酒化下。

将军遂卫丹： 治跌打肚内沉痛不移，此乃积血为祸，用此方治之。庄黄二两，芦荟五钱，桃仁（去皮尖）二十个，红花五钱，三棱（酒炒）五钱，莪术（醋炒）五钱，归尾（酒炒）二两，川七二钱。各制，共为细末，每服看人虚实之体，虚弱人用三钱，壮实人用四钱，水、酒调服。打积血往大便中出。如又不通，加川七一钱，枳实一钱。

止痛散丹： 白蜡（火烊过）二两，碎补七钱，川七五钱，土鳖十个，乳香（去油）三钱，没药（炙去油）三钱，然铜（煅）或加西香三钱，寸金草（即小松树根）一钱。各制，共为末，每服三五分，加入前方内同服，验效。

引治跌打引方： 气血积聚加三棱、莪术；日久伤损加川、草乌（姜汁炒）；骨损碎伤加然铜（煅）、碎补；手伤桂枝、灵仙；腰上伤加杜仲、金毛狗脊或加菟丝子；下部腿足伤加川膝、加皮。

解闷药方： 生甘草、淡生姜。二味煎服即苏，而不昏闷矣。

又闷药方： 生半夏、闹羊花各等分。共为细末，解者即苏。

推旧丹： 治跌打三五七日，以作夕伤治之，用此方服之，效验。当归、川芎、青皮、青木香、北辛、碎补、枳壳、秦艽、续断、土鳖（制）、川七（另磨）、马钱子（去毛，黄土炒焦）。三棱、莪术二味只可服三帖，后去之。共为一剂，或服二剂，水、酒煎，水、酒斗服为要，用拾将总兵丹内引药同煎吞服。

三仙丹： 治跌打周身通治验方。马钱子（童便浸二三日，去毛切片，用韭菜汁炒过，不用土炒）二两，枳壳（麦尖炒过）七钱，广木香（不见火）三钱，土鳖（依前方内制）十对。共为细末，每服看人虚实加下药，虚弱人服二分，壮实人服三分，水酒化下，或用前方内引药加用更妙，引药用水煎，调末药化服，酒为引，或加白蜡五钱，入三仙丹内。

止痛散血丹： 治跌打疼痛，周身上下并治。枳壳（炒）二两，广木香（不见火炒）三钱，麝香（不见火炒）三分，然铜（煅）五钱，乳香（去油）五钱，没药（去油）

五钱，川七五分，当归（酒浸）二两，红花五钱。共为细末，每服二三分水、酒化下。

五虎丹：治跌打损伤，破积血伤骨用。川乌、草乌（制二乌法用烧酒）各一两，姜黄、拂脂甲、醉心桃、闹羊花。此四味取汁，用烧酒浸七日，炒干加后三味药，红花、西香、茜草各一两，共切，炒为末，每服一钱二钱，水、酒化下。

急救散：治跌打积气血作痛。三棱三钱，莪术三钱，归尾二钱，赤芍二钱，姜黄三钱，牛膝三钱，川芎二钱，红花三钱，桔梗二钱，泽兰五钱，桃仁三钱，羌活二钱，蒲黄三钱，斑蝥五个，天台二钱。各制共为末，每服五钱，童便为引。

十三太保丹：治跌打损伤全身丹。全归二两，番木鳖（去毛土炒）二两，枳壳七钱，广木（不见火炒）五钱，白蜡五钱，辰砂三钱，虎骨（煅火）一两，土鳖二钱，川然铜五钱，乳香（去油）三钱，没药（去油）三钱，川七一钱，血竭三钱，麝香五分。各制，共为细末，用后各部引药，头上伤加升麻、羌活，手加桂皮、羌活，腰加杜仲、故纸、天台，足加牛膝、木瓜、加皮。

五虎闹羊丹：治跌打周身上下通治验方。枳壳三两，马钱子（童便浸，去外毛，切片，黄土炒酥）三两，上肉桂二两，羌活（不炒）二两，独活（炒）二两。共为细末，每服三五分，水、酒化下，或加当归（酒炒）二两，红花五钱，广木香三钱，合前同为末用。

八仙丹：治跌打周身上下通治验方。南藤三钱，川七三钱，然铜（煅）五钱，土鳖三钱，红花三钱，熟地（炒干）五钱，乳香（去油）一钱一分，麝香三分。共为末，每服一钱，水、酒送下，必要加后十将总兵丹内，肢体引药煎水服，前末药初然受伤不宜服，此药后服，此方屡验也。

治命子归丹：治跌打周身上下皆治，又治疯损疼痛也可。马钱子（制）四两，广木香二两二钱，枳壳（炒）二两八钱，土鳖（制）六钱，全当归（酒炒）五钱，北秦艽二两五钱，麝香五分。共为细末，每服二分，水、酒送下。久伤久损，川乌三钱，草乌（醋炒）三钱。二味为末，斗入前方内同服，或加后方十将总兵丹内引药，煎水，斗末药服之即愈。

治跌打下阴气血不通，大小便闷塞，用此方治之：丑牛、红花、禾木、广木香、木通、泽泻、当归、川膝、大黄、麝香，另下苁蓉、枸杞，俱为末，水、酒煎服，予自又加减一方，此方内去苁蓉、枸杞，加生地、车前、小茴（盐水炒）。

四仙止血丹：治小便受伤出尿血不止者，用此方屡治屡验。如腰屈不得伸，又丹田下带青肿色者，十有九死，切不可治，如无此症者十治十愈。肉苁蓉（酒洗过焙干）三钱，红花三钱，禾木（锉末）三钱，广木香。共为细末，每服三钱，水、酒化下。

川楝散：治跌打下阴、小便、腹子大疼痛不消，用此方屡治屡验。葶苈子、川楝子、肉苁蓉（水洗干）、枸杞、小木通、车前子、小茴香（盐水炒）、西木香、杭白芍、广木香、鲜红花、禾木。生水、酒煎服，或水煎酒引。

剪红丹： 治跌打吐血不止，服此丹即止。红花二钱，归尾（酒炒）三钱，广木香（不见火）一钱，砂仁一钱半，然铜（煅）二钱，白蜡三钱，血竭一钱，藿香三钱，桃仁十个，土鳖（制）八个，川七（另磨）。共为末，每服一钱二钱，水、酒化下。

鸡鸣散： 逐带通利。治跌打压伤，多有瘀血停积于脏腑作痛，致令昏闷不省人事，及大便闭结不通，宜服。又治打翻肚角，呕吐不止，验方。川大黄（蒸九次，打翻肚角用五钱）二两，桃仁（去皮尖，打翻肚角七个）三十个，归尾（酒炒）五钱。共为细末，每伤重者服五钱，水、酒化下。至鸡鸣时服下，大亮，其腹内积血必化下，化尽积血，其人闷，难以起生，速进补气汤一二剂服之，方右后。

大功散： 治跌打咳嗽用此方。白芍、全胡、红花、川贝母、桔梗、川七、全当归、青皮、川芎、郁金、灵脂、枳壳、川朴、大功劳。水煎服。

兰香散： 治跌打。泽兰（酒炒）五钱，丁香（不见火）二钱，然铜（火煅醋淬）五钱，朱砂三钱，川七五钱，细辛五钱，牛膝（酒炒）一两，木瓜五钱。共为细末，每服一二分，水、酒化下。

花香散： 治金枪捷方。花蕊石（煅，酒喷）五钱，黄香（即松香）五钱，川三七二钱，上片二钱五分，龙骨二钱五分，金毛狗二钱五分，乳香（炙，去油）二钱，上血竭五钱。共为细末，罨患处，红痛疼加生半夏；肌肉不生加白蜡、象皮（火煅）。

三石丹： 治金枪血出不止。花蕊石（火煅，酒喷）二两，寒水石（火煅，酒喷）二两，赤石脂（火煅，酒喷）八钱，生龙骨（火煅，酒喷）二两，上血竭五钱，真三七（隔纸焙）五钱，芸香（锉，略炒变色）五钱，乳香（瓦上炙，去油）六钱，没药（瓦上炙，去油）六钱，头发（烧灰一两，用火砖二块烧红略冷些将此发压放砖内，炒枯为度），灯心（入锅内香炒，炒成灰，起大降香息火或用酒喷火，切成末，粒大黑色能止血）。各制，共为极细末，罨患处止血生肌，如若不愈，加后药入内，蛇退一条（瓦上焙干）、甘石（火煅）、象皮（火煅）、白蜡。

治金枪洗药方： 银花、防风、荆芥、防己、甘草、艾叶各等分。共煎，水洗患处。

敷肿捷方： 治跌打青红肿痛亲验方。防己、栀子、黄柏、郁金、大黄、鸭子白各味三钱，共为细末，用火酒同鸭子白共调敷之，其肿即散，无不效也。

又方敷药： 治跌打伤红肿痛。用早米秆烧灰带火气，用童便拌入作成饼，包敷患处一二日，外用线絮包扎即愈。如不愈，又用后方，面分生栀子、红内消，共为细末，用头酒糟合前三味药敷捣成饼，包敷患处，大炙发汗，外仍用絮，不可伤风，加葱、生姜，或加大黄、红花奇矣。

敷破伤乞捷方： 治破伤风红肿闭口浮肿疼痛方。蝉蜕不拘多少，研为极细末，用葱一握，捣汁调敷破处，即刻取出恶水立效，复用金枪药罨处患。

敷风捐方： 乃肢节内疼痛。生栀子、荞麦粉共为末，用鸡蛋白同调敷即愈，药中有炒方。

敷各烂红肿方：大黄、黄柏、滑石、白及、五倍子、生半夏、生南星少许各等分。共为末，晒切，麻油调敷。

敷肿方：治跌打压坠肉肿硬成青红痛。生半夏、生大黄。二味共为末，用姜汁调敷患处，过一夜没迹无神，其肿即消。

又一捷方名没迹丹：用淡青果核磨乳汁，捣白果肉，敷一夜即愈。

又方敷药：治跌打损伤。金交剪、郁金、生大黄、生栀子共为末，姜汁同醋共调敷患处，其痛即止。

又方敷药：治跌打红疼。大黄、黄柏、防风、赤芍、苎麻叶、芙蓉叶各五钱，凤凰衣三钱，（火灼存性，即抱鸡子蛋壳、鸡肫皮烧灰存性）二钱，白及二钱，白蔹二钱，甘草二钱。共为末，用鸭蛋青调敷四周，中间留口出气，即效。

青笋丹：治金枪捷方，亲身屡验，不可轻传。青发（即青头女头发，用大砖二块烧红略冷些，将此发压放砖内，灼枯为度，用二钱），毛笋（即巴毛出土嫩笋取来捣碎，仍用火砖同青发制法，用二钱），冰片五分，石脂一钱，龙骨一钱，象皮（麻油煅）二钱，黄蜡一钱，白蜡一钱，乳香（瓦上炙，去油）一钱，没药（瓦上炙，去油）一钱，海螵蛸一分，雄胆一钱，明雄一钱，水分二钱，大黄（要国丹）二钱，干石三两，黄连五钱，黄柏五钱，黄芩五钱。用此三黄汤煎水，将干石灰火煅红淬水几次，又将此水煎过干，共为极细末，罨刀伤之处，其血止，长肉生肌，又治汤火烂烧，用麻油调搽即愈。

三仙丹：治金枪伤。生蒲黄一两，胎发（烧灰）一两，土鳖五钱。共为细末，罨患处即愈。或加冰片少许。

毛狗散：治金枪捷方。白蜡二钱，生半夏一钱五分，冰片二分，金毛狗三钱，血竭一钱，干石（猪油煅过）二钱，龙骨一钱五分，赤石脂一钱五分，乳香（去油）一钱，没药（去油）一钱，象皮（煅过）一钱五分，无名异（煅过）一钱。

治人口咬伤洗敷药方：皮硝、艾叶、防风、甘草各等分。共为煎水，熏咬伤处，后药稍湿，以棉花蘸药水洗之，如此者六七次，又用后药敷之。

敷药方：龟板（烧煅研末，如无龟板，以鳖甲代之），真麻油调敷肿处，敷上，一日一换一洗，其洗药汤仍用皮硝、艾叶、防风、甘草、银花，煎水熏洗，将好时，用生肌散罨上六日，一换一洗，外贴好膏药而愈。

万应膏药方：治受重刑伤破皮肉烂久，或夹棍夹烂脚骨，或夹碎手脂，或久年烂疮俱可用。轻粉二钱，甘草一钱，冰片一分，党参（另）五钱，黄蝎（醋制，另）二钱，白蜡（另）三钱，金箔六十张，血余（烧灰，即头发）二钱，鸡蛋二个（温熟，去白，取黄煎油），又用鱼油十两，同药煎成膏，油纸开贴，十日即愈，无鱼油，即香油化之亦可。

金枪门诸方

其法开载于后，看症选方，取用金枪即刀口药方。

金枪方：花鼓婆（瓦上焙干，即九里蜜蜂巢）、白蜡、象皮（煅）。共为极细末，罨上即收口。又金枪收口方：用古屋瓦上白霜、生半夏，二味共捣千余下，为极细末，罨上即愈。

消肿止痛敷药方：嫩松子、淡青果核、乌药叶，三味共捣烂，同头酒糟捣匀，敷患处即愈。

治跌打损伤验方：淡生姜、葱白、橘叶、马蓼叶（水、酒曲果），用火酒捣烂敷患处，肿消痛止。

生肌散：治诸烂疮方。龙骨、虎骨、血竭、乳香、没药、甘草、轻粉、冰片。共为末，罨患处即愈。

磕破方：赤石脂、甘草。共为末，敷患处。又方：用旧靴皮烧灰为末，麻油调敷搽。

瓦器割破方：用土常山叶擂烂，敷患处即愈。

金枪陈疮不收口：用狗骨生为细末，罨患处即愈。颈破用头骨，手足破用狗足骨。

去面上刺字方：用穿山甲一片，以糯米蒸如泥，且有字处依字搽之，细绢帕一夜，次早不见乌迹，甚效。

治竹刺入肉内引出方：用蓖麻子打烂，贴于伤处，其竹木即拔出；又或用乌梅一个，入口嚼烂敷刺处，其木竹即时就出肉外矣，效验方。又方：凡物刺肉肿痛者，用松香为末，掺上布袋即效。

治铁器刺入肉内方：用吸铁石、推车汉二味捣烂，贴患处，其铁拔出矣。

取铳子方：治乌铳子伤入肉内不出方。天麻、小麦粉、寒水石、青黛、吸铁石。共为末，水调敷上，几次而出。又方：用陈火肉贴即出，猪油亦可。疼痛，干牛屎末共槌敷。又方：用推车汉、土狗头、吸铁石。又方：用南瓜根敷贴即出。

点舌丹：治跌打舌出不收方。蔷薇花根，取皮捣烂，加片脑五厘，擂烂，敷舌上即收，或梅树皮亦可。

治胁破肠出：用脚鱼（无鱼用鳖汤亦可）、芭蕉叶、防风、荆芥、丹消共温汤熏洗，将肠送腹内，又用头发缝外皮，外用猪板油膜膜定外面，无臭恶可治，肠伤破，不能治。若心肉作振，服护心丹一二次，方在上卷中。

治胁破肠出：内用金枪药。外罨用活鸡割下皮贴，或用豆腐皮子打湿贴之。

治肾囊破肾子现出方，及胁破肠法：用笋箸烧灰为末，罨上后，用抱鸡子蛋未出子者，取来打破，用内里掀膜，贴于患处，扎缚待愈。

消肿止痛服药方：治跌打肿痛不消。羌活三钱，独活五钱，三棱五钱，莪术七钱，黄柏三钱，天台五钱，皮青五钱，熟大黄二钱，赤芍五钱，红花七钱，当归一两，乳香（去油）七钱，没药（去油）七钱，麻木香（不见火）一两，郁金五钱。头上加藁本、升麻；腰上加杜仲、故纸、小茴、贝母、知母；手上加桂枝；足上加牛膝、木瓜、麝香三钱。各制为细末，生酒调服二次，即愈。

治人口咬伤，红肿疼痛难当不可忍效验方：蓖麻子（取仁）不拘多少、铜绿、砂糖、桐油或麻油。四味共捣烂为膏，油纸开患处，内服后药方。

加味羌活汤：治咬伤红肿作疼痛不可忍。羌活、防风、白芷、川芎、苍术、生地、北辛、荆芥、薄荷、蝉蜕、归尾、独活、连翘、甘草。共服二剂，姜引，水煎。

迷魂阵：川椒（为细末）三钱，角椒（又名奚心椒）三个，青盐（火龙彪不用）一钱，淮盐豆一钱，青矾一钱，明矾一钱七八分（去核，火龙彪不用）。共打烂为丸，如枳实子大，每服一丸。又用口涎沫当面咬吐入眼中，不能开眼，任打不能回拳。此方内或用铜绿一钱，胡椒一钱，硼砂一钱，灰孤仇一钱。

尚手彪方：川椒、奚心椒、青矾（醋炒）、细斑、螯石、灰红。

洗手膊方：人中白（瓦上焙）、鸡食袋（温酒过）、矿灰（取棺木底下亦佳，瓦上煅醋浸几次）、棉花根（打烂）、青矾、甘草（打烂）。用醋共煎，洗两手膊，先排次，洗后用新方，又用带子扎，后服下药方。

洗手扎膊练服药方：朱砂（水飞过）五钱，白蜡一两，红地龙（酒浸死去，泥土瓦焙干）一两，土狗（同地龙一般制）一两，虎骨一两，猪油（炙）、细辛五钱，白木耳（酒洗，炒）一两，桂枝一两，乳香（去油）一两，没药（去油）一两，土鳖五钱，川然铜（煅，醋淬）一钱，无名异（煅，醋淬）一两，麝香三分，番木鳖（麻油煎，禾去外毛）五钱，虎白三钱，鹰爪（炙灰）一对。各制，共为细末，每服三钱，饭后吃水、酒为引，每服几日，手上作用。

伤法穴症

子时三更血行胆，丑时四更血行肝，寅时五更血行肺，卯时更光血行大肠，辰时日出血行脾，巳时洗碗血行胃，午时对中血行心，未时过午血行小肠，申时日落血行膀胱，酉时血行两肾后，戌时血行心包络，亥时二更血行三焦。

观面色十二时打着肝者，形状无汗，恶寒，其色青。打心者形状有汗，怕惊者，其色赤。打脾者形状有汗，其色黄。打肺者形状有汗，身冷，其色白。打肾者，形色多汗，身冷，其色黑。打胃者，形色饭食不下。痰症打着胆者，形状目闭牵连而睡，其色绿。

子时用胆：当归二钱，生地二钱，桃仁钱半，红花一钱，牛膝一钱，郁金钱半，泽兰一钱，苏木五钱，木香七分，熟地三钱，沉香八分，大黄三钱，桔梗三钱，甘草一钱。米酒每服。

丑时用肝：金不换三钱，七厘五分，泽兰一钱，阿胶一钱，青盐五分，朱砂一分，另搽川连、知母、黄柏、麦冬各一钱，红枣二粒。水半碗，酒一碗，煎八分，食。

寅时用肺：生地三钱，赤芍一钱，当归一钱，红花一钱，泽兰三钱，黄芩三钱，桔梗二钱，枳壳一钱，香附二钱，陈皮二钱，杏仁钱半，木通三钱，甘草五钱。一分，水一碗半煎下，煮水一碗，煎七分。另搽扁桐叶、枇杷、虎咬癀。

卯时用大肠：大黄三钱，荆芥二钱半，枳壳二钱，知母二钱，川贝二钱，红花一钱，桃仁钱半，泽兰一钱，川膝二钱，黄芩二钱半，炙草一钱。水、酒各半。

辰时用脾：川三七一钱，红花二钱，寄生二钱，苏木八分，归尾二钱，生地三钱，桃仁一钱，青皮二钱，陈皮二钱，白术二钱，白芍一钱，栀子二钱，金不换二钱，血竭二钱，乳没各八分。酒二瓶，煎一支香，夕服。另搽莲叶、艾心、杏仁、侧柏叶，用水煎茶服。

巳时用胃：熟地、当归、川贝、川芎、白芷、元胡、沉香、赤芍、郁金、红花、泽兰、桃红、九太、泽泻、甘草。酒二瓶，煎二支香，夕食。

午时用心：生地一钱，赤芍钱半，红花二钱，羌活一钱，苏木五分，枳壳八分，陈皮、桃仁五分，麦冬二钱，沉香钱半，元胡二钱，香附一钱，甘草八分，生姜三片。水二碗，煎八分。

未时用小肠：生地一钱，归尾八分，泽兰一钱，赤芍八分，黄芩一钱，香附钱半，陈皮一钱，杏仁一钱，木通二钱，红花一钱，枳壳一钱，泽泻钱半，甘草五分。水碗半，煎八分。又方退黄：虎咬癀三钱，（煎）珠癀三钱，赤松根一钱，鼠尾癀三钱，大疔癀一钱，莲子心一钱，大黄一钱，川连一钱。煎涤搽服。

酉时用肾经：茯神、远志、当归、生地、枸杞、黄连、桔梗、知母、金不换、甘草。水半碗，煎八分，另搽四神、白芍、寄奴、相思各三钱。又方：柳枝癀、大疔癀，有骨出。

戌时用包络：归尾钱半，赤芍一钱，白芍、陈皮三钱，红花一钱，苏木一钱，桔梗一钱，木通二钱，木瓜三钱，桃仁一钱，乳香二钱，泽兰八分，桂枝三钱，杜仲三钱，牛膝二钱，川贝二钱，生地三钱，麦冬三钱，寄奴二钱，三七五分，朱砂三钱，甘草一钱，酒瓶半，一支香服。

刀伤退癀：葛根、麦冬、柳枝癀、大疔癀。

亥时用三焦：羌活二钱，血竭一钱，丹皮二钱，红花二钱，郁金一钱，杜仲二钱，苏木一钱，三棱二钱，金不换三钱，骨碎补二钱，乳没二钱，自然铜一钱，桔梗二钱，枳壳一钱，三七一钱，南竹一钱，酒二瓶，煎二支香，夕服。

四季打伤生死歌诀

春打肝，三年亡；夏打心，三年忧；秋打肺，立刻亡；冬打肾，三年凶；脾土旺母季，管三月日，三六九十二月照配四季，人身亡。部位不可打百会一穴、两太阳一穴、咽喉一穴、对口一穴。上太阳穴是心，下太阴是包络，另有两边亦不可打。春主是肝木，夏主是心火，秋主是肺金，冬主是肾水。伤在肝经，属东方甲乙木，其色带青；伤在肺经，属西方庚辛金，其色带白；伤在心经，属南方丙丁火，其色带红；伤在肾经，属北方壬癸水，其色带黑；伤在脾经，属中央戊己土，其色带黄。观形察色，便知何处受伤，其身上二经行。春打用穿山甲为君，夏打用五叶仔为君，秋打用珠仔草为君，冬打用盐酸草为君。

十二时用药开列验后

打行血入断时空，子时血路在胆位，至尊甫肝下丑时，肝胆相连气藏魂，借问身中血在何处，穴在乳下三骨过中门。寅时在肺，血路在降门，三支骨对中，过左右手直，一般行事。卯时血路在中央大肠，骨局在长强二十一节，占名大便出梦乡台。辰时在脾，血路右降行脐中四寸穴是脾。巳时在胃，即食为仓廪，借问穴在章门。午时在心经，血路在中庭，问血何方，就是大肠经。未时在小肠，血路脐下行，若打半地长草木不青。申时在膀胱，阴阳一理同，打重精水干永绝穴。酉时在肾经，血路脐中行，在肾后如行。戌时在心包，耻命间男妇为主尊，问介十四中谁尊；亥时在三焦，血路肠中起，穴在两腿之上，朽木不可雕，不许他人乱看，为恐儿戏伤人，之罪千秋。

《杨成博先生遗留穴道秘书》

清·杨成博　撰

先师秘诀生死血道诀。杨成博遗传点脉秘书，师曰要害生死血道，要明春夏秋冬四季十二时辰，方可次断生死。伤心之事不可用之，出外偶遇恶人比功夫不可，忍之无比恶，何必伤人之命。此手法出在三尖之法，何为三尖之法？虎尖、掌尖、肩尖是也。定要子午分明，百发百中，贤徒习成功之日。此手法尊师口诀分明，此功夫百中难晓，此手法至善而取之尔，若强取不能成功矣。

出此手法次要，虎尖点掌尖、落掌尖、落肩尖，进切不可乱出手伤人之命也，如若发，莫忘先师之付托。现看句不明，再看四围图式便能明晓，须言叮嘱之语而亦自己良心。此书若传好人，固可按部医人，如歹人得之，则祸害不浅，切不可乱传人矣。

师曰：人有一十八穴大，五十四穴小，天地人和四大穴，此方乃伤人之命也。何为小穴？手足四肢内外筋骨共成七十二穴。药有七十二方，习炼成工矣。妙药可以活之。倘若伤人出外不可，须要时存善念，见事多谋，为师之言须要紧记。

看症口诀

第一看，用手拈起眼皮，看他瞳人动。

第二看，嘴角人中血道，红黄亦可，若白紫黑色，难医。

第三看，太阴太阳，用手按住，内跳动者可医，心中亦跳动，可比五形，有一血生动可救矣。

无生动的看外形，用手抑头一二三四关，看一关活动者，即用通关散吹入鼻内，手指拍动，照三关一把，即用雄鸡一只，连皮破腹入麝香三分，趁滚对脐敷之。须看面色，红转赤有救，白转黑即死。形色若不好，用难对大参六分，再用回生丹服之，候之三筒烟久，候内心响，然后以手推之。分为男左女右，女人推之肚膀，男推之丹田，不松手，如此三把，看其气接，再看伤在何处。用生姜一片、葱头擦伤处。用劳宫穴按之，其伤即散，然后用药调治。凡伤穴道，七吼不治；大小便长流，肾子脱落不治；腰对节断不治；瞳人两便破不治；咽喉见管不治；落下二心口，撞上心不治；受伤倒地，正心口吐汁不治。用花针插入鼻尖上二三分，取血红有救，出血转白黄红不可治也。如看假死者，咽喉红动心挣起，用吹关散吹之立关上，一把提起即打，不打足之，情恐伤一命，折寿三年。

四季口诀

血走十二时，药有十二方治，四季用药照伤处而治，改时不改药，后用全身丸。

子时，血行道左咽喉，名为仙鹅，取血穴，伤者七十二日而死，服此方全愈：麝香二分，丁香、川芎、郁金、陈皮、血竭、桔梗、三七、地龙、生地、红花、羌活、乳香、橘红、古钱（醋煅七次），以上药各二钱，共为细末，酒调三钱半，服半即愈。

丑时，血行道左筋，名为盘元穴，伤重者三七九日而死，服后方愈：虎骨二钱，碎补、白芷、香附、小茴、槟榔、三棱、莪术、泽泻、红花、归尾、乳香、青皮、猪苓、没药，以上各一钱，清水煎服。

寅时，血行道右筋，名为肚角穴，伤重者一日一时，轻者周年半载而死，服后方即愈：续断二钱，生地、羌活、乳香、川芎、苏木、泽兰、槟榔、白芷、大茴、赤芍、丹皮、归尾、独活、红花，加桃仁，以上药各一钱，水煎服。

卯时，血行道右血腕，名为隙（钅瓦）穴，伤者寒热往来，咳嗽吐血，半年死，服后方愈：麻黄二钱，京芥、莪术、蒲黄、紫草、桃仁、枳壳、宜茶、三棱、三七、郁金、红花、乳香、双皮、赤芍、陈皮、木香、川芎、生地各一钱，酒煎，冲童便服。

辰时，血行道左比双燕入穴，伤重者四肢无力，黄皮瘦弱吐血，主五日半而死，服后方全愈：泽泻二钱，红花、桃仁、茯苓、泽兰、陈皮、柴胡、桂枝、续断、羌活、双皮、甘草各一钱，加生姜三片，酒煎服，以上药各一钱。

巳时，血行道右血盆穴，伤者成块，主气痛，三年而死，服后方愈：乳香、菟丝、红花、朱砂、蒺藜、没药、三七，以上各一钱，加生姜三片，酒煎服。

午时，血行道胃脘，名为坎穴，伤者口吐鲜血，冷汗不止，周年半载而死，服后方愈：三七、沉香、银砂、山羊血、人中白、红花、莪术、香附、血竭、制半夏、橘红、自然铜、朱砂、三棱各一钱，加生姜三片，酒煎服。

未时，血行道左盆，名为血金穴，伤者咳嗽成痨，服后方愈：西砂六分，玉桂五分，红花二分，甘草二分，云苓一分，沉香三分，朱砂、桔梗、木香、陈皮、香附各一钱，酒煎，童便冲服，即愈。

申时，血行道左海门穴，伤者四肢无力，黄瘦吐血，主五日、半月、半年而死，服后方愈：沉香、柴胡、桂枝、续断、泽兰、茯苓、双皮、羌活、青皮、甘草、陈皮、红花各一钱，木香、内红消，加生姜三片，酒煎服。

酉时，血行道下穴，窍名为唯穴。伤者初死有治，面黄即死，服后方全愈：三七、故纸、木瓜、大茴、桔梗、人中白、丹皮、红花、甘草、玉桂、川连，以上各一钱，净水煎服。

戌时，血行道左血腕穴，伤者咳嗽吐血而死，服后方愈：三七、川芎、红花、血竭、生地、枳壳、郁金、紫草、桃仁、蒲黄、三棱、莪术、乳香、陈皮、青皮、宜茶、青风、北芥、赤芍、升麻各一钱，酒煎，童便冲服。

亥时，血行道眼田池，此穴为大穴，伤者一月半年而死，服后方愈：乌药一钱，红花二钱，茯苓一钱，生地二钱，青皮一钱，槟榔二钱，没药一钱，赤芍二钱，郁金一钱，自然铜二钱，乳香一钱，柴胡一钱，甘草一钱。水、酒各半煎服。

初行本部透天堂，二到肾腰仔细防，三行涌泉无水饮，四归通串见血膀，五落井中加石下，六出山焦枝又断，七到太阳无月望，八归千里听无常，九到梅岭花正谢，十归凤翅两难当，十一雨成难走动，十二大海见龙王。

此背心还魂之穴，紧伤大体校伤，血脉不通流即开血路，可通快乐也。

立春雨水：苏木二钱，土鳖子十只，首乌二钱，乳香二钱，没药钱半，桔梗二钱，川芎一钱，赤芍钱半，熊胆钱半，生地钱半，香附二钱，桃仁一钱，红花一钱，田七钱半，白芷一钱，枳壳一钱。净水洗，冲酒服。此部位无时初伤，将此方随服即愈。若系扁扇烟竿点伤此穴，即时亦不知之，五日可有疼痛酸软，看青色者，将二服效，将此方开丸服之效。

惊蛰春分：乳香一钱，青皮钱半，车前一钱，丁香一钱，陈皮一钱，没药钱半，血竭钱半，木通钱半，红花钱半，滑石钱半，桃仁钱半，金不换钱半。酒、水各半煎服。此二穴系重者，即大小便不通，打伤自笑而亡。若不亡，能过三日不怕，随服药。如三日之间而散，大小便流通，防肚抽痛，加艾药捶烂，渣汁和药冲服即效。

清明谷雨：续断一钱，碎补一钱，然铜一钱，桃仁一钱，归身二钱，赤芍钱半，首乌二钱，川乌一钱，草乌一钱，泽兰钱半，狗脊二钱，桔梗钱半，枳壳钱半，苏木钱半，生地一钱，田七（另包）七分。酒、水各半煎服。此系见面之症，即有呕痰或血，色又青，眼闭难治。打之时看，看有红色不妨，系青色又不合，即服药，亦转红色吉症。三日内不转色不死，二月之间必死也。

立夏小满：川乌二钱，柴胡一钱，川七一钱，细辛一钱，然铜（要醋制七次，打碎）一钱，苏木一钱，丁香一钱，安桂八分，归尾一钱，生军一钱，木通一钱，连翘一钱，生地一钱，枳壳一钱。酒、水各半煎服。此穴乃肺经主也，当时看穴，见红则吉，最怕双目直视。若无此症，三九之命也。命药有变，口气不同，安之不安也。

芒种夏至：桂枝二钱，泽兰钱半，续断一钱，青皮一钱，龙骨二钱，桃仁钱半，红花一钱，虎骨一钱，田七（另包）一钱，钩藤一钱，猴骨一钱，血竭一钱，碎补一钱，乳香二钱，没药二钱，木香一钱。水、酒各半，煎服。此症看双眼，不明宜早治，迟则有误。若不早治，三九之命也。

小暑大暑：白芷一钱，桃仁一钱，红花钱半，生地一钱，丁香一钱，乳香二钱，没药二钱，无名异钱半，蝉蜕二钱，苏木钱半，谷精一钱，秦艽一钱。水、酒各半，煎服。

立秋处暑：木通一钱，厚朴一钱，乳香钱半，苏木一钱，桃仁一钱，血竭二钱，秦艽一钱，滑石一钱，归身一钱，杜仲一钱，生地钱半，桔梗一钱，血珀一钱，故纸一钱，枳壳钱半，车前一钱。水、酒煎服，加童便更妙。

白露秋分：朴硝一钱，大王一钱，苏木钱半，生地二钱，灵脂钱半，乳香二钱，没药一钱，陈皮一钱，归尾二钱，赤芍钱半，红花钱半，金钱草一钱，田七一钱，金不换一钱，灵仙钱半。水、酒各半，煎服。此穴用木点伤，或对亥点伤，看有药解之。日久之症，或一年二年之命也。

寒露霜降：归尾一钱，厚朴二钱，川乌钱半，草乌一钱，然铜一钱，防风钱半，续断钱半，碎补钱半，龙骨一钱，虎骨一钱，首乌一钱，田七（另包）一钱，苏木钱半，千年健钱半，生地二钱，赤芍一钱。水、酒各半服。此穴随时打倒，无误命也。将药服二三剂，可能解开血路，方能通流。如果血不通行，则病出五日起，十日难治也。

立冬小雪：枳壳二钱半，天雷钱半，细辛钱半，七枝莲一钱，陈皮一钱，没药钱半，沉香钱半，乌不企钱半，丁香一钱，乳香五钱，青皮一钱，杜仲钱半，故纸钱半，车前钱半，黑丑钱半，田七（另包）一钱。净水煎服，童便、酒冲服。此乃梅岭之穴，情离心相能隔之，正时正刻之，即吐红血。又用药双剂，开丸一剂，不然二日之命也，上下间之亡也。

大雪冬至：羌活二钱，独活二钱，杜仲（炒）一钱，故纸（炒）一钱，生地二钱，马胎二钱，红花一钱，青皮一钱，小青三钱，安桂一钱，乳香一钱，没药二钱，金不换三钱，归尾一钱，厚朴钱半。酒浸过面煎热，童便冲服。此乃凤羽之穴，离腰之边，但伤之如不至死者，可能治，亦宜早治，四九之患也。

大寒小寒：碎补二钱，川乌一钱，独活一钱，乳香二钱，羌活一钱，无名异一钱，赤芍二钱，肉苁蓉一钱，红花一钱，卷柏一钱，草乌一钱，秦艽钱半，田七（另包）一钱，土鳖子钱半，千年健一钱，没药钱半，加首乌一钱，酒、水煎，空心服。此穴有伤不能知也，自问如起拳棍，不能伤此穴，眼系背花，年少不防，此症可小可大，七情之伤，亦难治也。

此方十二条，偶有求方者医治，将三十四方发药，无有不对之理。倘伤穴情，用药百发百中。看者亦要自己习练，看伤神色变动，亦要谈他生死之医治。一年四季月日时刻皆有定旨，小心看习，自然知长久之命也。

终身结脉法，仍系穴脉之出一二，明白要习，师出身教，习此法倘不知，此虽勇如猛虎，无济也。

七香跌打丸：乌狗脚爪四只，红花二钱，木瓜一钱，田七二钱，沉香三钱，金边湖蜞五条，枳壳二钱，珍珠一钱，象皮一钱，三棱一钱，无名异（醋制）二钱，大王四钱，自然铜（醋制）一钱，木香一钱，檀香一钱，凤凰根二钱，川芎一钱，青皮二钱，沙参二钱，降香一钱，金边土鳖二钱，胆星一钱，桃仁三钱，地龙一钱，归尾三钱，焦蝎子二只，牛膝一钱，藿香一钱，桂枝一钱，莪术二钱，虎骨二钱，赤芍一钱，郁金一钱，生地一钱，苏木二钱，血竭二钱，麝香五分，乳香（去油）二钱。共为细末，用蜜为丸，每重二钱五分，晒干只得一钱八分。此七香跌打丸共三十八味，和前二十四穴之情诀，不但日久之症即能成效，如伤轻者用一丸，伤重者二丸，作一服，必能全愈。

跌打总方： 川连一钱，红花一钱，血珀八分，羌活一钱，田七一钱，自然铜（醋炒）一钱，归尾三钱，没药七分，血竭一钱，郁金一钱，人中白（另包冲服）一钱，生地二钱，乳香六分，玄胡一钱，中王四分，沉香八分，熊胆三分，珍珠七分，莪术二钱，三棱一钱，桂枝一钱，大王钱半。酒、水各半煎服，用童便加冲落药更妙。

回生丹： 将药吹入鼻内，一时回生，男左女右，即吹即愈。生白芷、生半夏、生皂角、生蒲英、北细辛、麝香、冰片。以上共为细末，贮用，倘遇跌倒伤，卧地不知人事，用此药遂醒，然后问症发药，无误也。

跌打吊瘀煎水洗方： 此经验方。防风三钱，当归三钱，羌活三钱，荆芥三钱，苦参五钱，丹皮五钱，鹤虱五钱，虎骨三钱，川椒五钱，蕲艾五钱，黄柏三钱，羌活五钱。共为粗末，分两包煎水洗。

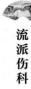

《朱君尚先生秘传跌打方》

清·朱君尚

凡人周身一百零八穴，大穴三十六个，小穴七十二个，大穴伤者十死，其九小穴者，大病不免可疗，凡穴道周流相隔五寸三分一穴，自顶至足不均，横直皆然。

紧要大穴总论歌

两胁生毛处，前心并后心，肺愈拳休着，肺底一般寻，血海拳休重，重则命归阴，四弯灯草骨，命门与肾乡，切忌津命穴，丹田两食仓，咽门分水穴，气眼及腰俞，天井夹脊穴，玉枕玉兰俱，太阳休点戳，钟鼓莫齐鸣，讲明知此义，方得保安宁。

各穴所在

头顶泥丸穴，天庭是囟门，两鬓眉心处，太阳太阴当，耳下半分空，是为两听穴，耳后高一寸，则名耳门穴，脑后发际上，一寸是风穴，耳后入发际，一寸为浮穴，眉心下两眼，对直鼻梁穴，舌底结喉上，乃名咽门穴，结喉含津处，名曰为突穴，结喉下横骨，空处名塞穴，结喉下横骨，直下人字中，骨空一寸三，名曰横骨穴，前心（人字上）为华盖，右乳上寸三，上气眼穴当，左乳下一分，正气眼穴当，左乳下寸四，名曰下气眼，右乳上寸三，名上血海穴，右乳下一分，名曰正血海，右乳下寸四，即是下血海，两乳下一寸，两旁偏三分，心肝脾肺中，即是三贤名，左胁下毛处，又名曰气穴，右胁下毛处，亦名血穴当，胁梢尽处位，章门穴来当，章门下一分，气囊穴来当，若是心窝里，心口穴为名，心下一寸二，左一翻吐穴，心下一寸三，名为霍肺穴，脐下一寸三，则名分水穴，脐下二寸三，名为丹田穴，丹田穴之左，名为气海穴，丹田穴之右，名为精海穴，丹田下寸三，名曰关元穴，关元穴之下，名为阴囊穴，阴囊穴之下，粪门穴之前，中间沟道处，名曰海底穴，脑后横骨处，曰是玉枕穴，玉枕两旁下，名曰玉兰穴，颈背后高骨，名曰天井穴，两肩窝井肩穴，背心上第七，中间肺俞穴，肺俞穴下节，名曰肺底穴，肺底穴旁夹，膀下百劳穴，背心下一寸，名后气眼穴，脊骨中间处，命门穴居中，两旁两肾穴，粪门上一寸，两骨正中间，穴名曰龟尾，两边小腿中，霍口是穴名，两边膝眼处，便名虎眼穴，两膝中间弯，又名委中穴，手弯与膝弯，为灯草骨穴，两足前骨中，曰名是廉穴，两足脚背上，名为大墩穴，两脚板中心，是名涌泉穴。

凡跌打伤处难治秘诀歌

上自天庭下太阳，血海气口号明堂，前后二心丹外肾，丹田肾俞再难当，若是损伤十二处，百人百死到泉乡，胁梢插手难医治，翻肠吐粪见阎君，气出不收休下药，目如鱼睛甚惊慌，耳后受伤俱不治，妇人两乳及脑膛，正腰伤重笑即死，伤胎鱼口立时亡，夹脊断时休着手，囟门髓出见无常，阴阳混杂难医治，除是仙丹可回阳。

看　法

第一看两眼，神光有者生，无者死耳。若内伤有红筋瘀血，则眼白珠必有红筋，筋多则瘀血多，筋少则瘀血少。

第二看中指甲，揿揢放之即还色者生，若半日复原者则伤重，若揢之色紫黑者死，脚指甲看法皆同。

第三看脚板底，色红活者生，若黄色者死矣。

第四看面，黑气微凶，阳卵缩入腹内者死。

凡看问受伤者，冲拳向上者为顺气，平拳为塞气，插拳为逆气，最凶。

验伤轻重生死决

泥丸宫受伤重者三日死，轻者耳聋目眩六十四日死。囟门穴受伤，髓出者立死。两太阳穴受伤，为琼浆倒流重者立死，轻者三日死。耳下听穴受伤二十四日死。耳门穴受伤为钟鼓齐鸣，重则当日死，轻则九日死。脑后玉枕穴并风穴浮穴，破伤髓出者立死，轻则九日死，若髓未出者可治。脑后玉枕关、鼻梁穴受伤断者不治。斗口穴伤之吸气痛者可治。咽门穴，为咽门关闭即死。喉中突穴、塞穴、横骨穴伤之九日死，重者三日死，再重立时亡。华盖穴受重三日死，轻则九日亡。左乳三气眼穴，伤之为气晕中关，凶即死，若气喘太急，夜多盗汗，身瘦少食，肿痛不宁，主一月亡。右乳三血海穴，伤之血多妄行，口常吐出，胸背夜滞作痛，重则五日立死，轻则一日亡，妇人受伤两乳俱不治，男可治。两胁受伤，血海湖升重即死，若气喘大痛如刀刺，面白气虚，主三日死，轻则百日亡。两井肩穴，伤左则气促、面黄、浮肿，伤右则气虚、面白、血少。一计害三贤穴，受伤七日死。胸前心口穴，受伤乃气血往来之，所受伤轻重，若青肿，一时即死，若瘀血停精，必发咳嗽，胸前高起，迷闷面黑发热者，四五日死，若面青、气短、吐血、呼吸大痛，身体难动，主七日九亡，后伤必死。胃脘翻肚穴，伤之为血迷心窍即死。若食饱伤之，为血令相裹，三年翻胃死。伤肝者面必红紫，眼亦红热，主七日死，春伤尤速必凶。伤于食肚者，心下捉阵痛疼，发烧，腹浮高起如鼓皮紧状，饮食不进，气促，眼闭口臭，面青黑，主七日死。伤于小肚者，久必生黄病。盘肠穴在食肚下，轻者十日死，重者一日亡。伤于肺者，鼻白气喘，声哂发热，主十四日死，秋伤无治。伤于肾者，两耳即聋，额角黑色，面浮光白，常如哭状，肿若弓形，主半月死，冬伤必凶。伤于大肠者，粪后红血急滞涩，面紫气滞，主半月死。伤于小肠者，即时气嘶心迷，面黑手冷，须臾即死，若小便闭塞作痛，发烧口渴，面肿气急，口有酸水，主三日死，若不分阴阳者亦难治。伤膀胱者，小便痛涩，不时有血水滴下，肿胀发烧，主五日亡。章门穴、气囊穴伤之，吸气即痛，不死，重者章门穴主百五十日，气囊穴主四十二日死。霍肺穴受伤，轻可救，重则三日毙矣。分水穴受伤者，大便不通，十三日死。丹田穴、精海穴受伤，伤者十九日死。小腹受伤而未伤于肚者，可治，若肚受伤则不可治矣。孕妇小腹受伤，胎不犯者可治，犯胎者必危。命门穴伤者死一日半，肾子受伤，入于小腹者不治，如眼未直视，须粪出无害，眼若直视者必毙矣。阴囊穴伤者，血水出，小便不行，三日死，轻则七日亡。肺俞穴伤者则咳嗽吐血，重者则不治。肺底穴同。肺俞穴、百劳穴伤之吐痰里血，主十个月或一周年死。腰俞穴伤之不能举负重物可治，两肾穴伤之发笑而死。后气血两穴伤者一年亡。伤背者五脏皆附于内，重则当日轻则百日亡矣。胸背两处俱伤者，面白、肉瘦、食少、发热、咳嗽成怯，半月亡，轻则周年十个月耳。脊骨通泥丸宫下至海底穴，故脊骨断者难治，或轻可治。霍口穴伤一年亡。涌泉穴十四个月死。胃脘穴、肺气穴一同伤之，周年死矣。血海、腰俞两穴伤三年，必定见阎王。四灯草骨伤之不死。凡受伤，气出不收、眼开不闭者不治。男子下身受伤易治，下部艰难，水气上升也。女于下部易，上部难，以血下降也。男子气从左转右，属阳。女子气从右转左，属阴。凡伤右者，气胀面肿，伤左者气急面黄。

解救穴道法（此系霸王开锁穴要诀耳）

咽喉穴受伤闷去，即在背后百劳穴，用拳轻击之则醒，若不醒，可将艾同麝香灸胸前骨下一寸五分处即醒。

上气眼穴伤闷者，用拳轻击后上气眼，若后即前。

正气眼伤闷去者，用拳击后上气眼，若后即前。

下气眼即击后下气眼，伤后即击前。

伤左气眼击右，伤右击左，若仍然不省，艾麝同灸井肩穴。

以上气眼皆在左乳上下，两旁穴处后面与前对处是也。

伤下血海者，从下数上第八根肋骨，空穴用拳轻击之。

伤中血海者，从下数上第十根空处，用拳轻击之。

上血海者即从胁窝中间穴数之。左血海受伤者即右，右血海受伤即左，以上血海俱在右乳上下左右，伤者俱皆吐血，上穴轻者一月，重者五日死，中穴轻半年，再重三个月，下穴轻一年，重三月。

霍肺穴受伤从后面肺底穴救之，若肺底穴即拍霍肺穴救之。心口穴受伤即拍肺俞穴，肺俞穴即得心口穴救之。掇肚穴受伤（在脐下一寸三分）用拳轻击之，后肾经二穴救之。后肾经二穴即拍掇肚穴救。小肚伤，撒尿不出者，艾灸伤处。海底受伤，艾灸其穴，即醒矣。

各穴受伤用药救治方

善盖穴伤，宜用七厘散（二分五厘），以行心胃二经之瘀血，行三次，用冷粥解止，再服夺命丹一剂，或用十三味煎药加枳实一钱五分，良姜八分，亦可。若服药不能断根，复发者主十个月死。

肺底穴，受伤宜服紫金丹三剂，全愈，如复发，主一年亡。上气眼穴受伤，宜用七厘散一服，加沉香一钱，肉桂四分，复发主百六十日死。

正气眼穴受伤，宜用七厘散一服，或十味煎药，加乳香一钱二分，再用夺命丹二服，复发主四十八日亡。

下气眼穴受伤，用七厘散一服一钱二分，加木香、广皮各一钱五分，再用夺命丹三服，如复发，主半年亡。

上血海穴伤用十三味一服，加郁金、沉香各一钱，山羊血三分，服后用七厘散一钱二分，复发九十日亡。

正血海穴受伤宜用前十三味加郁金、刘寄奴各一钱五分，再用七厘散一服。复发主六十日吐血而死。

下血海受伤，宜十三味加五灵脂一钱二分，蒲黄（炒黑）一钱，再服七厘散一钱二分，再服夺命丹三服，复发一百六十日死。

一计害三贤穴伤，宜十三味加菖蒲一钱，枳壳一钱五分，再服七里散、夺命丹各一服。如复发者主五六十日死。

心口穴伤，立刻不省人事者，宜用前药前十三味加肉桂一钱，丁香六分，如复发，四个月死。

霍肺穴伤者，救省用贝母一钱，桔梗八分，煎服，如复发，百七十日死。

翻吐穴伤者，宜服前十三味加白蔻、木香一钱五分，七厘散三服，紫金丹四服，如复发，百七十日死。

气海穴受伤，宜前药加桃仁、元胡索各一钱，七厘散一服，夺命丹三服，复发九十六日死。

精海穴受伤，宜前药加木通一钱五分，三棱一钱，七厘散一服，复发一月必亡。

分水穴受伤，宜前药加蓬术一钱，三棱一钱五分，七厘散一服，紫金丹、夺命丹各一服，复发百六十日死。

关元穴受伤，宜前药加车前子、青皮各一钱，七厘散一服，夺命丹三服，复发半月内死。

右胁伤，宜前药加柴胡、当归各一钱，夺命丹三服。

左胁伤，宜前药加羌活、五加皮各一钱，七厘散一服，夺命丹三服。

章门穴受伤，宜前药加五灵脂、砂仁各一钱，紫金丹三服。

颈骨穴伤损，务必摩平其骨，轻者无妨，重者三日死。

肩骱出，先将一手按住其肩，下按住其手，缓缓转动，使其筋活，再令伤人坐于低处，抱住其身，医人两手叉掐肩，抵住其骨，将膝夹住其手，齐力而上。凡背骱、手骱、手指骱、膝骱、脚指骱俱如前法捏手斗上治。凡折断左右胁骨，此处难以扎缚，用手摩平，外贴膏药，内服药以治之。

十三味煎方：赤芍、元胡、三棱、桃仁、骨碎补各一钱五分，当归一钱二分，红花、香附（酒炒）、莪术、青皮、乌药、木香、苏木各一钱，加葱白一根，砂仁五分，酒一分，酒、水各半，煎。如伤重，小便不通，加生大黄三钱。朱君尚先生曰：此方唯受伤积血初服可用，不可多服。

紫金丹：治骨折损伤。土鳖（火酒醉倒）、自然铜（醋煅十四次）、骨碎补（去毛）、血竭（另研）、归尾（酒浸）、白硼砂、丹皮、制乳没、制半夏各等分。共研末，磁瓶收贮。若瘀血攻心将危，加巴霜、生军末同服，重则二分半，轻则一分，酒送下。此方去大黄，名八仙丹。此方去丹皮，加大黄、红花，名曰接骨紫金丹。凡骨折服此方，其骨自接。凡跌打积血、吐血、妇女经事不调等症，俱用热酒，每服七厘（朱君尚先生曰：此方用丹皮、丹参，更去瘀生新之功，再加三七、肉桂更妙）。

七厘散：巴霜三分，乳香（去油）、没药（去油）、自然铜（醋炙）、土鳖（去须）十五个，骨碎补、苏木、红花、五加皮、姜黄各八分，半夏四分，麝香五钱。共研极细末，磁瓶收贮，每服七厘，酒送下（朱君尚曰：此方内加肉桂、三七、白及各八分，更妙）。

夺命丹：当归（生晒）、土鳖（酒炙）、香附（生晒）一两，元胡、大黄、川芎各五钱，红郁金、半夏、广木香、六轴子各三钱。共为末，每服一钱，酒送下。

神仙接骨丹：自然铜（醋炙七次）、古冢铜钱（醋煅）等分为末，重伤酒调服二分，骨折自合。

接骨如神丹：半夏一粒，土鳖（二味共杵烂，炒黄，备研）一个，自然铜二钱，古冢铜钱（醋煅）三钱，制乳香、没药五钱，骨碎补（去毛）七钱。共末，每服三分，加导滞散二钱，酒服。

整骨服麻药：乌头三钱，当归三钱，白芷一钱五分。共末，每服五分，酒服下。

外敷麻药（名曰代痛散）：蟾酥三分，麝香二分，制乳香、制没药六分，降香末一钱。共研敷之。

又方迷人散：川乌、草乌、白附子、生半夏、南星、荜澄各一钱。共末敷之，开刀不知痛。

桃花散：乳香、没药、血竭共末，黄花散、红花散、黑花散、白花散、姜黄末、紫荆皮末、黄荆子（香油炒末）、人中白（醋煅，又次为末）。凡属跌打不甚伤而骨未折断者，用黄花散八分，红花散六分，黑花散八分，桃花散五分，白花散二分，共和匀，取姜五钱，葱白五根，取汁入老酒内，再用麻油二匙调服，初用姜葱麻油，以后只用酒服，外贴膏药。凡重伤骨断，先用白花散二分，加巴霜、生军末各一分五厘，三共五分，酒调服。待瘀血尽，然后用白花散加生军一分，配黄花散八分，红花散六分，黑花散八分，桃花散五分，和匀，酒调服。

护心丹：服此丹免血攻心。全当归六钱，儿茶三钱，雄黄三钱，朱砂二钱，制乳没各二钱，麻皮灰一钱，加皮一钱，木耳灰五钱。共为细末，每服三分，重则五分，糟酒送下。

劳伤煎药方：全当归二钱，赤芍一钱，加皮一钱，骨碎补二钱，补骨脂、秦艽一钱，红花五分，丹参二钱，川断一钱，枳壳二钱，元胡八分，杜仲一钱五分，葱白三根。好生酒煎服。

小便下血肚痛方：茯苓一钱，远志八分，枣仁八分，丹皮一钱，黄柏一钱，知母一钱，泽泻一钱，熟地一钱，山药一钱，麦冬一钱，引加芡实米一钱五分。再服方：泽泻、知母、黄柏、黄芩、丹皮、远志、茯苓、枣仁、熟地、山药、麦冬、莲须各一钱，青黛八分，引加芡实末一钱五分，水煎服。

附录诸骨损伤医治法，婺北朱君尚先生试验方

天井骨受伤，务先将其骨摩平，然后内服紫金丹，外治骨碎补末和粥敷之，一日一换，即愈。如伤轻，外贴药亦可。

左右胁骨伤损，此处难已缚扎，用手摩平，或用骨碎补末和粥，乘势敷之，或外贴膏药亦可，内服紫金丹以治之。

小膀两骨一根断者，治之易。两根断者治之难。藕劈者易，平断者难，务必摩平门紧，外用杉木皮二片夹住，缚扎如式，内服紫金丹加桂枝末服之。

脊骨断者，宜先用银包子树根皮，洗净烘干研末，每服一钱，轻则七八分，用生

酒并糯冲服，以醉为度，盖被取汗，再热手摩平其骨，然后取壁上蛛子连窝七个，捣如泥，分作七丸，以浓茶煎服，切勿见风，其骨自接，重则再加一服，令不愈者，屡试屡验，或则服紫金丹亦可。

脚骨损伤打碎，宜先用千层塔草（此草多生于阴处，或深山僻坞之中，或密林之内一根），只采一支，若老者则采数枝。其叶从根层层密砌至秒，并合空处，嫩则色深青，老则微白，须煎过置土，仍然复活，故又名死了逃生。生酒煎服，或劳伤亦可服，如服一二日后，再用白术、槿花树根杵烂，生酒备服，将渣敷患处，连进二三服，俱令尽醉，盖被取汗，勿令见风，即愈。无论跌棍伤俱治。有一人，因修祠宇，误被百人负之大梁滚入右足，其骨尽碎，即死晕而去，予因即用千层塔草并槿花根皮、白术三服而愈，平复如初。其脊骨之方，亦其人年六十余，高处跌下，脊骨跌断，予亦前方治之果验。故集此二方于末，以惠于世，倘一时卒难寻觅，即用紫金丹服之亦可。

凡跌伤下部两足者良，如上部除牛膝，如头上受伤加川芎，腰加杜仲，名龙虎散。桂艾二两，五加皮一两，制乳没各一两，鲜红花一两，青木香一两，川牛膝。共晒干，研极细末，用生酒酿冲服，每服五分。凡用药看症轻重，量受伤之人年纪大小，身体强弱，斟酌而用可也。

《伤科真传秘抄》

清·金倜生

秘传者　历下陈凤山

校阅者　江南绣虎生

~~~~~~

伤科总论

中国医学，本极神妙，唯以深奥之故，不易窥其堂奥，而业医者又视为糊口之术，而不肯加以研究，以至医学秘旨所在未由阐发，即有得窥其秘旨者，又限于自私之心，秘而不宣，子孙亦视为家传秘术，不肯授于外人，甚且以某氏秘传为号召，执是之故，中国医学，遂致一蹶不振。为医生者，但能用古法，而不能将古法之奥旨加以阐发，而使医学逐日进步，且今之医生，往往但知某病用某药，而于某病因何必须用某药而不能用他药之故，或竟茫然不知，但知其然，不知其所以然之大病，是可叹也。如此而欲中医之不受人鄙视者，其可得乎。

中国医学，偏重于内科，外科似略逊色，而伤科更为医界所漠视，此非予好作谰言也。吾人试将医书翻检之，内外各症类皆有专书行世，唯伤科则仅散见于外科各书中，且或仅列若干医方，或略赘几句歌诀，要皆略而不详，东鳞西爪，搜辑无从，实中国医书中之一大缺点。至于寻常内科医生，对于此道固然绝不闻问，即以外科见长者，对于伤科，亦未必尽能涉猎，唯武术界中人，以技击糊口四方，不免有争斗受伤之事，故非有救治之道不可。故今之伤科医生，大半出于武人，而此辈对于伤科一事，又类皆得于师父之口授，以及平素耳闻目睹之事，而成其技术，纯为经验所造成，无所谓学识。若叩以何种伤应如何治法、服何种药品，彼固无有不知；若更叩以此种伤因何必须如此治疗，因何必服此类药品，则恐能答此问者，绝无仅有也。各书中所载关于伤科之医学，已如凤毛麟角，未由探讨，而能为人治伤者，又犯但知其然不知其所以然之病，如此而欲求伤科之普遍，其可得乎？愚不敏，对于伤科，虽不敢云有相当之研究，但少时曾居北地，从师学艺，故犹得窥其门径，就我所知者录而出之，刊以行世，亦欲使国医界对此稍加注意，互相阐发，而使此术得以普遍。且中国伤科一术，本有特长，而具有神妙迅疾之功。骨碎可接，筋断可续，而一切皮破肉绽、血流肠出等等重伤莫不可治。或用灵敏之手法，或用灵验之药品，在顷刻间奏起死回生之效，远非西医之专以休养割锯为能者可比；且收效亦极迅速，无论伤重至若何程度，但经伤科医生诊断，认为可治者，最多在百日期内，必能完全复原；若轻微之伤，则数日之间即可治愈。唯伤科一术，除用药外，尤重于手法，用药则有古方可循，但诊察其伤之所在，断定其轻重后，即可按症投药。至若手法，则非有深切之研究与夫临诊之经验不可，故伤科中手法重于用药也。且跌打损伤，其种类极多，有内伤，有外伤，有骨折骨碎，有脱臼挫伤，有伤筋动脉，有青肿不仁，有枪弹箭镞等伤，固非可以一概而论，其治法之用药与手法，须视所伤之情形而定，亦不可以泥于陈法也。故治伤者，必须先将受伤者之伤处详加辨别，以断定是否可救，如伤要害而发现死征者，自难救治；若可治之症，又须视其所伤之部位与轻重，然后断定其应用何药，或应用何种手法，加以救治，始克奏效。若未曾察得实情，妄施药石，妄用手术，则非但无功，且适足以贻害无穷。

为伤科者，第一要务，即在辨伤之生死，既定生死之后，更进而辨所伤之部位与轻重，认清之后，始依相当之法治之，庶不至贻害于人也。

凡跌打损伤之症，有所谓五痨七伤者。心肝脾肺肾，是为五脏，在人身之内部，五脏受伤，即为五痨，属于内伤，伤轻者犹可设法，重则不救。且此项内伤，亦不必完全因跌而感受，即苦力之人，操劳过甚，日久而伤及内部；或在无意之间受到惊恐与重力之迫压，震伤其内部；或为人不知自爱，酒色过度，嬉游无节，久而伤其内部，皆足以成为五痨之症。其受病之原因虽异，而所受之伤则同，唯此等伤症反较因跌打而致损伤者难治。盖跌打损伤，虽损及内部脏腑，但所伤也骤，只须无死征之发现，用灵效之药救治，不难克期奏效；若其余种种，除闪腰挫气，亦属骤受者外，如操劳太甚、酒色过度等，类皆日积月累，经过极久之时期，渐成痨伤，由渐而积，入人已深，若不经多日之调养，实不易收药到病除之效，受之过深者亦无法救治，故此等损伤，实较因跌打而骤时受伤为尤甚也。然唯以同属内部受伤，治法用药亦并无甚巨大之区别，唯视其人之强弱而定药量之轻重耳，但跌打损伤中亦有些少之分，当如为寻常拳脚器械所伤者，依法治之，固无不效；若被人用点穴之法所伤，而伤五脏者，则非用法将点穴解过之后，不能救治，否则即用神妙之药投之，亦如倾于石上，毫无应验。盖点穴法依时而行，将血头点住，气血即不能通行，因此非药物之力所能解，即偶尔侥幸，仗药力将其人救活，亦必终身残疾，不能有为。唯为伤科者，对于点穴之法，亦不能不知，若能点即能解矣。至若七伤，则指耳目口鼻七窍而言，实为外伤之一部分，而四肢及全身部之外表受到损伤时，亦统称之为外伤。

凡为刀砍枪刺，棍点石击，皆足以使人受此外伤，须察看伤痕之深浅而定救治之法。轻伤皮肉破损，血流不止；重伤筋断血飞，大脉受损。然无论其伤之轻重，宜以止血为第一要务，先止其血，然后更与以内服之药，培其元气。创口之大者，宜用手法缝合之，使表接合，肌肉不至泛出；若磁锋箭镞等物断于肉内，又须先将其断头碎片设法取出，然后视其创口大小，是否须用缝合之手术，再用好药止其血。此症虽系好肉暴伤，而仅及于外部，然受伤之重者，亦足以致死。若腹破而肠竟流出，或肠亦连带受伤，此虽亦属于外伤之部，然其危险，固不亚于内伤也，若非用敏捷之手法，将肠于瞬息之间纳入腹中，而将创口缝合，即不易救治矣。若受拳打脚踢，或棍棒所伤，但肉青肿，并未破裂流血者，则仅用敷药，或药水洗涤，即可见效，不必施用手法也，然无论内伤、外伤，其伤重不救，除立时气绝者外，必皆有特异之征象现于外，或在脉，或在眼珠，或在指掌之处，但能仔细体察，必能寻得此项征象，而断其人之生死。

若骨骼受伤，可分为骨碎与脱臼二种。如为各部关节处脱臼，则须熟悉上骱之手法，依其部位，提而凑合之，轻伤或小骱，且可以不必用药物敷治，但用手法接上之后，即可回复原状，曲伸自如。若伤重或脱去者为大骱，则手法较难，或犹须绳络夹板等器具以辅之，是则将骱上好之后，必须用药物调敷，或用布包扎，而内服活络之药以固其本原。此脱臼者如无别种伤创，万不至于丧命，唯年老之人，精力已衰，及向来本原亏损者较为难治，宜先用独参汤以补其本原，主可施用手法，或受不起较剧之痛楚者，则先饮以麻药，使受伤者失去其知觉，然后施用手法，则非但受伤者不觉痛楚，即医治之人，亦易于着手也。至于骨碎，则有数种，有皮肉裂开而骨碎者，有皮肉未破而骨碎于中者，有一骨折数段者，有碎骨刺出肉外而内部仍相连者，种种不一，治法亦因之而异。大概骨碎皮破者，宜将碎骨取出，然后用药治之。若骨碎而皮未破者，则须视其轻重而定，轻者可完全用药物之力在外敷治，而使内部之碎骨自行接合，此种药物极为奇妙。若所伤过重，虽皮肉未破，亦宜割开，取出碎骨，否则碎骨在内，既非药力能使接合，日后蕴酿于内，必至灌脓，若一灌脓，医治即多周折，甚或内陷而致死。至若骨折断者，宜用手法，先使断折处接合，然后更用药敷治，设法札缚，毋使移动。若碎骨刺出肉外者，亦可用接骨药外敷，使其回复原状。受伤之人如果皮肉破损者，最忌受风，有伤科中称为破伤风。此症极为危险，由破伤皮肉，风邪侵入筋络，以致初起时先发寒热，牙关紧闭，甚且角弓反张，口吐白沫，四肢抽搐无宁，不省人事，伤口锈涩。如现此等征象，若非治之得法，必致死亡。

然伤风之受也，其因有四：曰动受，曰静受，曰惊受，曰疮溃后受。若其人正在暴怒之际，或动作之时，皮肉触破，虽风伤，其症属轻，是为动受。盖动受者，其人正在暴怒动作，血气鼓旺，风袭在表，不致深入，故为轻症。至于静受则不然，起居和平之时，气不充鼓，偶受破伤风邪，易于入里，故为重症。因惊而受者，亦不易治，以惊则气陷，偶被破伤，风邪随气直陷入阴，多致不救，属逆。若风邪转入阴经者，则身凉自汗，伤处反觉平复，或反陷缩，甚则神昏不语，口喝舌短。

其症贵乎早治，治法当先察风邪之侵入，或在表，或在里，或半表半里，施以汗、下、和三法。如风邪在表者，必现寒热拘急、口噤咬牙等状，是宜用汗字法以追其汗；

如风邪在里者，必现惊悸抽搐、脏腑秘涩等状，是宜用下字法以通其滞；如邪在半表半里而无汗者，宜发汗；如头汗多出而身上无汗者，不可发汗，宜用和字法以调和之。至于疮溃后受之症，因生疮溃而未合，失于调护，风邪乘虚侵入疮口，先从疮围起粟作痒，重则牙关紧咬，颈软下视。见此征象，不能发汗，防其成痉，当先固其根本，使风邪自定，然后更设法以清其邪。若一二日间，尚可灸法令汗出，而风邪自解，若日久则不宜更用此法矣。无论其破伤之属于何种，如刀枪伤、箭镞伤、磁锋伤、枪弹伤，以及腹破肠出、疡疮溃口等等，要宜避风。若不自慎，而致风邪内袭，则轻症变为重症，重症变为死症，即遇名手而为之尽心救治，达起死回生之地步，然其间已多费周章，而自身之痛苦亦必因之而增加无数也。然封于破伤风之治法，完全利药物之力，并不藉手法，又与接骨等不同矣。

总之，伤科之治病，无论其用手法、用药物，皆具有极灵验之效力，一虫一石之微，可以补碎骨，一俯一仰之间，可以愈挫气，是皆神妙莫测，足以令人惊异者，以视西医之轻伤专恃休养，一遇内部灌脓，即须将患处截去者，孰精孰拙，固不待辩而自明矣。

十二经四脉之循行

十二经者： 手太阴、手阳明、足阳明、足太阴、手少阴、手太阳、足太阳、足少阴、手厥阴、手少阳、足少阳、足厥阴是也。

四脉者： 冲脉、任脉、督脉、带脉是也。

手太阴为肺之脉，起于中焦，还循胃口，上膈属肺系，出腋下，至肘臂，入寸口，出大指之端。

手阳明为大肠之脉，起于大指次指之端，出合谷，行曲池，上肩，贯颊，夹鼻孔，下齿入络肺，下膈，属于大肠。

足阳明为胃经之脉，起眼下，入齿，环唇，循咽喉，下膈，属胃，络脾，下夹脐，至膝下，入足中趾。

足太阴为脾之脉，起大指之端，上膝股，入腹，属脾，络胃，上夹咽，连舌本，散舌下。

手少阴为心之脉，起于心中，出心系，下膈，络小肠腹，上肺，出腋下，至肘抵掌中，入小指之内，其支者上夹咽。

手太阳为小肠之脉，起小指之端，循手外，上肘绕肩，入络心，下膈抵胃，入小肠。

足太阳为膀胱之脉，起目内眦，上额交巅，下脑后，夹脊，抵腰，入络肾，下属膀胱，循髀外，下至踝，终小足趾。

足少阴为肾之脉，起小趾之下，趋足心，循内踝，上股，贯脊，属肾，络膀胱，循咽喉，夹舌本，其支者，出络心。

手厥阴为包络之脉，起于胸中，属心包络下膈，历三焦，出腋下，入肘，抵掌中，出中指之端。

手少阳为三焦之脉，起小指次指之端，循手表，上贯肘，入缺盆，布膻中，络心包络，下膈，属三焦，支者出耳上角。

足少阳为胆之脉，起于目锐，绕耳前后，至肩下，循胁里，络肝，属胆，下至于足，入小趾之间。

足厥阴为肝之脉，起大趾从毛之际，上足跗，循股内，过阴器，抵小腹，属肝，络胆，夹胃，贯膈，循喉咙，上过目系，与督脉会于颠顶。

冲脉起于少腹之内，胞中，夹脐左右上行，并足阳明之脉，至胸口而散，上夹咽。

任脉起于少腹之内，胞室之下，出会阴之分，上毛际，循脐中央，至膻中，上喉咙，绕唇，终于唇下之承浆穴，与督脉相交。

督脉起于肾中，下至胞室，乃下行，络阴器，循二阴之间，至尻，贯脊，历腰俞后，交颠，至囟会，入鼻柱，终于人中，与任脉相交。

带脉，当肾十四椎，出属带脉，围身一周，前垂至胞中。

图中所示，可以参证，以此十二经与四脉之经行，与主要穴道互相对照，则可以参透一切，凡何穴属于何经，当于何脉，皆可了如指掌，而其经脉之属于内脏何部，亦可了然于胸，谙此法道而为人治伤，决不至有所错误，若为伤科而不知此十二经四脉之统系者，则虽有良药，安能见效，而用药用手法，亦非遵循于此不可也。

人身各穴之部位

人身各穴皆有一定部位，穴道共三百六十有五，除小穴无关生命出之外，若主要穴道，轻伤犹可救治，重伤则致死，或迟或速，时间稍有不同耳。头额属心经，心为血所汇，不可损伤，伤后怕风，重伤出血不止，血出见风者不治。两眉中间为眉心穴，居鼻梁之上，头额之两边，为左右太阳穴。头脑后面枕骨，总管十二经，又名督脉，为一身之主。脑后两边，属于太阳经者，有藏血穴。近耳后属于肝胆经者，有厥阴穴。心口上为华盖穴，属于心经，若被伤，必伤胃气而致心胃气血不交，而现昏迷不醒之状。心口中名黑虎偷心穴，亦属心经。心口下一寸五分处为巨阙穴，为心之募。脐上为水分穴，属胃及小肠二经。脐下一寸五分处为气海穴。脐下三寸为关元穴。脐下四寸名中极穴。左乳上一寸六分为膺窗穴，属于肝经。右乳上一寸六分为膺窗穴，属于肺经。左乳下一寸六分为乳根穴，属于肝经。右乳下一寸六分为乳根穴，属于肺经。左乳下一寸六分，旁开一寸处为期门穴，属于肝经。右乳下一寸六分，旁开一寸为期门穴，属于肺经。心下巨阙穴两旁，各开五分，名幽门穴，左面属肝，右面属肺。左肋近脐处为血门，右肋近脐处为气门，皆为商曲穴。左肋梢骨尽处软肉边为血囊，右肋梢骨尽处软肉边为气囊，皆为章门穴。左右肋梢骨下一分处各为腹结穴，左属血，右属气。

凡人背上各穴，为生死所系，背后从上数下，第十四节骨下面之夹缝中为命门穴。命门穴两旁各开一寸五分软肉处为肾俞穴。肾俞穴之两旁，各开一寸五分处为志堂穴。皆属肾经。肾俞穴下一寸五分处为左右气海俞穴。尾闾骨尽处，与两大腿骨之中间，为鹳口穴。肛门前，阴囊后，两界之间为海底穴。两脚心为左右涌泉穴。此外，在百会前一寸五分处者为天关穴，督脉，属脾肺二经。在天关穴后一寸五分处为百会穴。百会穴后一寸五分处为后项穴，督脉，属心脾二经。在后面发际一寸五分处者为风府穴，督脉。在耳后青脉中者为耳根穴，手少阳属三焦经。在梭子骨尖上，横左一寸，更直下一寸处者为转喉穴，足阳明属心肺二经。在右面与转喉穴之部位相同者，为闭气穴，足阳明属心经。转梭子骨四寸六分处为泰山穴，属心肝二经。在心窝内、软骨上者为心井穴，任脉，属五脏。在巨阙穴旁各开二寸处者为对门穴、扇门穴，男子左对门、右扇门，女子左扇门、右对门，足阳明，属心肺二经。在期门穴下二寸处者，为七劳穴，足太阴，属肝经。在期门穴下三寸二分处者为京门穴，足少阳，属心肝二经。在期门穴下四寸八分处者为五定穴，足少阳，属脾肝二经。在大椎下、二椎上节缝中者，为伯劳穴，督脉，属五脏。在第三椎两旁各开一寸五分，为肺使穴，足太阳，属膀胱经。在第四第五两椎之间，各开三寸处者，为膏肓穴，足太阳，属膀胱经。在第七椎下节间者为对心穴，督脉，属心经。在髀枢中、大腿上骱处者为环跳穴，足少阳，属肝脾二经。膝盖骨之前面为膝盖穴，后面陷中为膝底穴，属足太阴经。在内踝上二寸处者，为竹柳穴，足少阴，属五脏。在脚上有骨高起处者，为脚住穴。鼻梁之上为山根穴。脑后陷中为对口穴。心窝穴下为中脘穴。丹田之右为命宫穴。肋部中间为凤头穴。肾俞穴上为凤尾穴。心窝穴上为天平穴。下窍为封门穴。

以上所举各穴，皆为人身最重要者，为伤科所必知。见其外面何处受打击，即知其内部何处受伤，依法投以适当之药品，必能治愈。

唯此等穴道，若受打击过剧，内部伤势过重，即不易救治。且人身之气血流行，亦有一头与一定之时间，循环往复，决不错误，亦如潮汐之有信，按十二时而循行，有一定之秩序。子时血头在心窝穴，丑时则在涌泉穴，寅时在对口穴，卯时在山根穴，辰时在天平穴，巳时在凤头穴，午时在中脘穴，未时在命宫穴，申时在凤尾穴，酉时在封门穴，戌时在丹田穴，亥时在六宫穴（即肚脐）。此十二主穴若受伤，已足影响内部，若更适当其血头所经处而击之，如子时击心窝穴，午时击中脘穴，则血头受震，周身之气血立时停止其流行，甚者致死，即轻者亦必因气闭而晕倒。须按时点其活穴，使其气血渐复原状，然后更用药物治之，非徒恃药物所能奏效也。如在血所经之处而受破伤者，则其血如渭堤决口，直冲而出，不可遏止，若不急用神效止血之药以止其血，势必血尽而死。此等伤势，极为危险，亦极不易治，是在治者经验与手法而定伤者之生死，决非寻常庸庸碌碌者所能奏功也。而十二时气血流注，合于内脏者，有一歌为证，歌云：寅时气血注于肺，卯时大肠辰时胃。巳脾午心未小肠，膀胱申注肾酉注。戌时包络亥三焦，子时丑肝各定位。观此歌诀，又可知气血在内部之流行矣。故凡学习伤科者，认穴之法实为第一要义，若不熟谙，临证必多谬误。医能生人，亦能杀人，学者于此，可不慎哉。

治疗总说

夫跌打损伤之症，其治法固不易言也，症有不同，伤有轻重，若非详察明辨之，然后依其伤势而对症发药，固不易见其功效。而跌打损伤之达于内部者，其第一大关键，即气血阻滞，不能流行，或神志昏迷，不省人事，或寒热交加，呓语频作，或时清而时昏，或日轻而夜重，变象多端，捉摸不定。于此若不知其原因之所在，妄加猜测，狂投药剂，而欲求其病之速愈，其可得乎？恐非但不能为功，且徒以人命为儿戏耳。故治伤者，必须高深之学说，及相当之经验，临诊之时，又须有果断之精神，一经诊察，即知其病之所在，然后对症发药，始可奏效。凡受伤者，治宜及早，最好随伤随治，则瘀血未凝，着手较易。若过半月，则内部瘀血，已凝结成块，水道不通，势难救治。治伤之道，不外乎汗、下、和三种法则。在着手之时，即宜看清楚，究应用何法为安。既表之后，切不可再表。盖伤为骤受之病，与平常内症不同，虽有风邪，一表而汗，必能尽出，若再与表剂，反足损其本原矣。凡受重伤者，宜解衣以视其周身之血道，看形色之究竟如何。更诊其脉，看其是否调和。若六脉无甚异征，其伤必不甚重。若脉绝者，必死无疑，脉沉细者，却有生望。若皮肉外受扑击，青肿不消，中血液停滞作痛，此系皮肉内之血已出络，凝成瘀块，若不从速设法化去，日久必蕴酿成脓而致溃烂，此虽系轻伤，亦不容忽视。凡内伤者，又须辨其伤之在左在右，盖左右之部位不同，治法亦因之而异也。辨此等伤，除已有症象外示者外，亦有不易断定者，是则宜从别处体察矣。如受伤而不知其伤之在左或在右，如其人吐血者，见血自明。血色发暗，可断其伤在左；血色鲜明，可断其伤在右。若并不吐血者，看眼珠亦可辨出。乌珠包现奇丑特征者，其伤在左；白珠包现奇丑特征，或红而且大者，其伤在右。左属肝，右属肺，又见右边受伤而左边亦痛者，不可单治一边，须左右兼治，始可获痊。凡人受向上打伤者为顺气，平拳打伤者为塞气，倒插打伤者为逆气，其症最凶。夫人之血，随气而转，气顺则血顺行，气逆则血逆滞，血滞则成病，何堪加以骨碎筋断。其不至殒命与成残废者，亦大幸事，全赖医者有生死肉骨之术，旋转乾坤之力也。前心与后心相对，伤久则成痨瘵，小腹与膀胱相对，伤久则成黄疸，是皆宜治者也。治法之大略如此，至其详情，则后章分论之。

脉法述要

人之生死，六脉主之，所谓六脉者，即浮、沉、迟、数、滑、涩是也。更从此六脉而分晰之，则虚、实、濡、弱、革、牢、紧、缓、促、结、代、长、短、洪、微、芤、弦、动、伏、散、细等二十一种脉象见矣。虚、实、濡、弱、革、牢六脉，统属于浮沉，以部位言之也。而紧、缓、促、结、代五脉，统属于迟数，以至数言之也。而长、短、洪、微、芤、弦、动、伏、散、细十脉，统属滑涩，以形象言之也。凡治病者，必先诊其脉，视其脉部位至数形象之如何，而审其病之所在，以断其生死。若破伤失血过多，而脉见虚、细、沉、弱、迟等象者，可有生望，若见浮、洪、数、大、实、促等象者，乃系死征，不可救治，此脉法之大概也。此外更有所谓解索、雀啄、屋漏、鱼翔、弹石、虾游等等脉象，皆以形象而定名，是为奇脉，亦即死脉，寻常之人、寻常之病皆不易见到此等脉，若竟见此等脉象者，则体内各部必已发极重大之变化，而不复能以脉象断其病之所在，故必死无疑。脉以外又有四海五余各窍等，关于生死。所谓四海者，即脑、丹田、脐、脾，盖脑为髓海、丹田为精海、脐为气海、脾为血海是也。至于五余，即外面各部与内中各部相印而生者也。头发为血之余，属于心；眉毛为筋之余，属于肝；须髯为精之余，属于肾；腋毛为肌肉之余，属于脾；阴毛为气之余，属于肺。而指甲亦为筋余，筋乃骨余，骨乃精余，皮乃血余，脉乃气余，周身骨殖之关节则为五脏之余也。气行周身而血随之，若气血阻滞，病即发生。脉乃气余，动静相依，故察脉而知病，治病必先诊脉象也。气之衰者，脉必濡弱。气之绝者，脉必先绝。是脉虽为气之余，而实为人生之主宰焉。至于五脏，虽深藏于中，而外面之孔窍亦应五脏之象而有相连之关。舌头为心之苗，而心之窍则与肾窍相合而寄之于两耳。眼为肝窍，口为脾窍，鼻为肺窍，耳为肾窍，而肾之窍又开于二阴焉。如五脏之伤，即可于此外部之孔窍审察之，以断其伤之轻重，命之生死也。舌尖黑色，而多芒刺，且有胎者，此乃心绝之象。双睛固定，不稍转动，有类鱼目，人中深陷者，此乃肝绝之象。鼻孔翻转，竟向上方，又现黑色者，此乃肺绝之象。嘴唇反转，其黑如墨者，此乃脾绝之象。两耳色晦，廓现黑色，而下阴部分肾囊吊起者，此乃肾绝之象。此为五绝之征，犯者必不能救治，迟早终必死亡。头在人身，为诸阳之首，囟门主心脏，心为血液所汇之处，故伤囟门，血出不止，或风邪内袭者，皆不救。此等征象，出于脉法之外，其视察病源，则功效正相同也，故并录之。

用药总歌诀

归尾兼生地，槟榔赤芍宜。四味堪为主，加减任迁移。乳香并没药，骨碎以补之。头上加羌活，防风随白芷。胸中加枳实，枳壳又苓皮。脘下用桔梗，菖蒲厚朴治。背上用乌药，灵仙妙可施。两手要续断，五加连桂枝。两胁柴胡进，胆草紫荆医。大茴与故纸，杜仲入腰支。小茴与木香，肚痛不须疑。大便若阻隔，大黄枳实推。小便如闭塞，车前木通提。假使实见肿，泽兰效最奇。倘然伤一腿，牛膝木瓜知。全身有丹方，饮酒贵满栀。苎麻烧存性，桃仁何累累。红花少不得，血竭也难离。此方真是好，编成一首诗。庸流不肯传，毋乃心有私。

用药述要

凡跌打损伤之症，治法因各有不同，而用药亦因之而异，非于诊视时先行断定其病之所在，然后用相当之药以投之，殊不易见其功效，因非可以概论者也。即如上歌所述，亦分各部，随所伤之处而加减其药物，是诚不可忽视者，兹就其重要者，述之如次。凡见青肿不痛，或肿而不消之现象，此系气血虚弱之征，宜用十全大补汤。若受伤处肿胀，而寒热并作者，此为血伤，肝火相乘而动之象，宜用四物汤，另加山栀、柴胡二味。血出不止而又发寒热者，宜用四君子汤，另加川芎、当归、柴胡三味。若失血过多，面黄眼黑者，切不可专攻瘀血，宜用独参汤以固其根本，加苏木、红花二味，兼调瘀血。寒热而痛甚者，欲溃脓也，宜用参芪内补散。若脓出而痛甚者，气虚所致，宜用八珍汤。疮口赤肉突出，系血虚之象，而肝火生风，宜用柴胡栀子散。若脓出不止，疮口有白肉突出，为气虚感邪之象，宜用补中益气汤。若脓溃而痛，或竟溃而不敛，皆系脾胃虚弱所致，宜用六君子汤。若徒知敷凉药，而不溃不敛，适足以贻害也。受伤者若肠中作痛，按之不宁，此必内有瘀血，用承气汤下之。下后仍痛，瘀血犹未尽，更用加味四物汤。按之而不痛者，血气伤也，宜用四物汤加参芪白术。下后胸胁作痛，肝血伤也，宜用四君子汤加川芎、当归。下后发热，气血并虚也，宜用八珍汤加当归、半夏。胸胁作痛，不思饮食者，肝脾气滞之象，宜用六君子汤加柴胡、枳壳。咬牙发搐者，肝盛脾虚之象，宜用异功散加川芎、山栀、钩藤、天麻。若寻常跌扑轻伤，皮肉疼痛而未破者，以顺气活血汤饮之。杖疮之未破者，宜砭去瘀血，内服大成汤。以上诸方，皆宜谨慎。若妄用之，徒滋流弊耳。

十全大补汤（服）：人参一钱，茯苓一钱，川芎一钱，当归一钱，白芍一钱，地黄一钱，黄芪一钱，肉桂一钱，白术钱半，炙甘草五分。

四物汤（服）：当归三钱，地黄三钱，炒白芍二钱，川芎钱半。

四君子汤（服）：人参二钱，焦术二钱，茯苓一钱，炙草一钱，生姜三片，红枣二枚。

八珍汤（服）：人参一钱，茯苓一钱，川芎一钱，当归一钱，炒白芍一钱，地黄一钱，白术钱半，炙甘草五分。

六君子汤（服）：即四君子汤加陈皮一钱，炙半夏钱半。

加味承气汤（服）：大黄一钱，厚朴一钱，枳实一钱，羌活一钱，防风一钱，当归一钱，生地一钱，朴硝一钱。

加味四物汤（服）：当归一钱，川芎一钱，白芷一钱，生地一钱，红花一钱，枳壳一钱，牛膝一钱，大黄一钱，桃仁一钱，苏木一钱，羌活一钱。

异功散（服）：即六君子汤减去半夏一味。

顺气活血汤（服）：苏梗一钱，厚朴一钱，枳壳一钱，砂仁五分，归尾二钱，红花五分，木香四分，炒赤芍一钱，桃仁三钱，苏木二钱，香附一钱。

辨别吉凶

伤科为人治伤，必须谨慎将事，盖受伤者之生命，实在其掌握之中，稍一疏忽，即可致人之死命也。故在未医之前，除察看伤痕、细心诊脉外，犹当于其余各部以寻求征象而断其吉凶。因人受伤过重而至于不可救治者，身上各部定有特异之征象发现。此项征象，必为常人或受伤轻微者所必无，医者见之，必能因而断定其生死也。眼为心之苗，实人生最重要之器官，凡喜怒哀乐之征象，皆赖以明示，故病者之眼，亦有特征以示其病之所在。如肝气病者，眼白皆现焦黄之色，即其例也。而伤科则尤为重要，故临诊之时，宜察两眼之有无特征。如眼白上有红筋者，则内部必有瘀血，红筋多者，瘀血亦多，红筋少者，瘀血亦少。若眼珠活动如常人者易治，眼珠转动呆滞者难治，若竟不动或瞳人散大者，皆为死征，无法医治。若受伤之人，已经晕倒，双目紧闭，则宜用二指扒开其眼皮，以察其眼珠，若瞳人居中可见者可治。若瞳人上插，仅见眼白而不见眼黑者，则不易救治。受伤之人，眼珠火热，或眼泪流出，涟涟不绝者，皆系死征，无法可救，此以眼之征象而断吉凶之法也。而指甲一物，本为筋之余，血液循筋，而受伤者又皆以气血之阻滞或散失而定其生死，故指甲亦可以验伤之轻重。常人之指，近肉一部分皆鲜红色，以手按其端则血液暂停而现白色，若将所按之手放去，立时回复原状，受伤者即可以此法验之。若以手按其指甲，释手之后立刻回复原状者，其伤易治。若释之后，经过片刻，始回复原状者，则受伤稍重，医治较难，唯犹非不治之症，医之得宜，尚可保全生命。至指甲并不必用手按，即发现死白之色或紫色，甚为黑色者，则非气血耗散，即全身之血脉完全停顿，无药可救，必死无疑。两足趾甲，亦可以此法验之，极为灵应。此以指甲断定吉凶之法也。阳具为人生百脉之所系，伤必致命，且不必其本部受伤，始发现特异之征象，即别部受伤，亦足影响及之，故亦可以验症之吉凶也。凡受伤之人，其势收缩如僵蚕者，是为死征，不治。若并不收缩，与常人无异者，可治。睾丸不居于囊而收入小腹中者，亦为必死之征。若受伤者系妇人，则可以此法而验其两乳。此察看势与乳而断生死之法也。余如手心、脚心，亦可验断，凡其色红润如常人者，易于医治；发焦黄或灰黑色者，虽非必死之征，而医治亦感不易，必须能手始可。

各种死征

凡伤内部者，宜分左右。心与小肠、肝、胆在于左面，肺与大肠、脾、胃、命门则在右面，全部受伤者必死。须视其手足之指甲，黑则为凶，与常人无异，或稍冷白色者可治。受伤者如有瘀血在胸，觉得闷痛或大肠作痛者，须进行血药以下之，若经过十四日后始医治者，瘀血已固，无能为力矣。受伤而面黑干，其伤在肾，青色者伤在肝，肝脉数者，胸腹有瘀血，主将吐血之象。

受伤之人，气促而喘急，喉间发现痰声，格格不绝，其声如锯，或口中发生恶臭，腥秽难闻者，亦为死征，不可救治。

凡受伤之人，两目直视，或向左右斜视，睛珠停滞，不能转动者，必死无疑。

如见以下各种现象者，皆无法医治：一、人中上吊，嘴唇翻转者；二、耳与鼻上，皆发现赤色者；三、骨碎而色变青黑者；四、气喉全断者；五、胸部高高突起者，两手凭空拿捏或舞动者；六、痛不在伤处，而反在别部者；七、出血不止，其血先赤后黑者，皆死征也。

脑骨破者，两额角边受伤者，天柱骨折断者，耳后脑衣破裂者，两太阳伤重者，头顶骨破碎者，眉毛内受伤者，护心骨碎断者，臂中跳脉受伤者，后背、两腰、阴囊、阴户、肛门、海底各穴受伤，以及大肠穿破，流出黑屎，小肠受伤，而致便闭者，以上种种，亦皆死征，不可救治。凡受伤过重而致晕倒，口眼皆闭，宜用牙皂末吹鼻孔中，得嚏者可救，不嚏则更以灯心蘸井水，蘸牙皂末捎之，如能得嚏而吐出稠痰者可救，否则即属不治之症。

大都男子气从左转，伤上部者易治，伤下部者难治，以其阳气上升也。女子血从右转，伤下部者易治，伤上部者难治，以其阴血下降也。

伤肩者，左边则气促面黄，或竟浮肿，右边则气虚面白，血液不充，宜治以行气活血之法，更辅以手术，饮以良药，自可获疗。

伤背者虽凶而死缓，盖背为五脏之所系，若不急治，或数十日而死，或经百日以后死。伤胸者久必咳嗽，以胸为气血往来之所，故必现此征象也。若面上发现灰黑之色，燥热异常，胸口高起，颇觉闷胀者，是为险象，若不及早医治，或医治不得其法，用药不当，不出七日，必死无疑。

凡由前面碰打跌伤胸膛，其症极重。用手轻按其心坎上之横骨，第一节受损者，主一年死；第二节受伤者，主二年死；第三节受伤者，主三年死。

凡肝部受到重伤，其人面色发紫，眼珠色赤而郁者，其症极危，主七日内死。

凡心口受到重伤，其人面色发青，气若游丝，呼吸之间，其痛甚烈，口吐鲜血，身体不易转动者，其症危殆，主七日内死。凡食肚受伤，心下高肿，皮肤绷紧，陈痛时作，气喘发热，面色与口鼻，发现灰黑，饮食不进者，亦系危象，主七日内死。受伤之人，两耳失聪，额部晦黑，面浮白光，常带哭泣之状，肿如弓形，此系胃部重伤之象，主半月内死。受伤之人，面色发赤，气息阻滞，便下急涩，便后带红，此系大肠重伤之象，主半月内死。受伤之人，小便秘塞，行时作痛，气促喘急，热势极盛，口舌枯干，口有酸水，面上浮肿者，此系小肠重伤之象，主三日内死。受伤之人，小便肿胀，滴血滴尿，涩痛难忍，热势极盛者，此系膀胱重伤之象，主五日内死。伤阴囊或阴户，有血水从小便处流出，点滴不绝，肿胀痛极，昏迷不醒者，主一日死。前胸后背，同时并伤，而现发热咳嗽、面白肉瘦、不思饮食等象者凶，主半月死。伤气眼者，气喘痛极，夜卧不宁，兼多盗汗，身瘦肿胀，饮食不思者，主一月内死。凡血海受伤，而现口常吐血，胸背板硬，隐隐作痛或血妄等象者凶，主一月死。凡两肋受伤，而现气喘大痛，中气虚损，面色浮白，睡眠不宁，如被刀割等象者皆凶，主三日内死，如筋骨断者，其伤更危，而两肋并非打伤而自痛者，系肝火内攻之象，而清痰积食，流注两肋，亦足致痛，醉饱房劳，元气损伤，肝木克胃，亦足使胸脘连两肋作痛，左肋痛者，血瘀与气滞也，右肋痛者，痰与食积也，皆非险症。

小腹受伤，血入内部，其脉不实者，其症极危，主一日内死。大肠受伤，粪从口出者，当日即死，若即出尿者，四十九日死。腰部受伤，急进童便，饮而觉痛者可治，不觉痛者难治，面现笑形貌，三日内死。外肾受伤，子碎者立死，或收入少腹，日久连腹内作痛者四十九日死，发热昏晕者三日死。

手法练习

伤科在外科中亦占重要地位，唯以受伤者，往往断筋折骨，皮肉破裂，甚至喉断肠出，凡此种种，因非全仗药物之力，所能收其效，故于药物之外，犹重手法。若手法不良，纵有秘受之方，备灵效之药，而欲治破伤折骨等伤，势难望其有效。且各种药物之配合，但能熟读古方，认明伤部，即可按症投药，初非极难之事。若手法者，则谈非容易，非有极深之研究，与夫实地之练习，殊不能得心应手也。若就上骱按骨而论，人身各部骨骼，皆有一定位置，其连络衔接之处，关节之式样，亦各各不同。为伤科者，对于全身骨骼之总数，固须深知，而于各骨之部位，以及各处关节之式样与如何衔接之状，亦须完全明了，然后依其形势而定手法，始不致有误。此外如取出碎骨、缝合创口、送肠入腹等等，亦非有相当之经验不为功。而施用各项手法，对于所属之部，固须熟悉其情形，临时又须有灵敏之手腕，盖如腹破肠出等症，不能久待，稍一迟缓，则风邪内侵，必致痉厥发热，而至于丧命。故手法万贵敏捷也。此项手法，练习亦非易易，若无数载苦功，恐不能有成也。法用死人骨殖一付，须各部完全，不可缺少，将其骨完全分开，然后每日随手拾一二枝细认之，而断定其骨属于何部何名，初时对于指骨、臂骨等，固不能完全准确，或误右为左，或误上为下，但练习既久，自能熟悉。而至于随意指识，一无错误。然后进一步练习拼合，先就一部分着手，如腿部则将大腿骨、膝骨、小腿骨、足踝骨、趾骨等按其部位，将关节接合，由此而胸部、头部等逐渐拼凑，以至于能将全付骨殖完全拼合，丝毫无误。乃更进一步，在夜间黑暗中行之，将全付骨殖，堆置一处，随手拾取一枝，用手摸之，依其尺寸之长短，周围之大小，以及两端关节处之形状，四面相证，而定其骨之属于何部，然后持向亮处，以证其是否谬误。若摸熟之后，亦依前述拼合之法，在黑暗中逐部练习，至能于黑暗中完全将全付骨殖拼凑成人形，丝毫不错，则大功告成矣。如此练习，最少亦非三年不可，费时虽多，但练习成功之后，对于人体全部之骨骼关节部位，以及其接合之情形，了如指掌，知之既深，在遇脱骱等伤，治之自较便利，必能依其所伤处之部位关节而定其手法，必能收手到病除之功，其余如缝合创口等，全在敏捷二字，熟极巧生，较上骱为稍易也。

内伤治法

凡人身外部各处穴道，皆与内部腑脏有连络之关系。人之生死，因以气血为主，若外部各穴受伤，则气血因之而阻滞，或意完全停止，则内部之腑脏，亦因之而失机能，故受伤重者，立致殒命。即轻伤，若不早治，使瘀血停滞于中，日久亦必不救，故受伤无论轻重，治宜及早，切勿迁延观望，以免日久既成绝症之后，欲救不及，致生后悔。兹将内伤各种治法分条录下。

前额部

头部之前额，属于心经，心主血，受伤出血，最怕受风，凡受风而伤处发肿者，不出三日，必死无疑。出血尚少，并未见风，亦未见肿胀之象者，是可救治。用下方煎服，更投以飞龙夺命丹三四服，可望复元，药方如下。

西羌活钱半，防风钱半，川芎钱半，三棱五钱，赤芍钱半，骨碎补钱半，全当归一钱，蓬术一钱，元胡索一钱，木香一钱，乌药一钱，青皮一钱，桃仁一钱，苏木一钱。

眉心穴

此部为头面主要之穴，受伤出血者，不易救治，即并未出血，固受伤过重，而致面部浮肿，头大如斗者，亦系必死之象，三日内准无生理。如受伤尚轻，并未见血，亦未见浮肿者，以下方煎服，可以痊愈。

川芎钱半，西羌活钱半，防风钱半，荆芥钱半，全当归一钱，赤芍钱半，骨碎补一钱，三棱三钱，元胡索一钱，木香一钱，青皮一钱，蓬术一钱，苏木一钱。

太阳穴

太阳穴在头额之两边，受伤过重，则立时致死。凡已出血者，少尚可治，多亦不救。而出血虽少，风邪已内侵，而伤处发肿者，亦无救法，五日内必死。若损耳目，而血凝成脓者，外敷桃花散，内服七厘散一分半，同时以下方煎服，更投以飞龙夺命丹二服，定可见效。

川芎二钱，西羌活钱半，赤芍二钱，骨碎补钱半，全当归一钱，元胡索一钱，三棱五钱，广木香钱半，青皮一钱，苏木一钱，红花八分，乌药一钱。

藏血穴

近耳后右有藏血穴，属于太阳经，左有厥阴穴，属肝胆经。受伤重者必死，失血多者，亦不可治。虽失血甚微，而已被风邪侵入创口，以致浮肿者，亦不救。伤稍轻者，可用下方煎成，冲服七厘散二分，更投以飞龙夺命丹三服可愈。

生地二钱，川芎二钱，当归二钱，赤芍钱半，骨碎补二钱，三棱钱半，元胡索钱半，蓬术一钱，青皮一钱，木香一钱，乌药一钱，苏木一钱。

华盖穴

华盖穴即心口，心经主之，受伤过重，致血迷心窍，人事不知，此乃胃部受损，致心胃气血，不能流行，不易救治。伤稍轻者，自觉疼痛，或胸部饱闷，则瘀血凝结，宜设法下之，可用下方煎成，冲服七厘散二分，更投飞龙夺命丹二服。其伤不能断根者，三年内必死无疑。

枳壳三钱，良姜一钱，三棱钱半，当归钱半，蓬术钱半，元胡索一钱，木香一钱，缩砂仁三钱，乌药一钱，青皮一钱，桃仁一钱，苏木一钱，陈酒半斤煎。

偷心穴

心口正中，名为黑虎偷心穴，属心经。受伤过重，两眼昏花，神识不清者，不易治。若所受之伤稍轻，自觉疼痛，能开口说话者，可治。以下方用水、酒各半煎服，然后更投以飞龙夺命丹三服，再与地鳖紫金丹三五服，定可见效。如因其伤势尚轻，并不服药调治，则百日以内，亦必伤命。如不用下列之方，而以治华盖穴方，去枳壳、良姜，另加楂肉一钱，丁香五分，煎冲七厘散二分服之亦可。

金竹叶二钱，柴胡钱半，钩藤一钱，全当归一钱，陈皮一钱，楂肉一钱，茄仁一钱，麦冬一钱，沉香三钱，炙草三钱，防风三钱，荆芥三钱，青柿蒂三个。

巨阙穴

巨阙穴为心之募，受伤稍重，即足使人神志昏迷，宜用手法。在右边肺底穴下半分处，劈拳一挪，如不能苏者，则血已捧心，必死。若一挪而得苏醒者，用下方服之。二剂后，投以飞龙夺命丹五六服，更与以地鳖紫金丹三服。若服后仍不能痊愈者，百日后必死。

桔梗一钱，川贝母一钱，三棱五钱，赤芍二钱，全当归二钱，元胡索一钱，蓬术一钱，木香一钱，青皮二钱，桃仁二钱。

气海穴

此穴在脐下一寸一分处，受伤过重者，里气闭塞，不出十日，必死无疑。若受伤稍轻，气未尽塞，以治华盖穴伤方，去枳壳、良姜二味，另加木通、红花各一钱，煎透，冲七厘散一分半服之，更服下方二剂，可望痊愈。如以轻伤之故，并不及早服药调治，经四十九日，亦必不救，下方水、酒各半煎服。

菟丝子一钱，上官桂一钱，刘寄奴一钱，蒲黄一钱，杜仲一钱，元胡索一钱，青皮一钱，枳壳一钱，香附一钱，五灵脂一钱，归尾一钱，缩砂仁一钱，五茄皮钱半，广皮钱半。

关元穴

此穴在气海穴下一寸五分处，重伤者立刻致死，轻伤者如稍怠忽，不及早服药调治，二十日后，亦必伤发而死。伤稍重者，五日当死，宜用下方浓煎，冲七厘散二分服之，更投以飞龙夺命丹三服。若不痊愈，久后必伤发而死。

青皮二钱，车前子二钱，赤芍钱半，当归二钱，元胡索钱半，木香钱半，蓬术一钱，桃仁一钱，乌药一钱，苏木一钱。

中极穴

此穴在脐下四寸处，受伤过重者，立刻致死。若受稍重，致大小二便闭塞不通者，其症亦危，若不早治，十日内必死，宜用下方煎冲七厘散分半服之，然后更进地鳖紫金丹三服。即所受之伤稍轻，当时虽不觉若何之危险，并不服药，至百日后，亦必因之而死。

生大黄二钱，三棱三钱，蓬术二钱，赤芍二钱，当归二钱，元胡索钱半，缩砂仁一钱，青皮二钱，广木香钱半，乌药钱半，桃仁二钱，苏木一钱，红花八分。

膺窗穴

（一）此穴在左乳上一寸六分处，属于肝经。伤重者立刻致死。受伤者如见面紫、目赤、发热等征象，则内部肝叶已受伤，若不急治，七日必死，宜以下方服之，然后进吉利末散，服琥珀丸。若伤之较轻者，宜将煎方减去生大黄，另加乳香一钱，须去油，煎冲七厘散二分服，后进飞龙夺命丹三服。

西羌活五分，荆芥一钱，防风一钱，秦艽一钱，枳壳一钱，当归二钱，陈皮一钱，砂仁五分，川芎六分，桔梗一钱，苏木二钱。

（二）此穴在右乳上一寸六分处，属于肺经。伤重者死，伤轻者可治。用下方煎浓，冲七厘散二分服之，以行其瘀。如瘀不行，再用大成汤通利二便，瘀血行后，再服飞龙夺命丹三服。如因伤轻而不早治，百日必死。

三棱五钱，赤芍二钱，当归二钱，蓬术一钱，元胡索一钱，木香一钱，乌药一钱，青皮一钱，桃仁一钱，苏木一钱，木通一钱，大黄一钱。

乳根穴

（一）此穴在左乳下一寸六分处，属肝经。受伤后发现与伤左膺窗穴同等见象者，可即服其方，或将下方煎浓，冲七厘散服之，然后更与以飞龙夺命丹三服，若因伤而口吐鲜血者，必死。如以轻伤而未医治者，一月后亦死。

广郁金二钱，赤芍二钱，红花一钱，蓬术一钱，元胡索一钱，刘寄奴二钱，青皮二钱，当归二钱，木香一钱，骨碎补二钱，乌药一钱，桃仁一钱。

（二）此穴在右乳下一寸六分处，属于肺经，受伤过重者，立刻即死。因受伤而致两鼻出血者，亦不治。伤势较轻者，宜用下方煎浓，冲七厘散分半服之，然后更与以地鳖紫金丹三服。如仍不能完全奏效，其根不断者，延至一年之后，亦必致死。

生地二钱，当归二钱，赤芍二钱，荆芥二钱，元胡索一钱，百部一钱，桑白皮一钱，红花八分，青皮二钱，木香钱半，桃仁钱半，苏木一钱。

期门穴

（一）此穴在左乳根穴外面，相距一寸之处，亦属肝经。重伤者难治，轻伤者可用下方煎浓，冲七厘散二分同服，更与飞龙夺命丹三服。若不断根，一月后必死无疑。

当归二钱，红花八分，元胡索一钱，柴胡一钱，胆草一钱，骨碎补二钱，青皮二钱，广皮二钱，木香二钱，桃仁钱半。

（二）此穴在右乳下一寸六分，横开一寸处，属于肺经。重伤者不治，受伤较轻者，则用下方煎浓，冲七厘散二分同服，再与飞龙夺命丹三服，服后如仍不能完全断根者，二月以内，必死无疑。

当归二钱，赤芍二钱，骨碎补二钱，元胡索二钱，五灵脂钱半，蒲黄一钱，青皮二钱，陈皮二钱，木香一钱，乌药一钱，蓬术一钱，桃仁一钱，苏木一钱。

幽门穴

在巨阙穴之两旁各距五分处为幽门穴，左属肝，右属肺。打重者名冲泡，一日即死。受伤稍轻者，可先用前方去五灵脂、蒲黄二味，另加白豆蔻一钱，煎冲七厘散二分服之，再进夺命丹三服，然后更用下方煎浓二剂，冲地鳖紫金丹三服服之，外面更用敷药吊之。如仍不断根，百日必死。

肉桂一钱，蒲黄一钱，归尾一钱，香附一钱，菟丝子一钱，杜仲一钱，刘寄奴一钱，枳壳钱半，青皮钱半，广皮钱半，五灵脂一钱，五加皮钱半，缩砂仁一钱。

商曲穴

（一）此穴在左肋近脐处，为血之门，受伤稍重者半年必死，因伤而致吐血者，数日即死，宜用下方煎浓，冲七厘散二分同服下，然后更服飞龙夺命丹三服。如不能断根，或以受伤时自觉甚轻，因之忽略，未曾服药调治者，不出一年，亦必身死。

西羌活二钱，全当归二钱，蓬术钱半，荆芥二钱，骨碎补二钱，五加皮二钱，乌药钱半，木香一钱，元胡索一钱，青皮二钱，广皮二钱，桃仁二钱，枳壳钱半，苏木二钱。

（二）此穴在右肋近脐处，为气之门，打重者可以立刻致死，即稍轻者，亦不易治。受伤之人，往往发现二便秘结等象，治宜及早，迁延即足贻患，以下方冲七厘散二分服之。如服药后二便即行通畅者，则生机已转，如仍旧秘结，则可用葱白头若干，捣至极烂，然后用酒炒之，放油纸上，贴于伤者脐眼，即可通便。若仍阻塞不通者，系必死之征，无法可治矣。若便通后，再与飞龙夺命丹三服，可望痊愈。

生大黄二钱，枳实二钱，当归三钱，蓬术钱半，木香钱半，青皮二钱，车前子二钱，木通二钱，元胡索钱半，陈皮二钱，柴胡一钱，乌药一钱，桃仁二钱。

章门穴

（一）此穴在左肋梢骨尽处之软肉边，为血之囊，受伤太重而致口吐鲜血者必死。伤重不治者，四十二日死，轻伤不治者，一年必死。宜用下方煎浓，冲七厘散二分服之，然后更进地鳖紫金丹五服，可望痊愈。

归尾三钱，赤芍二钱，红花一钱，荆芥二钱，元胡索一钱，青皮二钱，木香二钱，蓬术一钱，陈皮二钱，三棱二钱，苏木三钱，桃仁二钱。

（二）此穴在右肋梢骨尽处之软肉边，为气之囊，受伤过重者，气闭而死，无可药救。其次重者，亦宜早治，不治百日必死。轻伤不治者，一年内亦必伤发而死。宜先用前方加五灵脂一钱五分，缩砂仁一钱，煎浓服之，然后进下方一剂，冲地鳖紫金丹服。如不能断根者，一年后必不保。

肉桂一钱，菟丝子一钱，归尾二钱，蒲黄一钱，元胡索一钱，杜仲一钱，五灵脂一钱，五加皮二钱，刘寄奴一钱，青皮一钱，枳壳一钱，香附一钱，缩砂仁一钱。

腹结穴

（一）此穴在左肋梢骨下一分处，亦为血囊，受伤过重，口吐鲜血者不救。示见血者稍轻，然亦宜早治，不治，四十二日必死。若因伤势尚轻，并未服药调治者，三月必死。宜用下方煎服二剂，轻伤可望痊愈，若服后不断根，主一年内死。

生地二钱，归尾二钱，蒲黄二钱，赤芍二钱，元胡索二钱，生韭子钱半，青皮二钱，红花一钱，三棱一钱，乌药一钱，桃仁二钱，苏木二钱。

（二）此穴在右肋梢骨下一分处，亦为气囊，受伤过重者，气闭而死，无可药救。其次者气阻滞，呼吸作痛，宜早治，没治者二月后死。因伤势尚轻，忽于治疗，并不服药者，一年后亦必伤发而死。宜用下方煎服，然后更进飞龙夺命丹三服，可望痊愈。伤重不断根者，久后必因此而死。

生地二钱，归尾二钱，丹皮二钱，杜仲二钱，青皮二钱，红花一钱，大茴香一钱，乌药一钱，广皮一钱，元胡索一钱，桔梗一钱，桃仁一钱。

命门穴

人之五脏皆系于背，从背心上数下至第十四节骨中间，即为命门穴。受伤重者，神志昏迷，不省人事，是为必死之症。若稍轻者可治，唯此等伤虽凶，而死极缓。受伤之人，宜先服下方一剂，然后更砂糖滴花酒冲服和伤丸五粒，可望痊愈。不断根者，一年必死。

当归三钱，川芎三钱，枳壳三钱，陈皮二钱，香附二钱，草朴三钱，木香三钱，刘寄奴三钱，苏木二钱，落得打三钱，三七三钱，乳香二钱（去油），没药二钱（去油），萹蓄二钱。

肾俞穴

命门穴之左右，各开一寸五分处为肾俞穴。受伤过重者，立死。口吐鲜血或痰中带血者，皆系危象，不易救治，若不见此现象者可治。宜用下方煎浓，冲七厘散一分，服后更投以飞龙夺命丹三服，可望痊愈。

归尾三钱，赤芍二钱，蓬术二钱，元胡索二钱，青皮二钱，补骨脂二钱，桃仁二钱，菟丝子二钱，乌药二钱，苏木二钱，大茴香一钱，红花一钱。

志堂穴

命门穴之左右，各开三寸处，名志堂穴，属于肾经。受伤过重者，顷刻即死。凡见两耳失聪，额黑面浮白光，或常如哭泣状，或常如喜笑者，皆系死征，盖左为器腰，右为笑腰也，稍轻者可治。宜用下列二方，依次服之，后再进琥珀和伤丸，可望痊愈。如再不能断根者，三月必死矣。

（一）防风一钱，荆芥一钱，秦艽一钱，枳壳一钱，当归二钱，青皮一钱，陈皮一钱，砂仁五分，川芎六分桔梗一钱，苏木二钱，桃仁二钱。

（二）熟地三钱，杜仲一钱，杞子一钱，破故纸三钱，菟丝子三钱，归尾一钱，没药（去油）一钱，萸肉一钱，红花五分，独活一钱，淡苁蓉一钱。

气海穴

此穴在肾俞穴下，重伤者立刻致死，稍重者不及早医治，一月亦死。须用下方煎浓，和地鳖紫金丹冲服，二服可愈者生，若服药二服，而仍旧不能完全复原者，一年内亦伤发而死。

归尾二钱，杜仲二钱，赤芍二钱，蓬术二钱，青皮二钱，元胡索二钱，乌药二钱，桃仁二钱，苏木二钱，桔梗钱半，补骨脂二钱，红花六分。

鹳口穴

此穴在尾闾骨尽处，两大腿骨之中间，受伤者虽凶而死缓，不早医治，一年后死。治法宜用下方煎服后，再用地鳖紫金丹，三服可愈。

归尾二钱，三棱二钱，蓬术二钱，骨碎补二钱，青皮二钱，牛膝三钱，苡仁三钱，三七钱半赤芍钱半，木香二钱，乌药二钱，桃仁二钱。

海底穴

介于肛门、阴囊之中间者为海底穴，受伤最重者，三日必死。凡受伤而发现大便关塞者，其症凶，须急用下方煎浓服之，次进飞龙夺命丹，三服后再进地鳖紫金丹三服，可望痊愈。

大黄一钱，朴硝一钱，枳壳二钱，当归二钱，木通一钱，陈皮一钱，生甘草一钱，乌药一钱，苏木二钱，桃仁二钱，红花六分。

涌泉穴

此穴在两脚心中，受伤者虽凶而死缓，早治之可有生望，若因伤势极微而忽视之，并不求医服药，则一年后必然伤发而死，即欲医治亦无从措手，徒滋悔矣。

归尾二钱，赤芍钱半，蓬术一钱，青皮钱半，元胡索一钱，牛膝二钱，木瓜二钱，桃仁二钱，苏木二钱，木香二钱，乌药一钱。

飞龙夺命丹： 硼砂八钱，地鳖虫八钱，自然铜（醋淬七次）八钱，血竭八钱，木香六钱，当归五钱，桃仁五钱，蓬术五钱，五加皮（酒炒）五钱，炙猴骨五钱，元胡索（醋炒）四钱，三棱（醋炒）四钱，苏木四钱，五灵脂（醋炒）三钱，赤芍三钱，韭子三钱，蒲黄三钱（生熟各半），破故纸三钱（盐水炒），炒广皮三钱，川贝三钱，朱砂三钱，炒菖根三钱，桑寄生三钱，肉桂（去皮）二钱，乌药二钱，羌活二钱，麝香二钱，杜仲（盐水炒）二钱，秦艽（炒）二钱，炒前胡二钱，土狗二钱，青皮（醋炒）二钱。此药共为细末，重伤每服三钱，轻伤每服钱半，陈酒冲服。

地鳖紫金丹： 地鳖虫八钱，硼砂八钱，自然铜（淬）八钱，乌药五钱，土狗五钱，元胡索（醋炒）五钱，当归（酒炒）五钱，桃仁五钱，威灵仙（酒炒）六钱，川牛膝五钱，麝香四钱，炙香附四钱，木香四钱，川续断三钱（盐水炒），五加皮（炒）三钱，炙猴骨三钱，苏木三钱，贝母三钱，炒广皮三钱，泽兰三钱，五灵脂（醋炒）三钱，菟丝子二钱。以上各味，共研细末，重伤每服三钱，轻伤每服钱半，陈酒冲服。

七厘散： 地鳖虫（去头足）八钱，血竭八钱，硼砂八钱，蓬术（醋炒）五钱，五加皮（酒炒）五钱，菟丝子五钱，木香五钱，五灵脂（醋炒）五钱，广皮五钱，生大黄六钱，土狗六钱，朱砂四钱，猴骨四钱，巴豆霜三钱，三棱三钱，青皮三钱，肉桂（去皮）三钱，赤芍（酒炒）二钱，乌药（炒）二钱，枳壳二钱，当归（酒炒）二钱，蒲黄生熟各二钱，麝香钱半。此上各药共为细末，轻伤每服七厘，重伤每服一分四厘，最重者每服二分，凡瘀血攻心者，服之即醒，陈酒冲服。

琥珀和伤丸： 乳香（去油）一两，没药（去油）一两，自然铜（淬）一两，血竭一两，骨碎补二两，生军一两，川断一两，刘寄奴一两，归尾二两，琥珀三两，灵脂一两半，三七一两，无名异一两，虎骨一两，杜仲一两，破故纸二两，熟地一两，桂枝六钱，羌活五钱，地鳖虫二两，灵仙一两，独活五钱，山羊血一两，白芍一两，山慈菇一两。以上各药，共为细末，用白蜜、砂糖和为丸，每丸重一钱五分，每服一丸，用陈酒送下。

正骨治法

中国医术有十三科，而正骨兼金镞科亦属于十三科之一，惜其法皆不传世，即偶有得其传者，又类皆自私自秘，不肯流传于世，致有志者欲得而无从，是亦可叹甚也。夫正骨之法，自非易言，全在医者手法之精纯与经验丰富，然后始能收着手成春之效，否则冒昧从事，鲜有不误人生命者。究其手法之种类，亦并不繁复，不外下列各种，其有效与否，则全在施术之熟能生巧耳。

一、摸骨。凡受伤之人，筋骨内损者，不论其因跌扑或闪挫及撞打等所致，医者对于其筋骨受伤之现象，必先深究而熟知之，然后可以着手医治。骨之损伤，有骨断、骨碎、骨歪、骨正、骨软、骨硬之分。筋之损伤，有筋强、筋柔、筋歪、筋正、筋断、筋走、筋粗、筋翻之别，医者必先断定其属于何种，欲断定其属于何，则必用手细摸其所伤之处，留神辨察而得之，此为摸骨法。

二、接骨。若既断定伤者之骨业已折断，故欲使其复行合拢，复于旧位，轻者固无须乎器具之辅佐，若受伤甚重者，势非利用器具之辅佐。然无论其是否必用器具，而终无逃于手法，必先用手法将其断处接如原状之后，始可用药品及器具以辅佐之也，则接法之重要可知矣。

三、端骨。人身各骨衔接之处皆有关节，互相吻合，骨缝紧凑，故能长短伸缩。若此关节之处稍有斜歪，则其骨虽未破碎折断，亦必疼痛难忍，不能转动，是则医者宜察其应端之骨，用两手或一手端住，然后视其关节之方向而定其端法，或从下向上端，或自外向内端，或斜端，务使其已经离位之骨送入臼中而无歪斜，则应手可愈。

四、提骨。所谓提骨者，指伤处之骨反陷入内，一时未能使之复原，则设法提之使出也。提法用器具者为多，或先用绳制系高处提者，有提出之后，始用器具辅佐之，使不复陷，此法最难，用力之轻重，务须视伤处之轻重而异，若重伤而轻提，固不为功，若轻伤反重提之，则原伤未复，又加新患，是不可不慎也。

此外又有按摩、推拿二法，凡受伤处骨未折断，仅损皮肉而肿硬麻木者，手抵伤处下抑为按，徐徐揉转为摩，使其活血，骨骱节笋处稍有错落，不能合缝，则以手推之，使还旧位，有用两手，或一手捏患处，缓缓使复旧位，或因筋急难转摇，以手推拿之，藉通其气，是只可治极轻微之伤，在手法中并不重要，且用之亦极容易也。

将以上各种手法熟习之后，始可言正骨之术矣。凡人之头脑，并无骨骱，唯大小百会处有紧按之骨缝，如骨片碎裂，或近缝处之骨片内陷，则脑必重伤，为不治之症，故为手法所不及施者，姑不具论。若其他节骱，或脱臼而出，则必视其所在而施手法，或先拽离，然后用手法送入之，或半脱者，则可用推拿法以使之正位。如略有倚斜者，则用手捏之，亦可正位。至如骨断骨碎等，则治之较难矣，宜先辨明其骨之断为两截，或折而内陷，或碎而散乱，或岔两旁突。凡皮肉不破而骨受伤损者，以手摸之，有辘辘之声发出者，为骨断之征，以手摸之而有淅淅之声发出者，则为骨碎之征。以手摸之而无砀者，则骨虽受伤，尚未碎断，但外敷以整骨药，即可克其体愈。而骨之断者，又须断定其为平断或斜断之分，然后依其断之形势，用手法轻轻捏之，务使其断处凑合如旧，然后敷以药，缚以板，经过甚久之时日，始可痊愈。若骨碎肉内者，其伤处外必肿胀，内部必至作脓而成溃疡之症。在初时药力固有所不及，手法亦无从施用，唯有予以内服之药，外敷止痛之药，待其创口溃烂之后，碎骨之小片，已与内部筋肉完全脱离，然后可施用手法，用钳钳去碎骨，使一屑不留于内，更用好药敷之。内服以固其原，始痊愈。唯伤处之骨，虽能因药力而长成，然过后终不能如原来之牢固矣。若以之任重，必更致伤。至于应用之器具，除骨断者，须拿使平正之后，更用木板铺艾绒夹于断处，外用软布条紧紧缚住之，使骨缝无绽离走脱之患。若断臂与断膊，断腿与断胻，治法固宜分上下，即所用之木板，亦宜随伤处之形状而变易，务使其人伤处虽被缚，于伤处疼痛之外，不再感到木板之碍事不适，始为相趁。如脱臼者，不必用木板夹持，仅用布扎缚，亦可复原也。至若骨碎之处，则须视所伤之部位而定，凡可以用木板夹持之处，则用木板夹持之，若不能用木板夹持之处，则用软布扎缚之，不必拘泥一法也。受伤之轻重，固有关于人之生死，而受伤者之体质亦大有关系。凡体质壮健，气血盛旺之人，虽受伤较重，亦易着手，且可望速愈，而免残废；若身体孱弱之人，气血不充，虽亦可以医治，而其愈也缓，且恐不免有残疾之患；至若年老之人，气血已虚，即受伤较轻，亦不易医治。凡此种种，既非药力所能及，亦非手法之可奏功，在医伤者接拿之手法，固亦有关于愈之迟速及复原残废，然完全责之于手法，则必不可，盖身体之强弱，本非手法所能为力也。

头额伤

人之头部，为诸阳所聚之区，一受伤损，是宜早治，若不早治，或以失血过多，或以风邪内袭，皆足以使轻症转成重症，重症转成死症。凡骨已破碎或内陷，其伤处较大者，不治。脑浆流出，骨色发青者，亦皆死征。此等地位，受伤之后，不论其为脑盖、囟门、太阳各部，急宜分开头发，以寻伤处之所在，将近伤处之头发剪去，剪时务须留心，以防头发之细屑混入创口，若一混入，势必发生溃烂；然后以灯心放口中嚼烂，满蘸桃花散，塞于创口以止其血，若无灯心，用桃花散干掺亦可。或伤处臭烂者，则须先服消风散，更用辛香散煎洗患处，洗时切忌当风，风邪入里，则费周折矣。若风邪已经入里，而头面肿胀者，宜服消风散。创口肿处，则蜜调圣神散贴之。若有骨髓流出者，则用清茶调圣神散安髓散二药敷之。若脑骨已碎，大如粒者，则宜去其碎骨，掺以桃花散，内服插里散，以防风入。若脑骨沉陷，所陷不深，未伤及内部者，宜用白金散、淮乌散二药调敷之，即时吸起，至为神效。

眼睛伤

眼为心之苗，在七窍中位居首要，且其胞珠、瞳人等，皆极薄弱易损，若轻轻击之，已足受伤，更遑论受重大之打击。眼伤可分为出眶、睛破、翻睛、血浸等几种。

若眼部因受外面之打击，而睛珠突出眶外者，是为出眶，宜用手法趁热送入眶内，使复原位，更以圣神散调贴，以退其血与肿，内服见血主治加减方，另加木贼草、石决明、菊花各二钱。若眼珠被金镞所伤，或打击过重，而致睛珠破裂，流出清水者，是为睛破，其目必损，虽用药石，亦仅能防其瘀血内陷耳。若因受伤过重，而睛珠翻转，不能见物者，是为翻睛，宜用手法轻轻将睛珠拨转，使复原位之后，更用圣神散调敷之，内服前方可愈。若眼之附近处别一部分受伤，以瘀血流注眶内，以浸其睛珠者，是为血浸，宜用桃柳嫩枝、生地黄、地龙煎水，取猪腿精肉浸透，贴于眼上，内服活血止痛散，其效如神。

颊骨伤

两面颊骨受伤，可分已脱臼、未脱臼二种。凡稍受微伤，并未脱臼者，则单用圣神散，清茶调贴，数日即愈。若已脱臼者，则非用手法，先将脱落之处接合不可。法先令受伤之人坐定，然后视其所脱者之为左为右，认定之后，即用手心在伤处按摩，使其气血流行，大约百下之后，即可动手。乃令受伤者大张其口，如为右颊脱者，医者以右手中食二指伸入其口内，用指面揿住者下面脱离之骨，然后更以左手中食二指，在外面相等之处按定，内外夹持之，对准骨骱之后，先故意向下一拉，使其筋络挺直，手即向上一顶，送入臼中，有声咭然，则已接牢矣。若为左颊受伤者，则两手须换其位置，使左手二指伸入口内，右手二指放于外面，将颊骨送入臼中之后，用布条兜住，扎于顶门，隔一二时解去，则完全无恙矣。若用圣神散调敷，更妙。

牙床伤

牙床骨亦有骱相连，唯以其前部超出之故，形状固与其他骨骱特异，而所负斤两亦不同，稍受震击，即易受伤，且有因狂笑而致脱其臼者。凡受此等伤者，医治之人宜先用手摸之，已断其骱之全脱或半脱，若全脱者，则以一手之大中二指头，由下叉住其下部，使与上部之骨臼相对，然后更用另一手托其额，使猝劲向上推之，但闻格格之声，则骨已入臼矣，乃敷以圣神散，用布条兜住下腭，扎于顶上，一二时后解去，则完全回复原状。若牙床半脱者，不必先用手捏住，但用一手之虎口，撮其下腭，使猝劲向上托之，但闻格格之声，则已合上矣。若牙脱落者，用钳去之。若牙因受震而动摇者，宜用钳正之。血出不止，则用棒子白矾煎水含口中，即可止血，更以米汤调白金散噙化，或用桃花散掺塞，皆有奇效。

颈项伤

凡人从高处下坠，颈即鸥缩者，先用消风散或住痛散加痹药昏昏散服之。令受伤之人，仰卧于地，用绢带兜其下腭，直上头顶，再将头发解开，同绢带拿作一把，令其头睡得平正。医者坐其头顶之前，伸直两脚踏受伤者之两肩，然后徐徐提其发而拔之，使缩者复伸，归原位合好，用生姜自然汁、韭汁、陈酒、陈醋调圣神散敷贴之，用杉木板如颈长，内衬艾绒，夹持两面，用绸带缠缚之，使不至扭动，内服寻痛住痛散。卧时头须平，不可任意转动及偏卧、侧卧，则一月之后可以复原。若卧时不平正，及犯任意转动之病者，非但痊愈旷费时日，即愈后亦必成曲颈歪头之状，殊不雅观，在患者亦感不便。其寻痛住痛散，须服至痊时为止。此症所用之手法，较颊骨牙床为难，非用力均匀，疾徐合度不可，若过轻而不能收功，过重则又加新伤也。

肩骨伤

肩骨俗称井栏骨，其骨极牢固，非受伤极重者，不易折断，寻常轻伤，而肩骨并未折断者，则调圣神散敷之，无不立愈。若肩骨已折断者，则非用手法正骨后，再行用药不可。医者先察其伤之轻重，然后或用提拿，或用揉捏等手法，将其所折之骨照原位安正。唯究竟宜用何种手法，则全在医者临时审时度势而行之。盖骨之折法，固不一端也。待其归原位之后，用蜜调圣神散贴伤处，更取大毛竹一节，长短须与肩骨横部相同，周围略大于全肩，劈为两半，将竹片之四边棱角削平，加于肩上，一边在后，一边则正嵌在肩骨下面之软肉处，此处亦宜护以艾绒，然后用绸带在胁窝处连肩扎缚之，带分两端甚长，一前而一后，环至股下，互扣之，斜拴其肩，如左肩伤者，则拴于右股，右肩伤者，则拴于左股，务使竹片紧贴于肩，行动起卧，皆宜处处留意，不能稍受震动。内服见血主治加减方，左肩伤加青皮二钱，右肩伤加升麻一钱。如此一月可愈，如调养得宜，二十日亦可去缚矣。

膊骨伤

肩膊骨亦称饭匙骨，破伤骨出者，以消风散、住痛散加痹药昏昏散服之。次削甲板，药用巾袱蘸辛香散药汤，洗盦其肩上，以舒其肩骨。令患者侧卧，一人立其面前带伸受伤者之手，与肩并齐，以足撑开患者之胁，如此则伸骨而易入也。医者立其肩后，用手搦令所脱之骨相接，更要试摺其手，上自脑下脑后又过胸前，合其掌于心，腕下不许摇动，用姜汁、韭汁调圣神散贴之，更以皮纸裹杉木皮一大片贴在伤处，另用一绢带，从患处胁下斜及肩际，重重缠缚之，使不能移动。其杉木上宜穿数孔，以便平时将药从孔中达到里面，着于伤处也，内服加减活血寻痛散。轻者一月可愈，最重者大约须百日。在未愈之时，起卧行动，务须格外注意，切不可使受伤之处，更受到意外之震动，若偶一不慎，牵动伤处，小则使筋络受损而蜷缩，痊愈后减少其一臂之活动能力，重则使骨复脱，虽可以重接，日久决难望不成残废。是在受伤者自己之小心将护，以求复原，不能责医者之用药不良及手法不精也。

肩髀伤

此骨即大臂与肩相连之处，大臂骨上端是杵，而肩胛骨则为之臼，杵臼相接，合为紧凑之关节。如其此骨脱臼而出，则一臂完全失其活动能力，治法宜用住痛散加痹药服之，次削甲办药，用巾袱蘸辛香散药汤贴洗患处，使筋骨舒伸柔软。左臂脱髀者，令受伤者卧，一人坐其左膝之侧面，屈其左足，踏受伤者左胁，将伤者之手提上，其肘正对坐者之腰间，用带两系之，坐者以手扶平伤者之肘，将身缓缓向前俯下，如打躬形，其人上身既向前俯，腰股必向后缓缓伸出，则伤者之臂，因受拉引而渐渐伸长，使离臼少许，即可摸正其髀而送入臼矣。如骨脱向内敛而胁不开者，令受伤者侧卧于地，用脚踏凳一条，夹其脚背，令其转动，一人屈腰坐于凳子上，用绢带绑住受伤者之肘，悬于坐者之肩，伸脚踏伤者胁下，然后徐徐抬肩以引其臂，使其筋骨舒直，然后摸正其髀，送入臼中。务须其臂能上过脑后，下过胸前，反手及臂，则其骨已归原髀。乃用陈醋调消风散敷患处，用带缠缚之，务使不能移动。内服消风散、住痛散，每隔三日解缚，换药一次，上药之时，切不可臂臼受到震动，以致新患。上药之后，仍宜依法缠缚牢固，卧时宜侧卧，自己亦须随时小心在意，若创再受新伤，即能痊愈，为时必久，痛若有加矣。大约轻者一月，重者三月，必可痊愈矣。

臂骨伤

两臂骨折断或破碎者，先用消风散、住痛散加痹药昏昏散服之。用杉木皮三片，去其粗皮，约如指面薄，长短与伤处相等，用绵纸包好粘定，用绳四根，分四部结住三木片，成栅子形，然后用辛香散煎汤，洗患处，使筋骨柔软，乃令受伤者仰卧于地，医者坐其伤臂之侧，以绢带缚住其伤骨之前一端，大约在近肘处，将脚踏住患者胁下，以掌端其肘，然后将上身缓缓后仰，用力以拔伸其断骨，然后用手摸之，捏拿使正，徐徐使依旧配合各整骨，用姜汁、韭汁、陈醋三物，合调圣神散，摊于油布之上，缠贴伤处，外而则将木片与绳编成之软甲，加罩于外，如法缚紧之。另以一绢带，兜其手腕，悬其小臂于项下。此法在拔伸断骨时，医者上身后仰，最须注意，切不可用力过猛与后仰过速，气力宜渐渐增加，以至于适可而止，后仰宜缓缓而行，适度而停，否则非但不能使其伤速愈，且或有断臂之虞也，是不可不慎。扎缚定妥之后，小臂一部宜使活动，否则恐筋因久曲而强也。内服加减活血止痛散。若木片两端近处之皮肤起泡，切不可挑破，但用油调黑神散贴之即消。轻者二月，重者百二十日可愈。

胖睁伤

胖睁者，即两手肘腕骨，若骨出于外者，先服住痛散加痹药昏昏散，服后，更用辛香散煎汤，盦洗患处，熨其筋骨使柔软之后，令受伤者仰卧于地，医者坐其侧，用绢带缚其伤处之末，系于腰间，伸脚抵其腋，捉住其股，将上身徐徐向前俯下，而腰则缓缓向后展开，使骨向外拔长，揣令按归原位，以大拇指着力张按其腕之中部，余四指分四处托住胖睁，后又用两指托其骨内，随时摺试，能屈伸而其骨不再脱者，则已归原位。然后用陈醋调圣神散匀铺油布上贴之，外面则亦用杉木片夹持之，连臂系住。平时宜使臂稍动弹，以防筋曲，日服活血止痛散，轻伤一月，重伤百日，必可见效。

手背伤

如两手背受到重伤，以致骨碎骨断者，其服盒之法，一如前状。令受伤之人，仰卧于地，医者坐其侧，伸一足抵患者之腋，左手握住患者中间三指，统用一把，拇指小指除外，握住之后，向后力拔之，右手则揣摸其伤处，缓缓拿捏之，使断骨渐渐回复旧状，断处互相接合，然后更用陈醋调神圣散匀摊油布上，贴于受伤之处，外面亦用长七寸，阔二寸余之杉木片夹持之，用带兜腕，悬于项下，三日后亦须随时屈伸，使稍稍以活动，防筋缩筋强之弊，内服活血止痛散，百日之间，可以痊愈。如掌面受伤，以至肉烂骨出者，服盒如前，将骨依法揣正之后，用麻油调白金散敷伤处，更用蜜调圣神散敷四周，纸裹竹箸一大片覆掌上，用软绸巾扎缚之，不必服药，亦可痊愈。

指骨伤

手指之伤，体质极细，而骨节独多，故一受坳击，最易伤损，唯其易伤，故医治亦易。如一节脱臼或折断，医者一手握其掌，一手则用大、食二指，以捏住其伤处之前端，向后接引，揣正之后，送归原位，外用蜜调圣神散摊竹箸上，围束伤处。若皮破而流血者，则先用桃花散止其血，然后正骨，用麻油调白金生肌散摊竹箸上，围束伤处，如觉药干，再加麻油使润，三日之后，重调一服贴之。内服活血止痛散，至痊愈为止。此等伤轻则十日，重则一月，必可痊愈。然遇受到重伤，数指骨同时折断，或一节指骨完全砸碎者，必甚不易使之复元，盖数指齐折，全部筋必受损，即治愈后，其动作恐亦不如常人之活络，若一节之骨皆碎，则势难粘合，势必溃烂而取去，则一指废矣。

腿骨伤

凡大腿骨因受重伤而折断者，先煎宽筋散熏洗。令受伤之人侧卧，将其两足叠置，不可长短，然后审察伤处，如法将其腿拔长，以手捏正其骨，使断处接合如旧，用蜜调圣神散，摊油布上，围束伤处，先用绢带二条，扎住油布，外以纸包之杉木皮八片，每片长约七寸，又用绢带三条，将八木片编成帘状，每片距离须匀称，然后贴于油布之外，紧紧扎住。先进活血止痛散，次投壮筋续骨丹。受伤宜平卧，所伤之腿，切勿妄动，一月之后，可以转侧，此等害极重，非百二十日，不克痊愈。如大腿髀脱落者，一手擒住其膝，一手拿住其膀，上下拔直，将膝屈转，抵住臀瓣，向内一推，髀内有格格声，即已合拢，敷定痛散，服生血补髓药，轻者十日可愈，重者一月可愈，小腿伤折者，医亦如法。

膝骨伤

膝髌处之油盏骨，如脱臼而出者，使患者仰卧，一人抬起其足踝，若出于左，随左而下，若出于右，随右而下，医者缓缓双手夹擒，上手拿住其膝，下手拿住其足，弯使髌对膝上，手擒膝下，手用猝劲向上一抬即合，蜜调圣神散摊油布裹贴之，内服壮筋续骨丹。凡膝盖离位向外侧者，则内筋肿胀，向内侧者，则筋直起弯肿，看其骨之如何倾欹，则用何等手法捏正之。敷药如前，服补筋药，至于膝盖骨，一名护膝骨，受伤过重，有碎为两片者，有伤为三片者，先服住痛散，更用辛香散洗盦之。使伤者仰卧，将两脚伸直，然后用手拿捏，使骨碎处互相接合，仍如原状。更用薄篾片依照膝之大小做成一匝，套于患处，更以布四条扣于匝上，连膝弯扎紧，用蜜调圣神散敷裹于内，服止痛接骨丹，非至伤势大减，不可移动，若稍令伤处受震，必加新患，不易痊愈，大约轻者一月，重者百二十日，始克复元，此伤亦极重大，即治愈后，其腿亦不能复如常人矣。

足踝伤

足踝之伤，不必跌打，即偶尔行路不慎，绊于石上，亦会脱臼，唯以其易脱也，入之亦易，但须略施手法耳。令伤者仰卧于凳，医者抬其受伤之足，一手拿住其足蹠，一手托住其足踝，用力缓缓拔长，然后看准其杵臼，用猝劲向前推送，但有格格之声，则骨已入臼。如左踝出者，手偏于左，右踝出者，手偏于右，脚趾曲上，脚跖曲下，一伸而上，极易接合也。夹以木板，加以布扎，二日后再看，如未平直，仍宜拔之端正，蜜调圣神散敷之，内服宽筋活血散。若行走过早，使胻骨斜出，向内歪者，则内踝突出肿大，外斜者外踝突出肿大，故必须待气血充足之后，始可行动。好在此等轻伤，少则十日，多则一月，必可痊愈也。

足部伤

凡足背之骨缝错出者，用手轻轻搓捏，令其骨合筋舒，外贴损伤膏，内服补筋药，半月可以痊愈。足趾别伤前半截断，或翻下断者，或翻上断者，将左手捏住其足之两侧，再以右手就其折断之处设法拿捏，使其断骨翻转，复于原位，接合如初。用蜜调圣神散敷伤处，以绢带紧紧扎住，一月不可着水，内服壮筋续骨丹，一月可愈。手足之筋多在指，指伤觉痛，则筋必促，煎宽筋活血散熏洗之，然后轻轻揉捏，再行动摇伸舒之，使筋如旧。

按正骨之手法以及用药等等，略如上述。唯在受伤过重者，或医时必经剧烈之疼痛，非受伤之人所能熬耐者，医治之时，必多周折，故宜用麻药使其人知觉尽失，不知疼痛，然后着手医治，则较为便利矣。麻药有二种，一系内服者，一系外敷者，药性皆极猛烈，非于必要时，不可轻用，用时亦不可过多。内服者尤宜注意，用药过重，其人且长眠不醒矣，慎之慎之！

圣神散（敷）： 淮乌三钱，白芷三钱，赤芍三钱，枇杷叶三钱，芙蓉叶三钱，韭根一两，韭菜一两。

桃花散（敷）： 大黄五两，黄柏五两，陈石灰半斤，同炒至灰色如桃花，退火收贮，候用。

消风散（服）： 人参一钱，防风一钱，川芎一钱，川朴一钱，僵蚕一钱，桔梗一钱，独活一钱，半夏一钱，肉桂一钱，羌活钱半，蝉蜕钱半，当归钱半，南星二钱，白芷二钱，黄芩二钱，柴胡七分，甘草五分。

辛香散（洗）： 防风十两，荆芥穗十两，刘寄奴二两，独活五钱，乳香五钱，明矾五钱，倍子五钱，苦参五钱，柏叶一钱，当归一钱，银花一钱，苍耳子一钱，白芷一钱，泽兰一钱，细茶一钱。

安髓散（服）： 川芎一两，香附一两，白附子一两，白芷一两，紫草一两，牡蛎一两。共为末，每服三钱。

白金散（敷）： 白芷梢一味。为末，麻油调敷。

淮乌散（服）： 淮乌一两，川芎一两，白芷一两。

痹药昏昏散（服饮醋即解）： 草乌钱半，骨碎补二钱，香附一钱，川芎一钱。

住痛散（服）： 杜仲四两，小茴四两，大茴四两。

活血止痛散（服）： 白芷三钱，山甲三钱，小茴三钱，甘草一钱，当归二钱，川芎二钱，独活钱半，羌活钱半，木瓜一钱，肉桂一钱，淮乌七分，草乌三分，麝香三分。

寻痛住痛散（服）： 乳香二钱，没药二钱，草乌二钱，川芎二钱，山甲二钱，木瓜二钱，虎骨二钱，自然铜二钱，赤芍二钱，紫荆皮二钱，当归钱半，小茴一钱，沉香一钱，白术一钱，桔梗一钱，牛膝一钱，乌药一钱，枳壳八分，甘草五分，香附五分，降香节五分，生姜三片。

加减活血止痛散（服）： 当归三钱，山甲三钱，木瓜三钱，牛膝三钱，乳香二钱，没药二钱，独活钱半，羌活钱半，枳壳钱半，小茴一钱，甘草一钱，淮乌一钱，川芎一钱，白芷一钱，人参一钱，大茴一钱，血竭一钱，肉桂八分，麝香二分，生姜五片。

黑神散（敷）： 百草霜（即锅脐煤）一味，炒至烟尽存性，清油调敷。

接骨散（服）： 古铜钱（醋淬四十九次）五钱，骨碎补（去毛，焙）三钱，乳香（去油）三钱，没药（去油）三钱，自然铜（淬）三钱，地鳖虫（生半夏钱半炒，去半夏不用）三钱，血竭二钱，瓜蒌仁七个。

壮筋续骨丹（服）： 当归二两，川芎一两，白芍一两，炒熟地四两，杜仲一两，川断两半，五加皮两半，骨碎补三两，桂枝八钱，生三七一两，黄芪三两，虎骨一两，破故纸二两，菟丝饼二两，党参二两，木瓜一两，刘寄奴二两，地鳖虫三两。

生肌散（掺）： 乳香二钱，没药二钱，花蕊石（煅）二钱，煅龙骨二钱，血竭二钱，轻粉二钱，乌梅炭二钱，五倍炭二钱，蛇含石（煅）五钱。

宽筋散（洗）： 当归三钱，红花钱半，刘寄奴一钱，香附二钱，五加皮三钱，艾叶三钱，紫梢花二钱，川断二钱，伸筋草二钱，乳香一钱，没药一钱，桂枝二钱，闹羊花二钱，生葱十枝，樟木二两。

接骨膏： 生地二两，当归二两，大黄二两，刘寄奴二两，雄鼠粪二两，闹羊花一两，红花一两，上官桂一两，川乌一两，草乌一两，大戟一两，芫花一两，甘草一两，甘遂五钱，五灵脂一两，穿山甲一两，紫荆皮四两，血余四两，地鳖虫四两，野苎根四两，鲜桃枝四两，鲜柳枝四两，鲜桑皮四两，鲜槐枝四两。上药用桐油、麻油各四十四两，浸七日，以桑柴火煎，熬至点水成珠，滤去渣，用桃丹收膏，再以下药研末后入。没药一两（去油），血竭一两，乳香一两（去油），阿魏一两，麝香一钱。

麻药（服，最多五厘，甘草汤解）： 蟾酥一钱，生半夏三钱，闹羊花六钱，胡椒钱半，川乌钱半，草乌钱半，荜茇一钱，麻黄一钱。

整骨麻药（敷）： 川乌钱半，草乌钱半，蟾酥一两，胡椒一两，生半夏五钱，生南星五钱。

药酒方（服）： 当归二两，川芎两半，熟地两半，白芍两半，羌活八钱，杜仲一两，独活一两，川断一两，红花五钱，陈皮一两，骨碎补二两，淫羊藿八钱，木瓜一两，虎骨一两，五加皮一两，破故纸一两，杞子一两，三七一两，菟丝饼一两，落得打一两，海风藤一两，黑枣子四两，胡桃肉四两。

大成汤（服）： 大黄钱半，朴硝一钱，枳壳（麸炒）二钱，厚朴（姜炒）一钱，当归一钱，红花一钱，木通一钱，苏木一钱，陈皮一钱，生甘草一钱。

复元活血汤（服）： 归尾二钱，柴胡半钱，穿山甲（炙研）七分，红花七分，瓜蒌仁七分，甘草五分，桃仁十七个，大黄钱半。

以上诸方，各有神效，各治各症，如能按症发药，更以手法辅助之，除犯必死之症外，无不可以克期痊愈者，唯部有不同，伤有轻重，医者亦不妨就自己之经验，参证各种医学书籍，互相发明，就此所传验方，略予增减药味，亦无不可。此所列之各验方，不过为之经，医者因须守经，然有时要亦不能拘泥过甚而一成不变，务须守前人之法而参以己意，权变应诊，始克收速愈之效，此所谓守经尤贵达权也。且用药之轻重，尤不能以古方为准则，古方仅举一例，若病症之出于此例外者，要非随时增减不可，故学医者，古方固不可不知，而贵乎能活用古方也。

破伤治法

跌打损伤之症，或致内伤，或致筋断骨折，前二章内伤及正骨治法篇中，已详言之矣。此外犹有所谓破伤者，治法亦宜与以上述二法并重，故复述之。

所谓破伤者，即人受损伤而致皮破肉绽，血流不止，或肾破而子出，或腹破而肠垂，筋络受损，五官被创，皆统属破伤一门中。然致此破伤之故，亦至不一，分析言之，有金刀伤，有箭镞伤，有磁锋伤，有擦伤挫伤等等。凡人为刀砍斧劈、枪刺剑削，而致皮肉损伤，血流不止者，此为金刀伤。凡被箭射镖打，以及其他暗器所伤，而皮破血流者，此为箭镞伤。凡自己不慎，或赤足踏于碎石尖刺之上，或因跌扑而着于碎磁之锋，致割破其皮肤而血流不止者，此为磁锋伤。至擦伤挫伤，为最平常之事，凡人体在无意之中，与其他坚硬之物相撞，或擦挫而过，皮肤顿时裂开，血流如注，此即为擦或挫。按辍耕所载，则金刀、箭镞两种伤并而为一，合称为金镞科，良以刀砍斧劈，与夫箭射镖打，其伤口之情形，因然各有不同，而医治之法，则亦无甚大异，正不必强分为二，尽可合而为一也，此金镞、磁锋、擦挫三者之中，以金镞一科之伤为重，医治亦非易易。若磁锋之物，有时适巧着于要害，亦足制人之死命，然究为难得之事，若不在要害，纵血流皮肉，甚至于碎磁嵌入肉中，但能将碎磁取出，用金疮药或珍珠八宝散好药掺之，则血止而创合，不数日而完全可愈矣。至若擦伤挫伤，若仅破其表皮，并未伤及内部者，较磁锋为更轻，即伤及内部，察其所伤之处，而投以良药，亦甚易痊愈。唯金镞之伤，刀砍斧劈者，其伤口因不会十分狭小，即箭镞镖打者，伤口虽不至于十分长大，而入肉必深，然无论其为长大深入，其损伤筋络，实为必不可免之事。筋络受伤，若不全断，尚可药治。若全断者，即能使其筋续牢，亦必瘸结矣，故三者之中，以金镞一科最为难治。然兹且不论其何种为难治，何种为易治，亦不论其破伤之属于何种，但有一事，极为紧要，只须皮破流血者，皆不可忽视，此事唯何，即受风是也。无论创口之大小，一经迸裂，若不受风，治固极易，若风从创口侵入而达于内部，小则即发寒热，重者寒热交加而现角弓反张及痉厥之象，此总论中亦已详言之，兹故不必细述。总之，风邪一侵入创口，立可使轻症变成重症，重症变成死症，是不可不慎也。

刀斧伤

凡人被刀斧所斫，或枪剑所刺者，必皮开肉绽，血流不止，治者宜先察看创口之长短深浅。轻者皮肉筋破，血流不止，宜用桃花散（方见前）干掺于创口，以止其血，血止则用软绸包裹之，数日可愈，内服三黄宝蜡丸。若伤之重者，则筋络竟断，血花飞溅，不可遏止，此大脉已伤之象，宜用如圣金刀散干掺之，用绸包裹，如血不止，则更以珍珠八宝散掺之，必血止乃已。但往往有因掺过多，血虽止而药痂厚结，以致拘痛者，则以生肌红玉膏涂患处，外贴密陀僧膏，则长筋止痛，兼可生肌，其效甚著，内服三黄宝蜡丸。若因出血过多，而致面黄眼黑者，则不可专攻瘀血，宜与八珍汤服之。其受伤最甚者，宜予独参汤饮之，二方加苏木、红花各一钱，八珍、独参二汤乃固其根本，红花、苏木兼调其瘀血也。若防其风邪入里，则可先投以托里散，使风邪无由侵入，如创口长阔，肌肉外泛者，则非用绸布包扎所可使之复合，可取生人之长发，穿细针中，用手法将其创口缝合，缝时宜仅及表皮，不可戳伤肌肉，缝好之后，再掺药止血，用软绸紧紧包扎，内服适宜之药，百日内可望痊愈。

断喉伤

此伤可分为二种，一为被人所砍斫而致，一即为自己刎喉而致。为人所砍伤者，宜视其伤口之深浅，及喉之全断与否而定生死。若自刎者，则有左右手执刀之别，左手执刀自刎者，其创口斜而极深；右手执刀自刎者，其创口平而浅。刎一刀者，深而难治；刎两刀者，浅而易治。然断喉之伤，无论其为被人砍斫所致，或自刎所致，而欲察看其伤之轻重，以定其人之生死，其法固所区别，凡仅裂其皮而血流如注，并未伤及气管、食管二部者，是为最轻，则用珍珠八宝散掺之，以止其血，用布条围束之，即可治愈。若刀口深入，已伤其食管，如全断者，固然无可救治，若食管仅稍破损，或裂开一半者，宜急用鸡蛋壳内之薄膜覆盖于食管之伤处，掺上珍珠八宝散，若不用膜盖住，药入管中，必起咳呛，殊非所宜。外用油线缝其创口，掺滑石、五倍末，外封金疮药，用长五寸、阔三寸之膏药贴之，布条扎紧，高枕仰卧，务使其头略前俯，则创口易合。三日后以葱汤洗去前药，掺生肌散，贴膏药扎缚如旧，内服护风散，若有寒热，服补中益气汤，三月可愈。如气管虽略有穿破者，即无法可救。

破腹伤

腹部为人生软当之处，其皮肉极软，内部则大小肠盘旋曲折，若受枪刺刀斫之伤，其轻者则皮肉迸裂，血流于外，是宜视其创口之大小而定医法。若创口小而浅者，宜用桃花散或如圣金黄散掺之，以止其血，复用绢带缚住创口，内服三黄宝蜡丸，十数日必当自愈。创口大者，则宜缝合。其重者，腹部皮肉完全破裂，肚肠由创口拖出，或竟伤及肚肠，则宜视其伤之轻重而定可治与否。凡肠部全断，或已断其大半者，必无法可救；若肠部完全未伤，或伤处极小，最多断其肠围之半，是则可治。宜先以大麦煮粥，取其浓汁，温洗其肠，更所桑皮尖茸为线，蘸花蕊石散，将肠之伤处缝合，以活鸡冠血涂肠，然后将温巾揾之，使肠渐渐收入腹中，然后用生人之长发将腹皮缝合，以月白珍珠散掺之，内服通肠活血汤。如肠拖于外，温水熨之而不能收入者，用陈醋、冷水各半，乘伤者不留意时，忽噎其门，则肠自可收入。缝好后，封金疮药。

又用雄鸡一只，活剥其皮，趁血未冷而贴于创口，用绢扎束之。内脏不伤、饮食如常者不妨。肠突出膜外者不治，如腹破而肠未拖出，血不外流而反内灌者，不治。轻伤一月可愈，若伤过重者，非半年不可。在医治期内，须调养得宜，切忌恼怒喜笑，与使腹部震动之举止，而食物尤须忌生冷发物，生酒葱蒜等为万甚，不可不戒。

箭镞伤

凡箭头嵌入肉内，而箭杆已折，血流如注，而镞又不能取出者，宜用解骨丸纳创口内，外用羊肾脂嚼细贴之。如觉奇痒，应加忍耐，痒至极点，则箭头已逐渐冒出，待可着手，即便拔出，拔出之后，用人尿洗涤患处，冲使极净，更用陀僧膏贴之，每日一换，数日之后，创口自敛。又有毒药二种，皆出自蛮苗，以燋铜作箭镞，毒甚，人若中之，才伤皮肉，便闷脓沸烂而死，急觅金汁饮之，又将伤处浸金汁中，如一时不得金汁，即人粪、牛粪涂之亦可，非此不足解其毒也。又有一种，以毒药煨箭，名曰射菌，人若中之，其毒无比，急用葛氏方以蓝靛汁一碗灌之，外亦涂敷伤处，可以拔毒。又方以大豆猪羊血，内服外敷，亦有神效。又箭头嵌入肉内，一时不能取出者，用鼠肝或鼠脑，或二者并用，捣烂之，涂于创口，亦可拔出。如中毒箭，则创口流出之血色黑而浑浊，可以内服去毒散，如无毒者，则内服壮筋续骨丹，俱可见效。

枪弹伤

凡人体各部，有为枪弹所伤者，宜视其枪弹是否穿过，抑系并未穿过而逗留皮肉之中，如枪弹在肉中未出者，则宜先用拔弹散敷之，使肉中所留之弹由创口冒出，钳去之，俟其毒水流尽后，再与以生肌散，创口贴活鸡皮尤妙，计日可愈。若已穿过者，则宜用老南瓜瓤和牛粪一同捣烂，用文火烤温，敷涂于创口之四周，少顷即可将体中毒水拔出，待流尽之后，再以生肌散或至珍散掺之，外用软绸包扎，每日一换药，不可刺风，一月必可痊愈。若枪弹入肉，击碎骨骼者，可先与麻药五厘，使受伤者失其知觉，不觉疼痛，然后下手，以手抚摸之，如骨系折断，则依前法先拔去毒水，然后再依正骨法将骨接上，若骨已粉碎，则宜以两指挤住伤口之下部，用钳就创口将碎骨取出，务宜取尽，不可存一屑，盖碎骨存留肉内，必蕴酿作脓而成溃疡，须多受若干痛苦，医者亦费周章。即成溃疡之后，亦必将碎骨取出，而后可望其痊愈也，故不若及早去之为佳。除尽碎骨之后，如法敷牛粪、南瓜瓤以去其毒。如弹未出而骨碎者，去碎骨之后，更敷拔弹散以去其弹，牛粪、南瓜瓤以清其毒，再以接骨膏掺生肌散贴之，或用活鸡皮贴亦佳。如其创处已经灌脓者，则不可更用金疮散与生肌散，须用提脓生肌散、韭粉散，始克奏效。此等损骨之伤，轻者须一月，重者百日，始可望其痊愈，内常服壮筋续骨丹。

耳鼻伤

凡人之耳鼻等部，皮肤最薄，极不耐伤，金刀伤则非所能耐，小而血出如渖，大而完全脱落，然以其易损也，医之亦较易。耳鼻等处，寻常为刀剑所伤，并未脱落者，则掺以止血丹，血无不止，血止创合，不日可愈。若其伤稍重，虽脱落而已伤其大半者，则宜以手将脱下之处，趁血液未冷时扶正，掺以珍珠八宝散，更敷金疮药，乃依其部位，用绸带兜扎之，十日亦必可愈。若耳鼻为刀斧所伤，完全脱落者，急趁其血液未冷之际，拾取其所脱下者为之按上，依照原来部位，不可歪斜，如有头发灰，蘸而贴之，其效较速；按好之后，外掺止血丹，敷金疮药，更用绸带牢缚之，一月之后，亦可痊愈。盖因血液未冷，易接合，若血一凝，则无能为力矣。此不仅耳鼻为然，即其较小之部分，如指趾等亦然，偶被斫断，亦可如法治之而接牢，唯部分过大如臂腿等则无效，贴好后，内服托里止痛散。

肾囊伤

肾囊关于人身者极大，盖势与睾丸，皆生命所系之处，皮虽非制命之所，而睾丸则赖其保护，若稍破损，内部亦必因则起重大之变化，且囊皮极薄，最易破损。凡肾囊为金刀所伤，则宜先察其创口之大小，与睾丸之是否完整，此为最要之事。如创口甚小，而内部睾丸并未损伤者，是易治，先于创口掺以封口金疮药，生剥活鸡皮贴之，十日之内必可痊愈。若创口过大，睾丸碎裂，或创口虽小，睾丸已破，或皮破后血不外溢而反内流者，是皆必死之征，无可救治。若创口虽大，睾丸并未受伤而突出囊外者，是宜用绸巾浸温水以熨其睾丸，轻轻送之入囊，待其收复原位之后，乃以金疮药掺于创口，剥活鸡皮带血贴之，更用软绸兜裹，以防其脱落，内服吉利散。创口结合之后，则所贴之鸡皮自脱，即痊愈矣。若其势被人捏伤，以肿胀而小便不通者，宜急投以琥珀丸，小便通者可服吉利散。若势受刀创，创口小者，可用珍珠八宝散掺之，血止可愈。若深入肉内者，筋络必断，决难救治。此等创伤，皆极重要，治宜从速，若稍迁延，生命决不可保，纵有灵丹，亦无能为力也。

汤火伤

汤烫火灼之伤，虽系好肉暴伤，皮肤疼痛，外起燎疱者，须即将其疱挑破，放出毒水，使毒减轻，其症虽属外受，亦须防火毒热气之攻里。若一攻里则令人顿起烦躁，作呕便秘，其甚者，竟至神昏闷绝。在初伤之时，宜用冷烧酒一钟，出其不意，望患者兜心泼去，使受伤之人，被吸一惊，则其气必一吸一呵，而内部之毒热必随一呵而出矣。如其烦躁仍不可解者，则宜以新童便灌之，外面则涂以清凉膏，因此药非但可以解毒止痛，且可以防止臭烂，次以罂粟膏涂之。如其生脓，则改用黄连膏使之收敛，火毒攻里，则用四顺清凉饮服之。如服后二便通畅者，则毒热尽解，可以无患。又法，凡遇受汤火之伤者，宜用玉鼠香油涂患处，亦见奇效，法寻初生之小鼠（须尚未出毛者）若干只，愈多愈妙，用麻油活浸之，埋于土中，经过三年之后，取出备用，即以其油涂患处，可以消肿止痛，不至溃烂，内服四顺清凉饮，可以克日痊愈。俗用井底泥涂患处，是则大误，毒热伏于内，寒滞束于外，有不令皮肤溃烂而神昏便秘，以致不救者几希，是宜切戒。如花爆等伤，亦可依前法治之。

刑杖伤

凡人受刑者，必伤其皮肉，皮肉虽为外伤，而血气困之，势必有血瘀气滞等事，若不早治，轻则溃烂，重则致死。凡受杖者，则成杖疮，此疮有已破、未破之分，已破者，随杖后用清凉拈痛膏敷之，肿痛即消；未破者必有瘀血在内，或竟内攻，是宜砭去其瘀血，内服大成汤（方见前章），二便通畅，其疮自愈。如伤处瘀腐作痛者，以生肌红玉膏敷，自然化腐生新，为效甚速。凡受夹棍之伤者，则禁用敷药及膏药，恐其作肿成脓也。受刑初，宜服代杖丹以护心，随用朱砂或银朱末，以烧酒调敷患处，命一人以手指尖轻啄患者之脚心，始痒后痛，至觉痛为止，更命一二人各以笔管，于受伤者脚面之上轻轻赶之，以助其血脉之流行，赶至其人之伤处，由凹下而渐渐突起，即可住手，此时伤处四围必肿起矣。内服琼液散，以酒冲服尽醉，次日拭去所敷之朱砂，用洗杖伤汤每日烫洗三次，再服琼液散，其肿自消即止矣。如复受重刑，以致破溃者，外敷琼液膏，内服代杖汤，此症既一再伤之，气血必亏，非大补不可，于收功生肌时，则换六真膏贴之，收效较速。

破伤风

破伤风之起因及症象，在总论中已详言之矣，其治法亦种种不同，当分风邪在表，或风邪在里，或风邪在半表半里，断定之后，始可于汗、下、和三法中择一而治之。如风邪在表者，必现寒热拘急、口噤咬牙等象，是宜用千里奔散或雄鼠散汗之，次投以蜈蚣星风散，频服追尽臭，则疾自已。如风邪在里者，必现惊惧抽搐、脏腑秘塞之象，是宜用江鳔丸下之。如风邪在半表半里而无汗者，宜以羌麻汤主之；如头汗淋漓而身上无汗者，不可发汗，宜榆丁散和之。如自汗不止，二便秘赤者，宜以大芎黄汤主之。又有发表太过，脏腑虽和，而自汗不止者，宜服防风当归散；发表之后，表热不清者，宜服小芎黄汤；攻里之后，里热不止，宜服括石汤。若伤时失血过多，不可再汗，宜以当归地黄汤主之。依破伤受风之见象不同，而一经断定其究竟属于何种，对症投药，自无不愈。若在破伤之后，而恐其外面之风邪由创口侵入而袭其内部，是可先服托里散以防之。总而言之，破伤一症，无论其创口之大小深浅，与夫部位之是否要害，总以避风为第一要义，否则必致枝节旁生矣。

如圣金刀散（掺）：松香七两，生白矾两半，枯白矾两半。共研细末。

三黄宝蜡丸（服，每丸一钱）：藤黄（炙）四两，天竹黄三两，红芽大戟三两，刘寄奴三两，血竭三两，儿茶三两，雄黄三两，朴硝一两，归尾两半，铅粉三钱，水银三钱，乳香三钱，麝香三钱，琥珀二钱。

珍珠八宝丹（掺）：珍珠三钱，象皮三钱，乳香三钱，没药三钱，鸡内金三钱，生龙骨二两，赤石脂二两，血竭四钱，轻粉四钱，铅粉一两，辰砂二钱。

生肌红玉膏（贴）：当归二两，白芷五钱，紫草二钱，甘草一两二钱，白蜡二两，轻粉四钱，血竭四钱，真麻油一斤收膏。

陀僧膏珠：南陀僧二十两，赤芍二两，全当归二两，乳香五钱，没药五钱，赤石脂二两，苦参四两，百草霜二两，银黝一两，桐油二斤，麻油一斤，血竭一钱，儿茶五钱，川大黄半斤。

八珍汤（服）：人参一钱，茯苓一钱，白术钱半，甘草（炙）五分，川芎一钱，当归一钱，白芍（炒）一钱，地黄一钱。

独参汤（服）：人参一枝，同黑枣四枚，龙眼七个，同煎服。

托里散：金银花五钱，当归二两，大黄五钱，花粉五钱，连翘五钱，牡蛎三钱，皂角刺三钱，黄芩一钱，赤芍一钱，朴硝五钱。

封口金疮药（服）：乳香四钱，没药四钱，木鳖仁二钱，轻粉二钱，煅龙骨一钱，血竭一钱，白及一钱，老松香一钱，虻虫一钱，白蔹一钱，五倍子二钱。

拔风托里散（服）：防风一钱，荆芥一钱，川芎五分，生芪二钱，当归二钱，白术一钱，灵仙一钱，党参二钱，陈皮一钱，香附一钱，红枣二个。

补中益气汤（服）：当归二钱，党参二钱，黄芪二钱，白术一钱，甘草四分，陈皮一钱，柴胡六分，升麻三分，红枣三个。

通肠活血汤（服）：当归二钱，枳壳一钱，木通一钱，乳香一钱，没药一钱，红花五分，大黄一钱，炙甘草五分，苏木末二钱，桃仁三钱。

解骨丸（敷）：蝼蛄一两，雄黄一两，象牙末一两。研末，蜜丸。

拔弹散（敷）：推车虫（去头足）十五个，蓖麻仁两半，吸铁石两半，巴豆仁七钱，白及末五钱，石角五钱，圆麻根一两，南豆瓣三两。

吉利散（服）：当归二钱，川芎钱半，枳壳钱半，陈皮一钱，香附一钱，草朴八分，木香钱半，苏木二钱，刘寄奴二钱，落得打二钱，三七一钱，乳香五分，没药五分，萹蓄五分。

清凉膏（敷）：水泼开石灰末一升，加水四碗，以竹搅数百转，稠黏如胶，鸡翎蘸扫伤处。

黄连膏（敷）：黄连三钱，归尾五钱，生地一两，黄柏三钱，姜黄三钱，麻油十二两。共煎浓去渣，黄蜡收凝为膏。

四顺清凉散（服）：防风一钱，栀子一钱，连翘（去心）一钱，生甘草一钱，当归一钱，赤芍一钱，羌活一钱，大黄二钱，灯心五十寸。

代杖丹（服）：丁香一两，苏木一两，蝗蚓干一两，无名异一两，丹皮一两，肉桂一两，木鳖子一两，乳香一两，没药一两，自然铜（醋淬七次）一两。

洗杖汤（洗）：陈皮五分，透骨草五分，南星五分，天门冬五分，地骨皮五分，天灵盖五分，象皮一两。

琼液膏（贴）：归尾二两，闹羊花二两，红花二两，白芷二两，蒲黄二两，麻油一斤。共煎浓去渣，黄白蜡各一两收为膏。

六真膏（贴）：樟脑三两，儿茶三钱，滴乳香三钱，血竭三钱，没药三钱，三七三钱。共为末，共猪油十二两融化摊贴。

千里奔散（服）：用行远路骡蹄心，阴阳瓦煅存性，研为细末，每服三钱。

雄鼠散（服）：雄鼠一只，铁丝缠缚，阴阳瓦煅灰，存性，研末，酒冲服。

蜈蚣星风散（服）：蜈蚣二条，江鳔三钱，南星二钱半，防风二钱半。共为末，每服二钱。

江鳔丸（服）：天麻一钱，雄黄一钱，蜈蚣二条，江鳔五分，僵蚕（炒）五分，野鸽粪五分，朱砂为衣，另上药加巴豆霜二分五厘，饭丸梧桐子大，每服朱砂丸二十丸，加巴豆丸一粒，水送下。

羌麻汤（服）：羌活七分，麻黄七分，川芎七分，防风七分，枳壳（麸炒）七分，白茯苓七分，煅石膏七分，黄芩七分，细辛七分，甘菊花七分，蔓荆子七分，前胡七分，生甘草七分，白芷五分，薄荷五分，生姜三片。

榆丁散（服）：防风五钱，地榆五钱，紫花地丁五钱，马齿苋五钱。为末，米汤送下。

大芎黄汤（服）：黄芩二钱，羌活二钱，大黄二钱，川芎一钱。

防风当归散（服）：防风二钱半，当归二钱半，川芎二钱半，生地二钱半。

小芎黄汤（服）：川芎三钱，黄芩二钱，生甘草五分。

括石汤（服）：栝蒌仁九钱，滑石一钱，苍术（米泔水浸炒）一钱，南星一钱，赤芍一钱，陈皮一钱，白芷五分，黄柏五分，黄芩五分，黄连五分，生甘草五分，生姜三片。

当归地黄汤（服）：当归一钱，熟地一钱，川芎一钱，藁本一钱，白芍（酒炒）一钱，防风一钱，白芷一钱，细辛五分。

参归荣养汤（服）：人参一钱，当归一钱，川芎一钱，白芍（酒炒）一钱，熟地一钱，白术（土炒）一钱，白茯苓一钱，陈皮一钱，炙甘草五分，生姜三片。

归原养血汤（服）：川芎一钱，当归二钱，白芍一钱，熟地三钱，丹参三钱，红花五分，杞子一钱，木瓜一钱，五加皮一钱，川断一钱，桂枝三钱，红枣三个。

伤科经验良方

内外损伤主方：凡伤各部按症加减。归尾二钱，川芎二钱，生地二钱，续断二钱，苏木一钱，乳香（去油）二钱，没药（去油）一钱，木通一钱，乌药一钱，泽兰一钱，桃仁（去皮尖）二钱，甘草八分，木香七分，生姜三片，童便、陈酒各一杯冲服。

瘀血凝胸者，加砂仁八分。

血攻心窍而欲绝者，加淡豆豉钱半。

气攻心窍而欲绝者，丁香一钱。

气势上涌，喘息不宁者，加杏仁一钱，枳壳一钱。

神志昏迷，狂言呓语者，琥珀一钱，辰砂五分。

喉间失音，不能言语者，加木香一钱，菖蒲一钱。

气息壅塞，阴滞不通者，加厚朴五分，胆草一钱，陈皮五分。

全身发热，其势极甚者，加柴胡五分，黄芩一钱，白芍一钱，薄荷七分、防风一钱。

腰部受伤者，加破故纸一钱，杜仲一钱，肉桂八分，小茴八分。

因受伤而大便不通者，加大黄钱半，朴硝五分。

因受伤而小便不通者，加荆芥一钱，大黄八分，瞿麦一钱。

因受伤而肠中冷痛者，加元胡索一钱，良姜一钱。

咳嗽不绝，痰中带血者，加蒲黄一钱，茅花一钱。

受伤过重，九窍出血者，加木鳖子一钱，紫荆皮一钱，童便一杯。

偏身疼痛，不能转侧者，加巴戟一钱，牛膝一钱，桂枝八分，杜仲一钱。

言语恍惚，昏沉欲死者，加木香一钱，辰砂一钱，硼砂一钱，琥珀一钱，西党参五钱。

鼻部受伤者，加辛夷一钱，鳖甲一钱。

耳部受伤者，加磁石一钱。

眼部受伤者，加石决明一钱，蔓荆子一钱。

面部受伤者，加独活一钱，细辛一钱。

唇部受伤者，加升麻一钱，秦艽一钱，牛膝一钱。

齿牙受伤者，加独活一钱，细辛七分，另以五倍子、土地龙为末掺患处。

左肩受伤者，加青皮钱半。

右肩受伤者，加升麻一钱，如上身有伤者，不可用升麻，防瘀血攻心。

手部受伤者，加桂枝一钱，禹余粮一钱，姜汁三匙。

乳部受伤者，加百合一钱，贝母一钱，漏芦一钱。

胸部受伤者，加柴胡八分，枳壳一钱，韭汁一杯。

左胁受伤者，加黄芪一钱，柴胡八分。

右胁受伤者，地肤子一钱，白芥子一钱，莱菔子一钱，升麻二分。

肚部受伤者，加大腹皮一钱。

背部受伤者，加砂仁一钱，木香一钱。

腰胁引痛者，加凤仙子二钱。

小肚受伤者，加小茴香一钱，急性子一钱。

两胯受伤者，加蛇床子一钱，槐花一钱。

外肾缩入小腹者，加麝香二分，樟脑三分，莴苣子一杯。三味与莴苣叶捣烂为膏，贴脐上，其子即出。

肛门受伤者，加槟榔一钱，槐花一钱，炒大黄一钱。

两腿受伤者，加牛膝一钱，木瓜一钱，石斛一钱，五加皮一钱，苏梗一钱。

两脚跟受伤者，加茴香一钱，紫荆皮一钱，苏木一钱。

枕骨受伤者，加苍耳子一钱，骨碎补一钱。

诸骨节受伤者，加抱木神二钱。

骨节肿痛者，加人参一钱，附子一钱。

肿痛发热，不思饮食者，加人参一钱，黄芪一钱，白术一钱，柴胡一钱。

肿痛不赤者，加破故纸一钱，大茴香一钱，巴戟一钱。

漫肿不甚作痛者，加赤芍二钱，熟地二钱，杜仲二钱，苍术二钱。

青肿潮寒作热者，加山楂一钱，山药一钱，厚朴一钱，白术一钱，砂仁七粒。

青肿不消，面黄寒热如疟者，加人参七分，黄芪七分，白术一分，柴胡一分，陈皮八分。

外伤见血主方：各部损伤按症加减内服。归尾二钱，川芎二钱，地黄二钱，白芍二钱，益母草二钱，藁本二钱，乳香（炙）二钱半，没药二钱半，川续断三钱，苏木钱半，白芷一钱，甘草五分，生姜三片。

脑门肿痛者，加茯苓二钱，白术二钱。

脑髓出者，加香附二钱，白附子一钱，苍耳一钱，牡蛎一钱。

面青懒食腹痛者，加柴胡一钱，茯苓钱半，陈皮八分，升麻五分，半夏一钱，黄芪一钱。

伤在脑侧近耳际寒热作痛者，加丹皮一钱，石斛二钱，泽兰二钱。

目伤出血不止者，加木贼草二钱，石决明一钱，甘菊花一钱。

耳部受伤者，加磁石一钱。

舌部受伤者，加石膏二钱，升麻一钱，用黄芩片贴舌上。

胸腹伤强言乱语者，加辰砂一钱，茯神一钱，远志钱半，金银箔十张，覆盆子二钱。

吐黄水者，加木香一钱，木瓜一钱，扁豆一钱，大茴一钱，大黄二钱，砂仁十四粒。

腹破而肠拖出者，加黄芪二钱，鹿茸一钱。

臀部伤者，加白蜡二钱，自然铜二钱。

凡外伤而寒热、发搐、咬牙、牵唇者，加天麻一钱，升麻一钱，柴胡八分。

肾囊肿痛，饮食不进者，加人参一钱，白术一钱，柴胡一钱。

凡伤口作痒，不能忍耐者，加干葛一钱，防风钱半，荆芥钱半，连翘壳钱半。

出血过多，身体瘦弱者，加人参一钱，麦冬一钱。

烦躁不止者，加柴胡一钱，丹皮一钱。

面黑喘急者，加人参一钱，苏梗一钱。

脓出口噤而流涎不住者，加人参一钱，柴胡一钱，升麻一钱。

脓出不干者，加滑石一钱，苍术一钱，白术钱半。

手足微搐，而眉目微动者，加钩藤一钱，柴胡一钱。

手撒自闭，而汗出如渖者，加人参一钱，附子二钱。

眼开能言，而气不上接者，加人参一钱，黄芪一钱，白术一钱。

以上诸方，皆昔年游历下时，得诸陈师凤山者。师精于技击，而尤精于活人之术。云先世曾得异人授异术，而并得异方，以是相传不替，且不自秘，恒药予授人。凡可以造就者，无不尽出其技以授，在陈师三代以前即如是。师本其祖若父之遗风，亦无所隐讳，人有叩之者，知无不道，道无不详，必使人了然以悟而后已。予小子虽得陈师之青睐，然以人事倥偬，相从不久，未能尽师门之术，即此伤科种种，亦为师所口授。

以上诸方，则为其世代相传之秘，如在别家，必不肯外传，而陈师以祖训所遗，但得其人，即一一加以诲导，故今世之以伤科名于时而出于陈氏门中者，颇不乏人。以予之所知，固如沧海一粟，徒以陈氏之秘方不传于世，殊为可惜，故拾掇而缀以说焉。世之博雅君子，其亦不以予之谫陋，而薄视陈氏之秘方科。

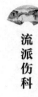

《接骨方书五种》

清·撰人不详

右尺相火与心同断

一息四至平脉也，两息一至死脉也，五至无痾闰以太息，二败三迟冷而危也，六数七极热生多也，八脱九死十归墓也，十一十二至绝魂也。

天之六气，风寒暑湿燥火也（风淫木疾、雨淫湿疾、阴淫寒疾、晦淫燥疾、明淫暑疾、阳淫火疾）。

人之七情（伤心、伤肝、伤脾、伤肺、伤肾，喜怒忧思悲恐惊也）。

浮风虚热滑多痰，实雍弦劳迟主寒，洪数热多孔出血，涩为血少缓肤顽，革崩半产细肠湿，散为气耗代将亡，短是气虚长是积，动惊牢弱骨疼酸，紧疼沉裹濡多汗，促结伏皆痰郁看。

男脉左手大于右手者为顺，男子寸常盛而尺常弱；女脉右手大于左手者为顺，女子尺常盛而寸常弱。凡新得疾者，人迎脉旺容易好；凡久疾者，气口脉好还有救（有胃气故）；迟细者生（不及之象故来迟慢，迟脉属阴，一息三至）；在沉直细而软如蛛丝；在浮洪大者死，有力洪大，来盛去悠（如洪水之洪有波涛汹涌之象，浮而有力，来盛去衰，即大脉也，即钩脉）；在沉坚强者生（有力为牢，大而弦长牢者，沉而有力，且大且强且长也，牢甚则实幅，幅而强实者，浮中沉三候皆有力更甚于牢也）；又曰：太过（实强病生于外，脉必洪大紧数，弦长滑实而太过也）；在沉小弱者死（无力为弱，弱小如绵，弱脉者沉而极细软也。又曰：不及虚微病生于内，虚微细弱，短涩濡芤而不及矣）；命脉和缓关脉实，虽伤重不妨（实者洪大，四至为和缓）；命脉虚促纵伤浅亦死（不及虚微，数时一至为促，促脉者为数，而时有一至如疾行而蹶也）。

周身穴道

乳白穴（在耳后入发际一寸是也），上焦（寄于胃上口，在心下下膈），中焦（寄于胃中脘），下焦（寄于胃下口在脐一寸），人迎穴（夹喉咙两旁是也），寸口穴（亦在颈项是也），期门穴（二穴在妇人屈乳头向下尽处骨间，男子乳小者以一指为率，肥人乳下二寸，瘦人一寸五分得穴也），气海穴（在脐一寸五分），丹田穴（在脐下三寸，即关元也，阴阳之门，精神聚会之所），肺俞二穴（在脊骨第三椎下，两旁相去一寸五分），心俞二穴（在第五椎下，两旁相去各一寸五分），厥阴二穴（第四椎下，两旁相去一寸五分），肝俞二穴（九椎下，两旁一寸五分），脾俞二穴（十一椎下，两旁各一寸五分），肾俞二穴（十四椎下，两旁各一寸五分上膈相对是），大杼穴（第一椎是），膈俞穴（在第七椎），胆俞二穴（在第十一椎是），三焦二穴（在十三椎），胃俞二穴（附在十三椎），旋俞二穴（第十二椎）。

接骨入骱金枪杖伤一切杂症

总论

夫跌打损伤，气血凝滞，不能流行，而成血片或成死血，作痛不醒，或寒热往来，日轻夜重，变作多端，皆因气血所伤，医者不可不明，妄投药剂，愈深其病矣，予甚惜之。但用药之时，贵得其宜，倘受伤半月才医者，死血已固，必须疏通水道，或表或里，既表后不可再表，认明轻重，加减投药。服药后伤处青肿转为红色，其血已活，即伤重，再服可愈。先用熨法，后进千金不夺散，酒浸服之，可得痊愈。如受伤过重，牙关紧急，势将危者，须撬开牙关，将还魂夺命丹，随用正药方，内加羌活、防风、荆芥、黄芪煎汤送下，如不纳不治。坐卧切忌当风湿地、一切油腻生冷毒发之物。凡遇伤处，细看形色如何，还当诊脉调和否，如绝然不至者死，沉细者生。阴囊内有子者生，收入小腹者死。顶门已破，未伤骨者可治；男子两乳受伤可治，妇人两乳受伤不治；正腰受伤立笑而死；小腹受伤吐粪者不治；如眼未直视，虽粪无害。两眼有伤可治；正心口青肿，七日内死。两乳受伤宜当急救，两足有伤可治，夹瘠断者不治。小腹受伤，不分阴阳难治。顶门受伤不治。两脾受伤，血入五脏者不治。两腿有伤，虽然无事，后必有损者也。

还魂夺命丹：专治跌打损伤，牙关紧急，心腹痛闷，不省人事。将筋撬开牙关，灌入一碗即醒。银丝（即山揽姑叶，长有毛，白色水面者佳）一两，毛鸡子（即乌骨鸡，过一月者不用）。二味捣烂如泥，滚酒冲起，用布滤去渣，入小儿骨末一钱即醒，后服棱莪散。

棱莪散：专治跌打损伤，遍身疼痛，不能举止者，服之神效。治法，先将生炭烧红地皮，又将社醋五六斤浇其地上，铺下草荐席，病人必要酒浴过，抬卧于上，用棉被盖暖一时后，伤处可见，轻者末药或七厘散，伤筋骨者，日服接骨丹，兼服此剂，或用神妙佛手散。三棱、莪术、赤芍药、黄柏各一钱，西香、延胡索、槟榔、陈皮、紫苏各八分，青皮、羌活、大腹皮各五分，荆芥六分，防风、柴胡各三分。如伤重体旺者，加上两贴或三贴并煎，上依制法引等分，生姜五片，葱白五根，童便、水煎热服。加减药例：如汗大，去葱白，只用一根；如内有死血不出，加大黄、芒硝、川黄连各一钱，壮实倍用；如有痰，加半夏一钱；如孕妇受伤，去三棱、莪术，加香附、乌药；如血下不止，另煎一服，当归炒蒲黄、葱水煎服；偏心受伤，加红花三分；如门额受伤，去三棱、葱白；痛甚加乳香、没药、苏木、降香；小腹不利加木通、茴香；满身筋骨痛，加五加皮、地骨皮，俱常不可用；养血加秦艽、当归；胸膈不宽加桔梗、枳壳、山楂；如跌破，血出不止，用金枪丹；如手足伤断，用手摧正入骱内，用灯心火纸裹卷缚定，外用杉木皮押定紧扎，又服接骨回生丹，再无不愈，但攻下之药，必须倍乳没、西香各一钱；如咳嗽及肺气旺，加干葛、杏仁、川贝母，不用半夏；如重心痛，加石菖蒲；如原处结成痞癖，加干葛、赤芍药、甘草、桔梗、防风、荆芥、连翘，每用原汤煎热服，随变加减，无不验也；如接骨原方内用千里马、半夏、桔梗、千里马头，服用二钱；如手足受伤，加木瓜、薏苡仁。

通经活血止痛散：专治跌打损伤，败血冲心，心胸紧急者，神验。三棱、莪术、赤芍、黄柏、黄连、青皮、紫苏、香附、柴胡、千里马、乳香。起初不服前方，十分重者加红花、苏木、石菖蒲，加姜引，汤煎热服。

仙传火龙行气法：论中所言熨法也。生姜、麻油、生酒糟各四两，大黄、生地、荆芥、泽兰叶、牙硝各二两，瑞香叶三两。共一处捣烂如泥，以麻油炒热，熨患处七八次，冷又炒，频频熨上，自然安愈，后进千金不夺散及佛手散。

千金不夺散：此方不论男女，五劳七伤，遍身疼痛，无不效验。防风、荆芥、生地、钩藤、紫金皮、角茴、木瓜、川芎、白芷、槟榔、木香、五加皮、羌活、独活、归尾、杜仲、赤芍、牛膝、天台乌、乳香、没药、破故纸、威灵仙、石南藤、自然铜（醋煅七次）各等分。患人有热，倍加黄连，每用头酒一坛，用绢袋袋之，浸或三日，或五日、六七日，炷三香为度，随量不拘时热服，忌醋、荤、辛、油腻、生冷面食等物。如孕妇服，去牛膝、赤芍、归尾，加艾叶，服此七日见功也。

神妙佛手散：专治筋骨断折，金枪重伤将死者，才用此药，大有奇功，不可轻视。鹿茸、当归、肉苁蓉、禹余粮、菟丝子、熟地、桑螵蛸、白芍、川芎、干姜、覆盆子、紫石英、真琥珀、北五味、北艾、牡蛎、白茯苓、酸枣仁各等分。为细末，制法或五钱、或三钱，水煎，姜一片、枣一枚，煎五六沸服。

回春再造散：专治筋骨断折神效，与麻药合相。铜青（醋拌，火煅）、自然铜（制）、木通各一钱，麝香一分。上为细末，每服二钱，无灰酒送下，令病人先嚼丁香一粒，然后进药。伤在上，食后服；在下，食前服，如即日未安，次日再服此方，如骨未断，不可轻服，但此方只能接骨，别无他用。

乳香寻痛散：专治远年近日诸般伤损，遍身疼痛者神效。但此药热燥，唯恐病者难忍其痛，必要疏通后收功时服之，后不复发也。乳香、没药（俱去油）、血竭、南木香、甘草、天花粉、木瓜、肉桂、独活、羌活、西香、茴香各五钱，草乌（泡去脐）、沉香各三钱，当归、川芎、白芷、防风各一两。各为末，或一钱或三四钱，用热酒服。

回生再造散：专治男妇跌扑损伤，遍身疼痛，昏闷不醒，将危者神效。川芎、当归、羌活、独活、木瓜各一两，自然铜（煅）、虎骨、角茴、小茴、穿山甲（炒）各五钱，肉桂、甘草各六钱，淮乌少许，川乌三钱。气喘加沉香、木香；伤破头，加胡天麻、肉苁蓉；夜卧不安、惊悸，加熊胆；乱语失血，加人参、金箔、远志。为末，每服三钱，或酒或童便煎服。

折伤破骨接骨奇方：当归、草乌（泡）三钱，白芷三钱五分。捣为细末，温酒调二钱，一觉身麻，揣正断骨，随用糯米粥调牡蛎末涂伤处，或用生鸡打烂贴，外用前法扎缚，勿令移动，后用丸药开后。

丸药：乳香、没药、白芷、川芎、当归、川椒各五钱，自然铜（煅）三钱。共为细末，用黄蜡三钱溶化，入前药调匀，丸如弹子大，以老酒化开热服，随痛处侧卧片时，服三四次痊愈。

通常打坏煎方活用：广皮、厚朴、紫苏、延胡索、赤芍、荆芥、归尾、青皮各一钱，五加皮、地骨皮各三钱，甘草五分，桃仁（去皮尖）一钱五分，山楂二钱。加减：如重，加乳香、没药；再重，苏木、降香；气血上冲，加琥珀；心痛，加石菖蒲、红花；肋痛，柴胡；下部，加木瓜、牛膝、薏苡仁；腰痛，加牛膝、杜仲、破故纸；小腹不利，加木通、泽泻、车前；心胸胀闷，加枳壳、木香、砂仁、香附；有痰，加半夏、桑皮、杏仁、桔梗。引用老酒煎服，随症加减。

地鳖散：土鳖虫（用酒洗净，炙干研末，煎剂内加）三五匙。

敷药：初打跌，将生酒糟、飞面、栀子同捣如泥，敷上伤即痊。

金枪药：嫩老鼠（未生毛者）不拘多少，韭菜根不拘多少。石臼内捣烂，入嫩石灰打成饼，阴干，以刀刮敷伤处，包扎七日，不下水，即愈。

治破伤风：治破伤风及枪伤，定痛生肌。天南星与防风，制之不麻，二件各等分，为末。若破伤风者，以末麻油调敷疮口内，温酒服一钱；如牙关紧急，角弓反张者，用药二钱，童便送下，打伤欲死，心头微温，用药二钱，童便灌下，连进两服即醒。癫犬咬破，先嚼化二钱，将水洗净，用绢拭干涂药，再不发脓，大有神效。

内府秘授代杖散：又名鬼代丹。乳香、没药、自然铜（煅）、木鳖子（去壳）、无名异、地骨皮（去土）等分。为末，蜜丸如弹子大，每服一丸，温酒送下，任打不坏。

寄杖散：白蜡一两，细细切烂，入滚酒服之，亦打不坏。

林侍郎敲杖散：专治杖疮重伤，抗肉腐烂，痛不可忍者，并昏闷不省人事，皆可治之。白蜡（生研）一两，乳香、没药各三钱，金箔、银箔各二十贴。上为末，每服二钱，温酒调抹。

二黄膏：专治杖痛肉腐烂者。黄柏、栀子、连翘、黄连、大黄、苦参、荆芥、薄荷、牛蒡、蒺藜、威灵仙、蔓荆子各五钱。为末，将清油半斤，慢火熬入前末药二两，熬去渣后，入黄蜡一两五钱，白蜡一两，待溶，倾入磁碗内，药热再入后细药，龙骨、血竭、儿茶、轻粉、乳香、没药、白芷、大黄、雄樟脑、银珠、麝香各等分，入油搅匀，收贮听用。

缉里散（俗呼七厘散）：地鳖虫、乳香、没药、自然铜（煅）、骨碎补、归尾、川麻皮灰、巴霜各（去油）三钱，白秋霜（如无秋石亦可）、血竭、硼砂各二钱　麝香、胎骨各一钱。为末，每服一分二厘，最重者三服痊愈。

保真膏：第一真麻油二斤半，第二捣碎甘草节四两，第三夏天麦二门冬（去心）、熟地、生地（俱用酒浸）、官桂、牛膝、肉苁蓉、鹿茸（酥炙）、远志肉（制）、续断、紫梢花、木鳖、谷精草、大附子、白果、杏仁、虎骨（炙研）、蛇床子、菟丝子（水淘）各四钱。粗药熬枯，用绢滤去渣，又煎滴水成珠后下细药。细药例：石硫黄、雄黄、龙骨、赤石脂、丁香、木香、乳香、没药各四钱，蟾酥、真阳起石各二钱。研捣极细，煎三沸，入黄蜡六钱，透明松香（飞过）八钱，东丹八两，看老嫩收取。

铁布衫：自然铜（煅）、当归、无名异（洗去浮土）、乳香、没药、木鳖子（香油搽壳上火焙用肉）、地骨皮（去土晒干）、苏木。八味等分，蜜丸如蚕豆大，每服三丸，滚汤送下，纵然拷打，可保无虞。

护心丹：未打之前，先服此药，打之不痛，亦不打死。木耳四两，香白芷各二两。共为末，蜜丸如桐子大，每服六十丸，空心火酒送下。

英雄散：川乌、草乌、羌活、甘草等分。为末，看人虚实，每服三钱五钱为止，用生酒下。若不打，服后解药。

解药方：白扁豆、靛花各一两，甘草五钱。共为细末，每服五钱，滚汤送下即解。

秘传接骨金疮禁方

一、脉相

凡欲识跌打损伤生死，必先察其六脉，起者生，否者死；迟细者生，洪大者必死；坚强者生，小弱者死；大者二十日死。若命脉和缓关脉实，虽伤重不妨，命脉虚促，纵伤浅亦死。

凡跌打伤，有不治者五：不疼痛、发战一也；天柱骨折并伤太阳二穴二也；小腹带断、心伤腹肠破、阴囊穿三也；伤食喉四也；汗出如油、尽力叫喊五也。

凡有手足俱有两胫骨，若一胫断可治，两胫俱断不治。

凡骨碎或断，要看本处平正如何，大抵骨低是骨不曾伤，左右再看，方知伤处要先拔捺端正，方用外药。凡认损处，只须揣摸骨头，平正便见。凡左右损处，只须相度。凡顶门虽破，骨未入内可治。凡耳后受伤不治。凡饱食受伤，三日不死可治。凡心胸紧痛，青色未裹心，乃偏心受伤，可治。凡男人两乳受伤可治，急救之。女人系命根不治。凡正腰受伤自笑者不治。凡腹内受伤吐粪者不治。凡肾子受伤入腹者不治。只破、未入腹可治。凡口如鱼口缠风不治。凡伤破囟门出髓者不治。凡正心口青肿不治。凡夹脊断者不治。

二、拔捺

凡手腕出槌，医人用左手掌仰托被伤手臂，又用右手拿住下节手近槌处，一把拿定，不可让其退缩，尽力一扯，即时入故旧，方服接骨丹，仍贴膏药。

凡肩臂脱槌，令患者低处坐定，自用两手叉住，抱住膝上，将膝借力推其手臂，随手直前轻轻放两手就入故处，方服接骨丹、贴膏药。

凡肩甲骨出，用椅当围住胁，又用软衣绵被铺好，再使一人捉定，两人伸拔，却坠下手腕，又曲着手腕，绢片缚之。

凡金井骨在胁下有损，不可夹缚，须捺平正妥贴，方用黑龙散敷，绢片包好，肋骨亦如此法。

凡手骨出者，要看如何出。如骨向左出，则向右边拔入，向右出则向左边拔入。

凡脑骨碎，轻轻用手捺平正。若不破，用黑龙散；破，用桃花散敷填疮口。绢片包好，不可见风着水，犯之必成破伤风。若伤在发内，须剪发敷之。

凡胯骨泛臀上出，可用二人挺定拔伸，方用足捺入，如胯骨泛裆内出，不可治。

凡伤重者，大既要伸拔捺正或取开捺正，然后用桃花散、黑龙散。再夹缚，大抵伸拔要近伤处，不可移在第二节骨上。

凡拔捺，或一人，或用三四人，看难易如何。

凡拔捺，须要相度左右骨如何出，或当正拔，或当斜拔。

三、修整

凡骨跌折叉出肉外，折处两头必如锋刃，或长短不齐，不能复入者，用麻药麻定，方用锉割，或以小铜锯锯齐，然后接入，方敷药、贴膏药，外加绵纸数层，再用粉匣板夹好，过二三日贴膏药，日进接骨丹二次，倘遇热天，用清茶洗净，勿令作气。若胫骨别出，在内者难治，在外者，用手法推入曰方服药。

凡跌打重伤患者，或护痛，不肯令人看摸，又肿硬难辨肉内骨之碎否，必先与麻药服之后，用手捻摸肿处，如骨内有声，即是骨碎，用刀割开，如有血来，再用止血散并麻肉药麻住，然后取出碎骨，以狗骨补之，膏药贴外，用油纸包好，与淡盐汤一杯服之，待醒后服接骨丹。

凡阴子跌出，有血者先用桃花散止血，以丝线缝好，再贴膏药。

凡伤骨，一月内尚可整理，久则不治。

四、夹缚

骨伤处夹缚，夏二日，冬四日五日，解开，用温水洗去旧药，洗时不可惊动伤处，仍用黑龙散敷夹缚。

凡骨平正处，碎皮不破，可用黑龙散敷贴夹缚，若曲折处，其势不可夹缚，恐好后不能伸曲，只用黑龙散敷贴绢包，更便腕转屈伸。

凡跌破，先以末药敷口，须用伞纸包之，再加杉木皮缚定。

凡夹缚用杉木皮，如扎指，用苎麻杉木皮（须用尿浸过）。

凡脚膝盖骨乃另生者，如跌碎，如脱出，用做成一箍如盖骨大箍住，盖以长带缚定，外用护膝又缚好，百日去之。

五、医治

凡重伤，必须药水洗过敷药，轻者不洗亦可。

凡腹破肠出者，医得其法，百不一死。医人先用麻油搽手后送肠入，若肠久出外，风吹肠干不入，即将麻油搽肠滋润，又用一人托住其肠，再一人暗含冷水一口，当面一喷，其人必吃一惊，托肠人即要乘势一推，将肠推入，自然收好，即捻定伤口，用银丝或丝线缝好，先用止血草药，后贴收口膏药，少顷腹中作响，乃肠复位，位虽复归而其间伤否目力难知，即取火酒一小杯，令患人饮尽，再嗅闻伤处，如有酒气，其肠已破，不可治。线缝时不可露一毫针孔，如少露亦不可治，须慎之。

头颅骨碎，虽有白浆流出，不在太阳穴边可治。用上部末药，倍加黄荆子，或有孔，血出不止，先用血见愁捣罨，日换三次，孔小贴膏，孔大罨三日，见红色，加收口药膏药。

凡喉断，当仔细看之，若食喉伤不治，气喉伤可治，用一人扶住头，托凑喉管捻紧，勿令气出，用大针穿银丝，隔寸许联好，外罨马兰草，日换二次，三日后看红色，换膏药收口药。

凡出血用桃花散，不止用三七塞之，外围桃花散。

凡骨碎筋断有破处，俱用桃花散涂四边，缝好，黑龙散敷上。

凡跌打后小腹胀痛，用大黄、桃仁、杏仁各三钱，归尾一钱，甘草梢五分，酒煎，空心服。

凡浑身无故作痛，宜服排风汤。

凡服伤损药，要忌冷水、冷物及牛羊一切鱼腥之类。

凡服药必乘热服，使药行，骨易接。

凡跌打处肿痛，宜用热药汤洗，使血流行，外用乌龙散。

凡皮里有碎骨，宜用乌龙散敷，久骨自出。

凡伤重宜先服调气药，不可竟服接骨等燥热药。

凡伤不拘轻重，忌服草药，犯之则所伤骨出，不能如旧。

凡跌打后大小便不通，忌服接骨丹，此药燥热，又兼酒调，则反助火为虐，且用四物汤待其势定。如不通，宜用大承气汤加木通、朴硝，以通为度，方服接骨丹。

凡接骨顶门破碎，宜用止血散搽之，内服上部末药，又用鲜虎脂四两，川芎五两，酒服，最忌草药。

凡伤处忌用绢布包，恐日后干血胶粘，难以换药，用油纸、伞纸极好。

凡无药时，处治一时折骨，宜急用糯米饭加酒药、姜葱捣烂，熨斗熨热，布包夹好，内服热老酒，使血不凝，以待取药治之。

六、药性

土鳖（咸寒有毒，行折伤之灵药，畏石菖蒲、皂角。丹皮（辛，寒，无毒，消瘀血、续筋骨圣药，畏贝母、大黄、菟丝子）、姜黄（味苦，大寒，无毒，破恶血，止金疮）、麻黄根（味甘，寒，无毒，补阴行滞血）、蔓荆子（味苦，微寒，无毒，眼目伤用良，恶乌头、石膏）、生地黄（甘，寒，无毒，消瘀血，恶贝母，畏芫花、麦门冬）、珍珠（咸，寒，无毒，金疮不收时用，一方煅大鸡冠、河蚌壳可代）、大黄（苦，寒，无毒，伤重用）、象皮（甘，寒，无毒，金疮不收时用）、朴硝（苦，寒，无毒，去瘀血，石韦为使，恶瞿麦，畏三棱）、香附（甘，微寒，无毒，通十二经，乃跌打之要药也）、虎骨（辛，微热，跌伤煮酒服，忌铁器）、延胡索（辛，温，破瘀血，止疼，金疮之要药）、续断（苦，温，无毒，能续筋接骨，生地为使，恶雷丸）、五加皮（辛，温，无毒，远志为使，恶玄参）、红花（辛，温，无毒，散肿止血，能破血定痛，补伤要药）、川芎（辛，温，无毒，头伤可用，使白芷，畏黄连）、归尾（苦，温，无毒，消瘀血，跌打要药）、威灵仙（苦，温，无毒，跌打伤，酒浸服，忌茶面）、藁本（辛，温，无毒，头顶痛用，畏青葙子）、荆芥穗（辛，温，跌打用，能引血归经）、无名异（甘，平，无毒，止痛生肌，跌打仙药）、桃仁（苦、辛，平，无毒，瘀血不通之圣药，使香附）、马兰头（辛，温，无毒，破宿血，养新血，金疮要药）、苏木（甘、咸，平，无毒，瘀血不通之要药）、人中白（咸，平，无毒，跌打圣药，得醋良）、阿胶（甘，平，无毒，女人跌打圣药，使茱萸，畏大黄）、龟板（甘，辛，无毒，消瘀血续筋，煮酒良，忌玄参）、赤茯苓（甘，平，无毒，畏地榆、秦艽、雄黄、白蔹、龟板）、古钱（辛，平，有毒，续筋接骨定痛圣药，得核桃良）、秦艽（苦，平，无毒，跌打用，石菖蒲为使，畏牛乳）、桂皮（甘、辛，大热，有小毒，血在内能引出，在外能引入，童便浸之，跌打仙药，忌石脂葱）、牛膝（苦、酸，平，无毒，下部用）、龙骨（甘，平，无毒，金疮不收口用）、赤芍（苦，平，能行滞血）、蒲黄（辛，平，破血消肿）、紫荆皮（苦，平，活血消肿）、藕节（味平，无毒，凡损伤俱可用）、生葱（跌打初用，与蜜反）、麻油（微寒，跌打后不用）、木瓜（温，无毒，下部用）、没药（苦，平，作痛用）、豨莶草（苦，寒，破伤风用之良）、三七（甘、微苦，温，无毒，金疮仙药）、乌药（辛，温，无毒，极能行血）、防己（辛，平，下部伤用）、桂枝（辛、甘，无毒，手伤之圣药）、旋覆花（辛，温，无毒，能续断筋）、乳香（微温，无毒，作痛用）、三棱（消瘀血，得酒良）、莪术（苦、辛，温，无毒，止痛，得酒良）、白芷（辛，温，无毒，上部用）、生姜（辛，温，无毒，跌打不用）、柿花（大寒，能止血）、古石灰（辛，温，有毒，可代三七）、见肿消（辛，温，有小毒，能消青肿）、木香（苦，温，诸伤可用）、童便（咸，无毒，消瘀血）、泽兰（微温，损伤要药，使防己）、刘寄奴（苦，温，消一切瘀血）、甘草梢（甘，平，逐瘀血）、羌独活（辛，温，无毒）、杜仲（辛，平，无毒，伤腰要药，恶玄参）、海桐皮（苦，平，无毒，下部伤损要药）、红内硝（苦，平，无毒，活血消肿如神）、沉香（辛，温，诸伤可用）。

七、药歌

骨断兮必求土鳖，瘀血兮又赖丹皮、姜黄，破血兮行血大黄，便闭兮宜用生地，蔓荆兮目伤可寻童便，赤芍兮瘀滞之血可用，破风不醒兮豨莶一味可称仙药不谬，延胡索最灵兮打治损后兮姜葱麻油少用，疮不敛口兮象皮、血竭见功，三七、古铜钱兮称为仙药，无名异兮号为神品，一手损兮桂枝宜，下瘀腹兮桃仁急，赏红荆兮补伤损，止血兮散肿可羡，乳没兮止痛称强，头损兮川芎可入，足损兮牛膝相当，猴姜兮补损止血，杜仲兮能理腰伤，三棱、蓬术兮善消血结，覆花、续断兮疗筋无妨，肿消兮善除青肿，马兰灰止血尤良，阿胶乃女人圣药，藕节止吐血难量，蒲黄炒兮呕逆者少用，柿霜研兮血流者无殃，金刀泽兰兮诸般跌扑无双，后人若问歌此者，即是汉家咱。

八、洗药方

凡骨节破者，先用此药煎汤洗，后方用麻药，整骨用黑龙散敷四边，桃花散填疮口，次用油纸包夹缚。赤芍、玄索各五钱，川归尾、肉桂各三钱，苍术一两，荆芥四两，外加防风、槐枝、花椒、葱艾。共切片，每服一两，水五升，加干荷叶二片，煎七分，去渣淋洗。

九、内服麻药

先用此药麻倒，方可用刀割肉开，若血涌出，即以桃花散止血，血止，外用麻药敷上，使患者不知疼痛，方可直割至损处，修骨齐整，次用续筋丹搽割处，又用桃花散。割外又用收口膏贴好，与淡盐汤服之。川乌、草乌各一钱，闹杨花（醋浸七次）九分，大半夏、南星各五钱，黄麻花一钱，蟾酥（酒化）一钱，芋艿叶（取汁，拌前药晒干）。共为末，陈酒送下，每服八厘。

十、外麻药（又名羊花散）

大南星、半夏各二钱，川乌草各一钱，闹杨花三钱，黄麻根汁、蓖麻根汁、芋艿汁，三汁拌药晒干七次。共为末，醋调敷割肉上，或加蟾酥五钱，雄黄少许。

十一、桃花散

古石灰一升，入牛胆内，阴干七次取出，同大黄四两入锅内炒，看石灰至桃花色取起，放地上一夜，研末，填疮口四边。

十二、黑龙散

穿山甲（灰拌炒）六两，丁皮六两，土当归二两，枇杷叶（去毛，焙干）、百草霜各五钱。共为末，用时以姜汁调敷四边，杉木皮夹缚，服淡盐汤，醒来服调气散。

十三、调气散

厚朴（姜制）、白芷、青皮、杏仁（去皮尖）、陈皮、苍术（米泔水浸炒）、前胡、桔梗、甘草梢，姜三片，枣二枚，水二盅，煎八分，服后方服接骨丹。

十四、接骨丹

土鳖（火酒醉死，焙干研）二钱，自然铜（火煅醋浸七次）三钱，血竭（炙）三钱，骨碎补（去毛）五钱，归尾（酒净）五钱，硼砂二钱，乳香（炙）五钱，大半夏三钱。共研细末，每服八厘或一分，酒服。

十五、续筋丹

土鳖、三七、血竭、龙骨。研极细，唾调搽。

十六、玉龙散 又名接骨丹

人中白一味，醋煅七次用。

十七、上部末药

小川芎五钱，蔓荆子一钱五分，白芷、赤芍各四钱，归尾八钱。共为末，每服七分，加麻油炒蔓荆子三分。若伤重，加接骨丹三分，酒调，食后下；伤不甚重，接骨丹只用一分，前药方内有升麻，今减去。

十八、中部末药

杜仲（童便、酒炒）五钱，赤茯苓、生地、秦艽各六钱，桃仁、红花各三钱，延胡索、赤芍各五钱，归尾八钱，紫荆皮（醋炒）一两。共末，每服一钱，加炒蔓荆子五分，轻加三分，酒调，半饥下。前有破故纸五钱，今减去。

十九、下部末药

牛膝、黄荆子（炒）各一两，归尾八钱，防己、独活各七钱，赤芍、秦艽各六钱，紫荆皮、过山龙、千年矮各一两，海桐皮八钱，姜黄五钱，木瓜。咸共为末，每服一钱五分。若伤重，加接骨丹八分，轻五分，空心酒下。凡骨碎折，方用接骨丹加入；若骨不碎断，只用玉龙散加入。

二十、上部汤药

川芎、白芷、蔓荆、川归、赤芍、花粉、过山龙、防风、陈皮、茯苓、甘草、五加皮、黄麻花，姜三片，酒煎服，或加升麻、藁本、威灵仙、南星、半夏。

二十一、中部汤药

杜仲、红花、桃仁、防风、归尾、甘草梢、官桂、茯苓、生地、赤芍、枳壳、过山龙。水酒煎半饱服，或加破故纸、细辛、桔梗。

二十二、下部汤药

牛膝、肉桂、五加皮、生地、海桐皮、独活、秦艽、赤芍、防风、甘草梢、防己、归尾。水酒煎，空心服，或加厚朴、木瓜、陈皮。

二十三、止血草药

血见愁、三七、马兰头、旱莲草。捣敷。

二十四、膏药

凡遇骨碎皮破者不用。片松香二斤，真麻油四两，归尾一两，五加皮、苏木、川芎、杜仲、威灵仙各三钱，牛膝、羌活、独活、防风、荆芥、续断、生地、破故纸、紫荆皮、麻黄、发灰、黄柏、苦参各五钱，黄蜡、百草霜各四两，木瓜一钱，大黄一两，姜葱汁各四碗，细茶、麝香、三奈、红花、白芷各五钱。

二十五、收口膏

麻油一斤，川归尾、赤芍、防风、荆芥、白芷、大黄各一两，黄柏、苦参、连翘、生地、金银花各八钱，白及、白蔹各五钱，麻黄、天花粉各二钱，细茶、珍珠、海螵蛸、血竭、龙骨、儿茶、轻粉、土鳖虫、黄丹、水粉各四两。共研细末。

二十六、活血止痛散

肉桂、归尾、甘草梢、川芎、杜仲、木瓜、虎骨、羌活、独活、乳香、白芷、生地、乌药。水、酒煎好，加童便服。如气喘，加沉香；头痛，倍川芎；虚汗，加麻黄根、浮小麦、白术、黄芪；寒重，加干姜；小便不通，加车前、木通；热重，加柴胡、柏子仁；笑不止，加杜仲、破故纸；寒不退，加人参、白芍、麻黄；胸紧，加枳壳、桔梗；热不退，加山栀、连翘、薄荷；肚有血块，加三棱、蓬术、香附；语言恍惚死去，加朱砂、远志；伤头出血多，加生地；呕吐食不进，加藿香、砂仁、丁香、半夏；痛不能食，加人参；口中血腥，加阿胶，如再不止，口中生嚼丁香：口内粪出乃食饱伤胃，加丁香、半夏、草果、砂仁，如不效，是肠断；出血多，周身麻木，不知人事时，或昏晕，倍加人参，或独参汤庶可救之。

二十七、通荆汤

治伤破后小大便不通。归尾、红花、桃仁、猪苓、泽泻、桔梗、柏树皮、甘草梢、赤芍、枳壳、大黄、芒硝、车前子，姜三片，水煎服。又方；又名桃仁桔梗汤。桃仁三十粒，桔梗二钱，杏仁、大黄（煨）七钱，车前子、当归、红花、苏木、芒硝各五钱，木通、猪苓、泽泻各三钱，姜三片，水煎服。

二十八、排风汤

肉桂、芍药、白术、当归、川芎、苏木、杏仁、甘草、独活、防风、麻黄、白茯苓，姜三片。水、酒煎服。

二十九、阴红汤

治女人伤瘀血不散，腹胀二便不通，闷乱欲绝，急用此药，待瘀血尽方用前药。阿胶、发灰、没药。酒煎，加童便服。

三十、寻痛散

骨断折者可常用，闪腰亦可服。乳香、没药、木香、川芎、归尾、杜仲、肉桂、虎骨（火酒淬）、木瓜、续断、古铜钱（醋淬）。共研细末，每服二匙，酒调。

三十一、紫金散

骨不碎折者可用。红内硝、续断、骨碎补、无名异（醋煮）、牛膝（酒浸）、蒲黄、桃仁、丹皮、归尾（酒浸）、红花、杜仲、川芎、苏木。共末，每服二钱，酒调。

三十二、麻黄散

治破伤风发寒。肉桂三分，干姜、苍术各五分，麻黄（去节）、半夏（姜泡）七钱，陈皮、厚朴（姜制）各二分，桔梗、川芎、枳壳各七分，姜三片。煎服。

三十三、清风散

治破伤风牙关紧急。当归、羌活、升麻各一钱，川芎、陈皮、白芷、芍药各八分，南星五分，甘草二分，防风七分，桔梗五钱，姜三片。水煎服。又方：用皂角吹鼻男左女右，口开灌药。又方：用萝卜叶包患处。又方：杏仁（去皮尖），为末，火酒和面，涂患处。

三十四、龙骨散

治医后筋不伸。鸡骨节、虎骨节、犬骨节、龙骨。共研细，入下部末药中，加牛膝、黄荆子（炒）各一两，续断、独活、秦艽、当归各八钱，海桐皮八钱。

三十五、宽筋汤

治前症日服一贴。牛膝、肉桂、姜黄、白茯苓、黄芪、海桐皮、当归、独活、续断、生地。酒煎，空心下。

金疮论

凡兵器所伤，出血即渴甚，不可即与饮食，恐簌毛在吻，须食干物并油腻，不可食粥，食粥则血沸心必死。所忌有八：一嗔怒，二喜笑，三大言，四劳力，五忘想，六热粥并羹，七饮酒，八酸咸。此八者者犯之，未有不死。然不活之症亦有十一：一曰伤脑户、天仓，二曰臂中跳脉及脾中阴股，三曰伤心及乳，四曰伤鸠尾，五曰伤小肠，六曰伤五脏，七曰脑髓出，八曰脑破声哑目直视，九曰痛不在伤处，十曰血出不止、前赤后黑，十一曰肌肉腐臭。有一于此，皆不能治。除此当诊其脉，血未出，脉宜洪大，又宜虚细沉小则生，数实浮大者死，凡出血过多而脉微缓者生，急疾者死。

金疮方：王抚台军中屡验，箭镞及跌扑、诸兽咬伤危急者。花蕊石（粗末）一两，明硫黄四两。入阳锡罐封固，打火，自辰至酉息火，次日取出，研细，收贮听用，掺上化血为水，再掺即醒。若伤寒重入脏腑，用童便、酒各半碗，调药一钱五分服之，立效。又方：陈新二种石灰、丝瓜根叶（要取初种时方开两片叶者）、韭菜叶各等分，捣十下，作饼阴干末敷。又方：白僵蚕炒黄，为末敷之。或用二蚕砂炒，研末敷亦好。

治血出不止：蒲黄五钱为末，热酒服。或用牡蛎粉敷即止。又白芍药（炒黄）一两为末，或酒或热汤服之，渐渐加服，仍用末敷之。

治胁破肠出：先以香油抹手送入，急煎人参、枸杞子汁温淋之，吃羊肾粥，七日愈。

麻药方：川乌、草乌各三钱，蟾酥一钱，大半夏、南星各五钱。为末，每服二分，酒下。

外麻药方：芋艿叶、蟾酥各七钱，川乌、草乌各五钱，雄黄、半夏各二钱，黄麻花五分。共为末，敷肉上。

治跌伤阴囊：古铜钱、油核桃。同研细末，老酒下。

金枪千金不易方：水粉（炒黄）五钱，松香（制七次）三两，三七根三钱。共为细末，搽患处。如经风过，用童便洗之，搽抹药包好。又方（军中常用）：古石灰入未开眼鼠同捣，阴干研末，每石灰一两入大黄三两，炒至粉红色取起，研细，用苎根汁、韭菜汁和入阴干，又研，配三七一两，血竭七钱。又方：用烧过人骨，入白朱砂少许，掺之极炒。

续筋方：先将断筋凑好相对，次用旋覆花汁涂之，仍以渣敷上。

箭头入骨：巴豆、蜣螂。同捣敷之，待少顷发痒即取出。

叶宝太传接骨秘方

黄末药：白芷、川芎（酒拌）、桂枝、杜仲（酒炒）、牛膝（酒浸）、红花、桃仁、归尾（酒洗）、防己各三钱，独活、秦艽、赤芍药（酒浸）、乌药各五钱（酒拌），海桐皮、五加皮、续断、防风、蔓荆、天花粉、木瓜各二钱，肉桂（童便浸）一两，甘草梢一钱。共为末，又收黄末一两，配生地、丹皮、玄胡索各五钱，骨碎补四钱。

红末药（又名紫荆散）：紫荆皮一味，醋炒，为末听用。

黑末药（又名黑神散）：黄荆子，香油炒，为末听用。

桃花散（又名桃花末药）：乳香、没药（炙）、血竭。共研细末，痛甚者加之听用。

灰末药（又名接骨丹）：土鳖虫（火酒醉，焙干）二钱，骨碎补（去毛）五钱，海螵蛸、半夏（汤泡去皮）、乳没（炙）各二钱，自然铜（醋淬十四次）七钱，白硼砂三钱，血竭（炙）二钱，归尾（酒拌焙）五钱。共研细末，听用。若瘀血攻心，加巴豆、大黄末。

白末药（又名玉龙散）：人中白一味，火煅醋淬研细，收贮听用（骨不断者可加）。

治合：凡跌扑不甚伤，骨不断碎者用。黄末药、黑末药各八分，红末药六分，桃红末药五分，白末药二分。和匀，用姜五钱、葱白五根取汁，入老酒，加麻油二匙调服，葱油只头服用，后只用酒调，外贴膏药。

治合法：凡跌打伤重，骨碎折将危者用。灰末药一服，加巴霜、大黄末，服五分，待瘀血尽后，去巴霜、大黄，用灰末药一分，黄末药八分，红末药六分，黑末药、桃红末药各五分，酒调下，伤重服末药，仍服汤药。

上部汤药方：头破见髓俱可服。川芎、白芷、羌活、桔梗、防风、当归、赤芍、甘草、生地、黄荆子、五加皮，或加升麻、花粉、藁本、南星、蔓荆子，姜三片，水煎服。

中部汤药方：手臂腰以上俱可用。杜仲、桂枝、红花、桃仁、乌药、姜黄、五加皮、丹皮、生地、赤芍、归尾、甘草、续断、秦艽，或加破故子，姜三片，水、酒煎服。

下部汤药方：腿足伤用。牛膝、独活、肉桂、防己、归尾、赤芍、海桐皮、续断、生地、姜黄、红花、防风、丹皮、甘草梢、五加皮，姜三片，水、酒煎。凡痛甚，加没乳，三部俱用。

桂枝汤：伤手足用。桂枝、归尾、独活、赤芍、防风、陈皮、威灵仙、红花、防己、赤茯苓、五加皮。水、酒各半煎。

海桐皮散：足伤用。木瓜、牛膝、防己、肉桂、归尾、赤芍、海桐皮、生地、赤茯苓、防风、陈皮、花粉、五加皮。

蔓荆散：治跌打损伤，并瘀和肿疼痛难忍者。升麻、白芷、川芎、蔓荆子、藁本、甘草、木贼、生地、红花、当归、白术。

杏仁散：治跌打肚内瘀血作痛。生大黄五钱，桃仁（去皮尖）三钱，归尾一钱，甘草梢五分。水煎服。如不下，加柏子根三钱，再服车前子汤。

车前汤：治跌打后大小便不通。木通、车前、大黄、朴砂、红花、桃仁、甘草梢、归尾、芍药、生地、枳壳、麦冬。水煎服。

麝香膏：骨碎皮破者不用。红花、白芷、桃仁、牛膝、归尾、桂枝、杜仲、续断、独活、生地、防风、荆芥、五加皮、威灵仙、紫荆皮、白草霜一两，大黄、苦参、黄柏、血余、麻黄同前各三钱，黄蜡二两。姜葱汁各二碗，细药麝香末同研入膏。

收口膏：皮破者用。大黄、苦参、黄连各一两，甘草五钱，白松香二斤，白蜡四两，麻黄（先用七两，留起三两，看膏之老嫩加减）十两。将大黄五味切片，入锅内各炒取起，次将松香熔化，炒过药片熬滚，用柳枝入锅内搅，待成炭色方下白蜡、麻油，仍旧熬滚，滚久用麻布滤去渣，绞布须长六尺，便入手好扯用，绞油入缸，用水入中，将膏扯成长块段三四块，仍用扇搧之自定，切不可用水泼去，泼去则伤人矣。直待油花红黄色，渐渐花尽，如镜面清澈可照人方成膏。滴水试老嫩，若老加油，嫩加松香，入筛过百草霜收成膏，入细药血竭、儿茶、龙骨各五分，珍珠二钱，海螵蛸、象皮（煅）各五钱，乳没各一钱。

药酒方：治跌打损伤。当归、芍药、川芎、牛膝、杜仲、紫荆、何首乌、威灵仙、肉桂、乳没、姜黄、虎骨、海桐皮、独活、五加皮、生地、乌药、杏仁、红花、丹皮、防己、续断、甘草梢、干姜、秦艽、防风、羌活、三七、落得打、土鳖虫各三钱。绢袋盛入坛，加酒十五斤，重汤煮之三炷香为度，早晚服。

内麻药：凡欲整理碎骨，用此药将患者麻倒，方可用刀割开，取出碎骨，若血来，用桃花散止之，若有微痛，再上麻肉药，方可用锉锯修治整齐，如有缺欠，以狗骨补之，又上续筋丹，割处用桃花散围割口，外贴收口膏方，与淡盐汤，又服一捻金。川乌、草乌各三钱，黄麻花、闹杨花（醋浸七次用）九分，蟾酥（酒化）一钱，半夏、南星各三钱，芋艿叶（绞汁拌药，晒干酒服）八厘。

外麻药：天南星、川乌、草乌、半夏各二钱，闹杨花三钱，黄麻根汁、芋艿叶汁（拌药晒干，七拌七晒），醋调搽割肉上。

一捻金：归尾、骨碎补、生地、牛膝、五加皮、放杖行、威灵仙、黄荆子、甘草梢、桃仁、红花、落得打、羌活、独活、防风、桔梗、虎骨、龟板、肉桂、杜仲、川芎、乌药、赤芍、乳没、十大功劳。共末，每服三钱，酒调。

血竭散：治跌打损伤，血从口出者。干荷叶、发灰、茅根、韭根、血竭。酒、童便服。

治跌打服热药过多转生痰热方：甘草、肉桂、细茶、麻黄、杏仁、桔梗、荆芥、灯心。若痰盛，加半夏、桑白皮煎服。

附子汤：治伤损少愈，转症伤寒，或阴或阳，宜服此药，若四肢俱冷，危症也，此药亦不能治之。川芎、升麻、木通、麻黄、藿香、白术、红花、归尾、牛膝、砂仁、丁香、苏叶、甘草、附子、肉桂、干姜（煨），葱头三个，姜三片。水煎服，出汗为度。

治伤损冒风四肢疼痛方：川芎、桔梗、生地、归尾、牛膝、红花、白芷、紫苏、麻黄、升麻、甘草梢、细辛、橘红、香附、赤芍、木通、肉桂、白术。葱姜酒煎。

黄芪汤：治接骨日久，力不能行走。人参、黄芪、白术、枸杞、牛膝、续断、肉桂、当归、甘草。水煎服。

治跌打伤风方：木瓜、甘草、金银花、蝉蜕、僵蚕、全蝎、穿山甲、防风、白芷、花粉、连翘、薄荷、黄柏、黄芩、米仁。水、酒煎。又方：黄芩、黄柏、白及、白蔹、栀子、南星、半夏、雄黄、雉尾灰、黄连。用猪胆调涂患处。

护心丹：治跌打重伤，危在须臾者，先用干柴烧地，长阔如卧床，令通红，用童便泼上，上放草荐一条，扶患者卧上，待知疼痛，用护心丹一分。如内有瘀血，急服鸡鸣散；如无瘀血，服一捻金。乳香、没药、肉桂、干姜、杏仁、血竭、白术、归尾。共研细末，酒调下，米汤亦可。

鸡鸣散：大黄、归尾、桃仁、生地、甘草梢、千手观音。好酒调服。

治孕妇跌伤方：阿胶三钱，归身一钱五分，艾叶、生地各七分，续断一钱，红花三分，川芎、砂仁（炒）各八分。

治跌打后，气血攻心，痛不可忍，兼七孔流血：鹿角灰、朱砂。共研细末，以茅根煎汁调服。

独参汤：治跌打重伤出血过多，不省人事。人参，水煎灌下，渣加肉桂三钱、糯米一合，再煎服。

八厘散：又方加天灵骨或胎骨。古烂铜钱（火酒煅）、香瓜子（炒）、血竭、土鳖虫（火酒醉死，焙）。各为末，每服八厘，酒下。

小坡胜金丸：肉桂（童便浸）二两，丹皮（酒浸）、乳没（炙）各一两，归尾（酒浸）七钱，桃仁、红花、芍药、乌药、延胡索、姜黄（酒浸）各五钱，三棱、蓬术、续断（酒浸）、香附（童便炒）、生地（酒浸）、刘寄奴、泽泻、紫荆皮、蒲黄、青皮（酒炒）、砂仁、木香（酒浸）各三钱，甘草一钱，麝香五分。俱研细，老酒、苏木汁、童便各一碗，大黄膏一碗，和药为丸，如龙眼大，金箔为衣，症重三丸、轻一丸，照引下，孕妇忌之。头伤川芎汤下，腰疼杜仲酒下，足伤牛膝酒下，寻常痛酒下。

煎药方：治跌磕。活血通气兮青皮木香，乳没归芎索红花，丹参桂皮童便酒煎。

末药方：地龙（去土）、血管鹅毛（去翎）。新瓦焙为末，童便、酒服。

轻伤煎方：活血汤内红乳没，玄胡乌附赤芍药，苏木归须并桂皮，酒加童便医伤妙。

重伤煎方：桃朴、归须、枳壳、桂皮、生地、红花、赤芍、乳没、大黄。与酒同煎热下，若还口吐血兮，更加侧柏、丹蒲。

夺命丹：夺命丹内朴硝黄，苏木归尾甘草良，陈皮肉桂红花等，壳通乳皮共煎尝。

跌打损伤：延胡索、五灵脂、桔梗、甘草各等分。捣碎，醋调敷患处。

接骨方：已断而只连者皆可治。用鲜桑根白皮刮净内外，令软甚，夹包伤处扎定，然后将童子鸡一只，连毛屎一齐捣如泥，入鲜石菖蒲根共捣敷上。又方：用莴苣子捣烂敷痛处，仍以莴子冲酒服神效。又方：用上粪坑砖一块，洗净烘干，研为细末，每服三钱，好酒送下，此物极能理伤续断，屡用屡效，预先服之又能止痛，不可以其轻易而忽之。又方：红曲、梓树根皮、生姜各等分。三味同捣烂敷之，三日内即愈。

千金一笑接指神方：史幼安验，轻则用鸡子清调敷，重则以公鸡血调之。白松香（新瓦焙，去油）、五倍子、蝉蜕各五钱，黄狗天灵盖（煅存性）一两五钱。上药共三两为末，和匀敷伤处。歌曰：仙人传下接骨丹，指头落地等闲看，若将此药轻敷上，西山日落即平安。

　　七厘散：治跌打重伤，起死回生。巴霜一钱五分，桃仁、归尾、木鳖、没药各二钱，大黄三钱。各研细末，酒酿为丸如绿豆大，重七厘一丸，每服一丸酒下。

　　八厘散：治跌打损伤。乳香、没药（各去油）、血竭、龙骨（煅）、自然铜（煅，醋淬）、归尾各一钱，大黄二钱，麝香三钱，骨碎补一钱五分。要有线针者为蚺蛇胆三分。

　　跌打损伤破伤风：乳香、没药（各去油）、百草霜各一钱。共为末，每服一钱，老酒送下，三服痊愈。

　　跌打损伤煎方：骨碎补、自然铜（醋煅）各三钱，苏木、刘寄奴、丹皮、赤芍各一钱，当归、延胡索、五灵脂各钱五分，红花八分，桃仁（研碎）三十粒。伤在上加川芎，伤在下加半夏。用地鳖七个，瓦上焙干，研碎冲服，用生酒煎服。

　　霹雳丹：治跌打重伤，牛马践踏，瘀血攻心，不省人事。天竺黄、三七、大黄、血竭、儿茶、乳香、没药各三钱，阿胶、雄黄各二钱，麝香五分，冰片三分，牛黄二分，藤黄五钱。用山羊血煮一夜，次将人粪煮一周时，共研为末，蜜丸如桐子大，每服三分，童便送下。若有瘀血，先服导滞散，后服此药，终身忌食地栗。

　　跌闪骨碎：用王瓜种一钱，水一盅，煎七分服。先将伤损处扶掇，照原旧一样，服药渐闻骨凑声。

　　刀疮方：闭眼小鼠、石灰捣如一两，加真粉三钱，白螺蛳壳（煅）五钱，象牙末三钱。如去箭头，加五六月路上自死螳螂（焙焦）五钱，琥珀末一钱，冰片五分，乳香、没药（去油）三钱，共为末，入罐听用。又方：刘寄奴叶，研末，掺患处。又方：山蚂蚁窠，如绵纸焙，研末掺。

　　箭创立效方：蚕蛾研末掺患处，毒气尽出，山蚂蚁窠更好。箭头入肉，饴糖敷之自出。

　　枪铳子伤入肉：蓖麻子、水银（锡制）共研，鹅油调敷伤处即出，去药。

　　头皮破血出不止：柿花捣敷患处。

　　抓破面皮：轻粉、生姜调敷。

　　人咬伤：栗子嚼细敷之。

秘传杖丹膏散丸末方

　　杖丹膏：黄柏、黄芩、大黄、归尾、红花、续断、苏木、肉桂、骨碎补、胎发各四两，白芷、丹皮、半夏、独活、赤芍药、金银花、连翘、防风、生白及、白蔹各二两，麻油二斤。将药浸七日或三五日，入锅熬至枯黑，去渣入锅，再熬至滴水不散为度，入黄丹十二两收成膏，下细药末乳、没、儿茶、樟脑、血竭、象皮（煅）五钱，轻粉三钱，麝香五分，共入膏内，去火毒。

铁布衫丸：无名异（酒洗研末）、乳没（炙）各一两，胎骨二钱，自然铜（醋炙四次）三钱，归尾六两，苏木节四两。童便二碗，共入砂锅，熬膏一大碗去渣，入花色好砂糖半斤，搅匀，入前六味为丸，如龙眼大，辰砂为衣，每服二三丸，未杖之前服。歌云：铁布衫丸乳没归，胎骨苏木自然随，土鳖无名蜜丸服，救尽人间屈杖危。

胎骨方：狗胎（加醋，入阳城罐，煅三柱香）一个，羊胎（加火酒入罐，煅一炷香）一个，三七（加醋入罐，文火煅一炷香），人胎膏（蜜炙，新瓦焙干），各自收贮。配法：狗胎末一两五钱，羊胎末五钱，三七末一两，狗脚末一两，胎骨末二钱五分，乌梢蛇重二斤者取胆一枚，和入药内，预捣枣肉十两，入药再捣为丸，朱砂为衣，未杖前酒下一丸。

敷药方：大黄（切片酒蒸）、独核肥皂（去子，盐泥封煅）、千年石灰（入罐，火煅红，火酒一杯覆罐土上存性）。三味各用一钱，取落得打草一把，入童便煎取汁，调三味敷之，包紧。

杖疮膏：麻油（熬熟）八两，鸡子（去壳，入沸油内灼黄，取出）四个，头发（入沸油内煎少许时取出渣）一把，指甲（入沸油内灼黄取出）六个，川椒（入沸油内灼取出）十粒，黄蜡（摘碎）二两，黄丹四两，同蜡入净斗碗，内用水坐碗，将沸油冲入调匀矣，稍冻，将旧棉花依杖处大小摊成膏药贴上，用裹脚缠好，凶则日换二次，否则一日一换。洗用猪骨髓、川椒、葱头煎汤，不必忌口。又方：葱白一斤，猪油四两，白糖四两，共捣极烂敷上，以伞纸裹之，次日即消，三五日痊愈。

铁布衫：夹棍杖前。乳香（去油）五分，没药（去油）三钱，官硼砂二钱，土鳖五钱，血竭三钱，当归四钱，半夏二钱五分，巴豆（去油）五分。上为丸弹子大，每服酒送下，或白水亦可。又患处：巴豆三分，古钱一枚，自然铜三钱，生姜二钱。上共末，同生狗肉、陈糟捣敷患处。歌云：乳香没药与硼砂，土鳖当归半夏加，巴豆粉儿和血竭，总然跌打也由他。

代杖丹：尿坑瓦片（取陈久黄垢色者，用童便、酒煅七次）二两，乳没（炙）各一两，归尾（酒洗）一钱五分，海桐皮八钱，姜黄、千年矮各一两，赤芍、秦艽各二钱五分，牛膝（酒洗）七钱，白芷三钱，黄荆子（炒）五钱。共末，酒服三钱，未杖先服也可，若杖后重伤，当用红花散。又方：三七、人参，敷之即长肉。

红花散：土鳖虫（火酒制）一钱，古铜钱（醋淬十次）三钱，巴霜一钱，苏木节五钱，红花（酒浸）五钱，乳没各三钱。研极细，每服一分，好酒下，尽量饮醉妙。

千金不换方：不救诸疮单救刑，乳香没药与无名，土鳖虫与真胎骨，自然铜用醋来烹，六味将来研细末，炼蜜丸如弹子大，临时要用三杯酒，那怕黄昏打到明。

夹棍奇方：红豆煎汤频洗患处，以知热为度，外用陈糟一斤（炒焦），糖五两，肥皂一斤（去核，煮极烂，去渣），胡椒三两五钱（研末）。共捣敷患处，夏布包裹紧，三日止痛，五日能步，治远年永不发痛。

夹棍不痛：用肥皂去皮筋，捣极烂，敷两胫一二时，临刑软而不痛。又方：肥皂（去筋）、樟冰各等分，用狗板油加飞面，共捣成饼四个，约三四分厚，头一日搽刑处，布包过宿则不疼，如不用刑，须以冷水浸半日，脚不软。又熬刑，生白果研水饮之，移时用刑。

夹拶方：大黄四两，半夏、白芷各二两，官桂四两，甘草二两。共末，好酒调敷包暖，内服杖丹方（即下部末药）用二钱，加落得打末三钱，空心老酒下。若前服后刑，加无名异一钱五分。拶指重伤，银珠、诃子肉为末，蜜调敷。

预防夹棍神方：独核肥皂二十枚，煮烂去皮，捣烂极细，加川乌五钱，草乌一两，黄麻子八钱，乳没（去油）研各一钱，和匀，预敷受刑处，扎好，次日解去，如夹破者，加银珠五钱敷之。

治夹碎骨方：土鳖、生蟹捣敷，内服接骨丹。骨不碎者，土牛膝一味捣敷。

嵇氏家训

医为人之司命，若不检读方书，用药与证不合，轻则误人，重则杀人，暗中之过自不知也。吾家迨南渡迄今，业接骨医相传子孙五百余载，矧先世医冠两浙，身荣御院不二青囊之秘，其有过人学识者矣。嗣后以来，吾家及诸族中渐无潜读医经者数十年矣。即接骨祖业本系秘典，传遗口言、心授、目识、手到，俱是子看父、弟看兄，见有患人来家，看是某样病症，怎么医法，怎么样用药，何样说话，立在柜桌之傍，记熟在心。至长大冠巾，却如此依规蹈矩，行去诚实，愧对于人，若心灵机巧者，尤有参究，若愚蠢无知者，糊涂到底。我今见汝辈数人之中，一无承前启后之人，一无别图恒业之人，蹉蹉跎跎，将祖先传流艺业一日荒废一日，岂不痛哉。我今将问病口诀、医病药方、治病法则，汝等须知读悟一帙之内，如某样病当如某样治，用某样药方；如某样病，思与某病相类，又当用别药而治；如折骨出臼、割喉碎囊内伤等病：实是要紧手段功夫，不可草率，轻忽误人。后开疮毒几方，亦是常来问医之症，不可不知。此篇俱系定言据见，传与汝等，殊为摘要简便，使汝愚者易得明白，智者益添参酌。其中我或有未到之处，或格外异症，或治法不同，如汝有所见，尚可改而行之，不必胶柱鼓瑟，即注定药方。或可随症加减，丸药膏药，一料半料，照分两制度配合。再有内外杂症，不知之处必须捡读内外科、小儿科、妇人一切诸书。若认真苦下功夫，三载潜心习，断能行之于世，养家活口。不悉此集，遗我子孙，虽不能比膏腴之产，可谓四季有收，毋虞旱潦之田也。有若能行医者，不负余一段愚赐。遵而能守，则祖业有望重光，吾荣矣！幸矣！

时崇祯乙亥桂月朔旦　屿斋嵇氏记序（大吉利市）

嵇氏接骨方

医诀十二条

凡有人就医取药，彼言病症，得患闪挫，及跌扑打伤，先问之曰：伤在何处？今是几日？彼答：或伤在胸前，或胁下，或在腰间在胯，或在肩背。我再问之，翻身转侧，咳嗽打喷嚏，呼气吸气，皆应着身内疼否？彼曰：是俱应着内痛，这是气血受伤在内，血凝住不行，气滞住不散，又伤筋骨，故如此作疼，须用外边贴膏药以定疼，内里服药，活血顺气，使气血流通，自能愈矣。如有照前样受伤重者，则有身上发热，若发热或是死血瘀住不散，气不流行，或饮食发物停积所致，或因洗浴汤气相侵，这便要按症的实用药。若是气血不散发热，只宜理气血为主治。若因饮食停积发热，消导饮食药中兼活血顺气。若因汤火之气聚攻发热，活血药中兼清鲜凉血之药。若有破碎皮肉，以消肿托里排脓药主治。这都要药中加减，随症活变，自然无差，服药有效。再有跌扑闪䐴者，来人说伤在手上，但手上有腴骨三处，上是肩帮臼，中是胳膊臼，下是手腕臼，如系伤在肩帮边，即要与他将所伤之手揢起，要搭上在不伤这只肩上，再要将患手伸起，摸着自家头鬓，此是不出臼的诚法。如搭不过肩，摸不着鬓，只好承到胸前。肩上不圆，有个窝儿凹者，这是出臼的了，毕竟要扛上揢好，若迟延时日，内筋血凝滞作肿，便不能应手抬起，便要费力，患人又多受疼痛。如系伤在胳膊并手腕边者，问之可能自己伸得直么，屈得转么，臼骨边不歪斜曲突么？如云皆不能伸展，有歪突模样，此二处必是出臼。亦要当时捉入为好。若问患人云：不是伤在臼边，在臂膊上，即要与他看臂骨断折不断折。若骨断者，其手痛甚而软，不能举动，放倒折骨之处，定有响声。若自能带疼举动，此不是折骨之症，既无出臼，又无折骨，则所伤系是伤筋伤血，损伤重则骨与臼耳，一一细推明白。待来取药之人，更要问明要紧。如患人所云伤在脚上，亦有臼骨三处，上为豚脘骨臼，中为膝踝骨臼，下为孤拐骨臼。此三处骨臼，若然跌出，便不能下地行走，卧床亦不能伸去缩来，或歪左歪右。出臼之处自然有空凹，将两脚一并，好歹便知。须是当时捉入为效，如带疼行走得动，伸缩自如，脚不长短，这是不出臼的了。若伤在大腿、小腿之上，这是要审他受跌之高低深浅，大小腿上有无骨之断折也。如骨断，便不能行能动，以绑缚之法治之。折伤治疗之法，当视其所伤损轻重，若血不止者，外宜敷贴之药，内宜和散之剂。血蓄于内者，宜下去之，然后调理，必以顺气活血，止痛和经，使无留滞气血之患，此其要也。有从高坠下，跌伤之人，是分内伤脏腑，问他跌时，还是空心饱腹，跌后大小便曾通解否，身有发热否，小肚内作硬胀否？患人若说一一如是，这样病症，不可轻视。肠腑震伤，五脏不和，血凝气结，阴阳违背，故二便不通，身热口燥，或恶心作呕气喘，遍体有疼痛者，有麻木者，起卧艰难，此心肺与大小肠为表里，气血关格不通，则大小便闭塞。若气血交戾攻心，亦药无可救。如其跌下之时，昏晕不知人事，急急揪起患人头发，不可放倒，先用灯心童便汤，化琥珀护心丹，急与服下，使人事复知，细看外有伤损之处，即外贴膏药，内服行血下利之药要紧，逐去瘀血，二便流通，虽有重伤，不致殒命。若食饱加消食，有风寒兼发散，其脉坚强者生，小弱者死。又如一等之人，或临河滨水畔，被跌入水，又有相打入水者，身负重伤，又加头疼发热，饮食不进，心作呕吐，如感风寒一般。治法必要散风寒湿气为主，于发表先散风寒表解，不与打伤气血相干，外感已除，虽有内伤，亦无害也。常有一等闪跌挫气之人，或闪在身腰肩背，或跌在手腕膝头，论初患原是损伤，气血瘀滞不散而作肿痛。若伤筋伤臼，或拘挛不能伸缩，此显明而易治者，及服活血暖筋骨药并不见效，更加疼痛，间或身有发热，口有烦躁，于夜睡不安，如遇此样病症，当究心审理，辨情察脉。若论跌闪，正宜服活血暖筋骨药，因何反有不效而加疼痛，是跌闪之中，又有他故也。或年衰之人，因伤气血而愈虚，阴亏则生火，血瘀火燥，岂能疏散定疼，此症当要清火养血为主，火熄而血自荣，血荣而气自疏，气血荣疏，岂有筋脉拘挛不效之理乎。又有膏粱之人，素食火炙，酒色无节，此等一水常亏，二火有余。今者受伤，所服药剂，多分香燥，又因用酒服药，以耗其不足之本元，是添薪助火，故有烦躁咽干不安、疼痛少睡诸患，此当半清半补治之，清补得宜，所患平矣。或久有患病因之人，脾胃之气不足，适遭闪跌，愈加疼痛，服药难致速愈，则要兼益脾胃，而调养筋骨血脉，病自好矣。又有患人，损跌已久，积血难消，又因饮食不忌兼有温气，将成痈毒者，未可医跌损，急与内托出外，围头使其速溃，止其痛楚。若毒溃浓行，肿胀疼痛立时可解也。常有伤足者，在大腿骨臼内受伤，此处肉厚，属阴之位，贴膏药不能透达。坐卧起倒，又甚艰难。若女人又不便看，但此处伤损，月久不消，常有生附骨痈者，所以服药而不见效，当兼外科治。

抬肩膀骨臼法六条

使患人坐地，倚着楹柱，或靠着重实台桌之傍，要臀坐着实，身子挺直，脱去衣服半边，两脚伸直，上用长帛束住前面，扛杖之人，一脚踏定，免使患人畏疼躬起，扛时用一长杖，约四五尺长者，如酒杯粗大，中腰缠裹着布巾数层，若肥胖人多裹几层，其杖安患人胁下，前后一人握住杖头，平平扛着，医将双手拽开患臂，手心向天，紧紧拿着，向侧倒身底腰，将患手先舒直坠下，舒挺三四回，方可与他摇动。初起摇时，须缓缓的，摇至一二十遍后，再舒挺三四回。此后更要拿紧患手，用力连摇二三十摇，见其臂膀内有些活动之势，随手用力望下一坠，即唤扛杖之人前后一举，用力扛起。若骨跌出在前，扛杖前手高些；若跌出在后，扛杖之人后手高些，其骨自然从凹处响一声，突起进臼矣。复把患手试搭好肩之上，外贴膏药，用长布帛拴络，挂在颈上，莫使放落，重者七日解放，使穿衣袖；轻者三日，虽穿衣袖，仍用兜络拴挂。如一扛便不能起，再依前法抬入此臼。有跌出在胁下，或出在肩背后，此样的虽几抬不能起，必须要设法使其骨得出肉来，与臼不相远，方可用力摇撺。切记要将患手紧拿，贴并患身，将手直至贴地坠下，使人扛起，此才有力，随势可一涌而上。若肥胖人亦然，用力坠下，其皮肉急满，而骨臼自然进突其上矣。常有一等跌出肩臼的，齐肩膀臼下，臂骨又折，论骨折在内者，若抬臼声动，岂不愈伤断骨矣，疼亦无极，此当要缓用功夫，扛抬不宜用力太猛，摇撺亦要徐徐，一面扛进臼时，一面把折骨捉平，可绑可缚，依法扎紧。用长布兜住胳膊，挂在颈上，隔一二日打开，重换膏药。内有功夫不到之处，再加磋磨料理，务使平整为妙。用心全在临症会意，不宜草草。又有一等臼骨不出，只齐着臼骨跌断在内，有连肩井骨断者，此等不必用抬法，只消用绑缚法。此与绑直骨样不同，但夹板不能如四方安定着实不动，只好肋下用一绵球塞起，外将长厚箐箬，剪成如鞋底样，外用绵纸包糊，两头订带，照折骨处安定，连肩直至胸前，或臂上搭着，将带缚定，再用狭布或搭膊，从肋下交搭裹转，拴紧两头，分开在好的肋下打结，其手向天，用汗布穿络，挂在颈上，但要日渐放松，然恐拴住日久，气血反致闭闷，人事不爽，这都是要见症酌量活变的，非笔下悉尽病情之奥也。捉手足臼之法，不拘手腕胳膊腕，及膝踝孤拐臼，其法大同小异。捉时拿定患人之手，端正放在桌上，使一人在后，靠定患人之身，用手扶定，桌上用衣一件，衬着其手，先于痛处，夹手揉捺数回，复速与转曲摇撺数回，仍与揉捺，亦再要伸曲摇撺，用力将患手扯直，莫使侧去，在后之人令其将患臂扯去，医在前扯来，一手用力，在出臼处着力纳入，入后缓缓回转，见伤处无凹突歪侧之形，便是臼居穴矣。外贴膏药，用布帛缚紧，再用帕挂络其手，吩咐患人不得歪侧，手心向上，其伤处一日要弯展数次，免得筋缩硬直之患。医足之法，使患人仰卧于床橙之上，捉其两足伸齐，亦令一人在傍扶住身体，照样手臼之法，揉撺伸曲揉捺，自能居正。外亦要缠裹，不得歪侧，不时也要伸缩有力，方可行动。臀髋骨臼，如若跌出，瘦人易治；若肥胖人，此处又肉厚，最难捉入；女人所患，恐于不便。其骨臼有跌入胯者，其腿侧外则不痛。跌入臀后者，其腿侧里则不疼。捉法与前同，似两足伸齐不短缩，能使端正，方谓平复。

治膝踝盖跌碎法

膝踝盖者，此俗称曰灯盏骨，若遇跌损，有对开一缝者，有碎开几块者。其骨圆似灯盏底，若一跌碎，其骨则上下皆缩入肉里。上下不合，中间嵌着一缝，皮肉碎几块者，四围皆散开，亦难撮合。治时，先做一大竹圈一个，四围用绵絮重重缠裹，用长带四条，十字花订定在竹圈上，将双手于膝头上下迸紧皮肉，仍用四围撮揪碎骨合笼，完做一块，贴上膏药，外将裹脚布长三四尺者，裹转两层紧紧，方用竹圈箍上，将带上下左右缚压如法，其足亦莫因扎住直定，或可缓缓屈伸，隔一二日复要打开重整。如骨未合缝，须要揪拢，方不带疾。又有膝盖破者，外破皮肉，若作脓破烂，急要托脓长肉收口，不然此处空深出脓，烂久不收口，则上下好皮肉，被脓湿所溜，亦要腐溃，有人调理易效，无人调理者，亦妨干系。

治下腭脱落捉法

盖此症多是血少筋宽，虚损不足者，常至脱落。并女人产后血亏无力，亦要脱落者。又有多火血燥，又有食着硬物，失笑呵欠脱落者。随脱落就取一捉便上，若隔了几日，常久则骨眼内贯风瘀满，死血填塞，不得容易捉上。若与捉时，用半低小木橙一条，令患人坐下，后头令一人扶着患人头，医面立，先双手在患人两腮间磋拿数十遍，后将两大拇指直入到患口盘牙尽处揪着，外将四指托住两腮，内将两手大拇指头在齿上望下一捺，随手轻轻往后一推，即将外指掇起腮腭，随即教患人随掇之势闭口合笼，骨音一声，牙齿平齐，此是捉上腭之法。如有半边上，半边未上，只看下腭牙齿，如有歪左，掇时往右一摆，歪右往左一摆，用意自然会得。若老人无齿难掇些。

接骨方法四条

若人跌伤折骨，不拘手足，若不在臼边折者，则易于绑缚，又能速好，何也？但臼是要活动之处，若近着臼边折骨，则绑缚定了，便不能舒展，但又恐臼边筋血日久凝住，后来即不能活动，如遇此样者，虽绑缚着，却教患人不时缓缓亦要舒展。在手臂有二处，上在胳膊股处，下在手腕小臂。骨折有对断一股者，有碎成几截者。只有骨折而肉不破者，有骨折而皮肉破者，若皮肉碎损，或有骨兴插出，安排之际，必须要捉入插出之骨，与折处平齐。伤处若有血出，先要止血，后来急须在半月二十日之间收口长肉方妙，不然不唯疮口不收，又要避风，亦且脓血不干，断骨又不能交接。在脚上有直骨二处，上系大腿，下系小腿，臁骨损伤亦不要近于骨臼边，破碎皮肉有骨枪出者，亦与论前手臂骨之法医治调理，绑骨夹板要看人手脚长短肥瘦不同，不得做成相同夹板，肥胖人阔长厚实些，瘦弱人做狭小些，贴着臼骨边做短些，缚时板儿不可压在臼骨之处，绑骨要将患人之手伸出使直，即痛莫使恁性歪去，断处须用心仔细看明，会意停当，一手握住患人之臂，一手在于损处撮合平正，莫使歪斜高低凹凸，方可贴上膏药，然后用绵一口扯长绑扎缠转，绵上用布长二三尺者，紧紧裹着，外用做成夹板，上下左右安置停当，用长带三条缚定，再用一长帛连着颈项挂络其手，手贴肚傍心向上，隔三四日换膏药一次，换时亦要用心看，有不到之处，便与他重整安排平妥，免使后来带疾之误。

足上骨折，在大腿上粗大又肉厚，起倒睡卧又与伤在小腿上不同，小腿细小，睡卧尤可勉强，还好转侧，当与患人说明不可性急，大小便须得在床上放解，如遇女人更加不便，亦须要耐性调理，方保不带疾之患。

腿上骨折，令患人仰天卧着，捉腿伸直，休使侧倒，夹板做长大些。如安排手骨之法捉得平整无虞，方贴膏药，用绵用布缠裹绑缚，悉如前法。绑缚之时，上下令人抬平，睡在床时，其足不许移动，里外俱要用重物捱住，或压面石方砖之类，冬天寒冷，绵絮多加铺盖，换膏药亦二三日一次。后来交接停当不甚作疼，四五日一换可也。裹时须要用好绵为妙，绵贴膏药，布贴绵子，彼此相粘，外用夹板缚定，内服丸药，接骨膏药，活血定痛，不许移动，侧倒自然，十日半月之间筋骨坚壮，血气流通而骨折之处速能续连矣。

常有脚孤拐边，或跌出臼，或跌折骨，连皮带肉破损者，此处极难调治，十有五六，一犯破伤风者，冬日尤好治，若在炎夏收功者少，若人家可扰有人仗侍，须一日请医一换药，方保无虞。

治刀勒咽喉缝法

常人凡遇气忿不平之事，或用厨刀、剃刀勒喉，若喉管不断，刀口狭短可救，若水食二喉管俱断则无救。左喉为食喉，以通胃气；右管为水喉，以通肺气。食喉不断，只断水喉，尤可治不死，只要避风；医时水喉断，吃汤则漏水出；食喉断，吃粥则漏米出，以此试度之。先服护命丹，后用缝法，医须用细小针、细绢线以油涂之，如缝时不可对收皮穿过，先于下边皮肉上针，往上缝起，复手于上边皮肉上一针往下缝落，逐针斜缝，一上一落，均均穿过。如有重勒刀痕者，此处皮肉必碎破难缝，不缝也罢。缝完刀口，用药敷盖，膏药贴上，外用帛包头，或绢帛缠住喉间，莫使进风，仍起怒气，枕头用高些，头向下凑，内服药剂，不得使生痰发咳为上妙。若咳喘，则刀口缝线恐迸裂不妙，大约以清肺养血托里为主。如有发热生痰，以祛风散表为主。若七日内无胃气等症，能进饮食，外边刀口加料，用敷药内裹，用心服丸药调治，不必虑矣。如遇天气暑热，须一日一换膏药，或有只勒一刀，而刀口又小者，若天气冬冷清凉之际，此不必用线缝之，敷药自能收口也。

破阴囊治法

常人凡遇事争殴之际，有将阴囊扯破者，有于高处跌下损破者。如破处短小，卵不出者，不必针缝，只要避风吃药可好。如损开一条或三叉花开者，阴子又挂出，此样的，方要用针缝之。先将阴子托进，将皮凑拢后，用针缝一上一落，照缝咽喉之法按势缝之，外头须用上好收口长肉敷药，用软绢帕裹兜，再用长带拴挂起在腰间，庶不使阴囊坠落，易得收口。定痛胃风用祛风药，无风只用托里助脓药。小肚急胀用散血利水药，俱在随症酌方，每日净洗换药，方免臭污收功。但缝喉、缝阴囊，此是卖手段功夫，须要按定自己，注意缓缓用心缝过几针，自然手熟如法。

创刀腹列肠出法

凡人或中创刀，腹裂肠出者，又或有人于巅崖峻石上跌损肠出者，急须用香油摸腹，使患人吸气后，用人抱起，提掇其身，缓缓用手送入。如能送收腹进，就莫大功效，次以止血分封固药，为急需须外贴膏药，或不可贴，裁度其伤痕，可否外用长布和身裹转，紧紧扎定，别无良法，亦不便用针缝得，治法非有神功智巧，难言其医之妙。

接骨紫金丹： 当归、生地黄、五加皮各八钱，白芍、川续断（酒洗）各六钱，五灵脂（飞）、羌活、龟板各三钱，骨碎补（去毛，醋炒）一两，防风、乳香、没药、虎骨（炙）、落得打各五钱，木香二钱，血竭一钱，麝香二分，臂上加川芎五钱，白芷三钱，薄桂一钱；足上加牛膝（酒洗）五钱，木瓜三钱，威灵仙（酒洗）四钱，外加人参、土鳖甚妙，共为细末，为丸，自然铜为衣，下部空心好酒化下，上部临睡酒服。

接骨丹： 治跌打损伤骨折，瘀血攻心恐发热，及晕昏不省人事。硼砂、骨碎补各二两，归尾、大黄各一两，自然铜（醋淬）七次，乳香三钱，没药一钱，血竭七分，土鳖（焙干去头足）一钱五分。上为末，磁器收之，每服八分，食后热酒调服，其骨自接上，如有瘀血自下，亦治吐血等病、经事不调，俱用酒下（亦紫金丹）。

三生膏： 治跌打伤折损手足。生地黄（鲜者）一斤，生姜四两。上捣烂，入酒糟一斤同炒，均乘热以布裹罨伤处，冷即易之，先能止痛，后又整骨，大有神效。

葱搽法： 治打扑伤损肿痛。葱头切烂炒焦，搽患处冷则再易，止痛消肿散瘀血。

鸡鸣散： 治从高坠下及木石所压，凡是损伤血瘀凝滞痛不可忍，此药推陈致新，活血养精。大黄（酒蒸）一两，归尾五钱，桃仁（去皮尖）七粒。上锉，酒煎，鸡鸣时服下，瘀血即愈。

伤元活血汤： 治从高坠下，恶血留于胁下，及疼痛不可忍。柴胡、天花粉、当归、红花、甘草、桃仁（泥）、大黄（酒浸）、穿山甲。酒水各半，煎八分服下，以利为度。

活血止痛散： 治打扑伤损膜，落马坠车一切疼痛。乳香、没药、赤芍、白芷、川芎各一两，当归、生地黄、牡丹皮各二两，甘草五钱。上为末，每服三钱，温酒入童便调下。

常用顺气活血煎方： 陈皮、厚朴、乌药、赤芍、红花、延胡索、归尾、木通、桃仁、三棱、蓬术，加苏木三钱，酒水各半，煎好空心服，有寒加川芎、紫苏、生姜、葱头；有食加山楂、枳实。

琥珀护心丹： 治从高坠下，车蹿马伤脏腑，大小便不通，发热发喘。锦纹大黄、苏木、五灵脂（飞过）、牛膝（酒炒）、乳香、没药（出汗）、三七各三钱，广木香、蓬术、琥珀末、陈年香圆、朱砂（为衣，加麝香同研）各二钱，当归、蒲黄各五钱，杏仁（去皮尖）四十九粒，木通二钱五分，泽泻一钱五分。上为细末，炼蜜为丸，重一钱五分，朱砂、麝香为衣，童便和老酒化下。

通常用丸药没药方：治跌打损伤周身气血不顺，腰间疼痛。归尾（酒洗）、乌药、陈皮、泽兰叶各一两，蓬术、川芎、厚朴、桃仁各五钱，柴胡七钱，赤芍八钱，肉桂二钱，延胡索（酒炒）、羌活、红花、三棱各三钱，小茴香一钱五分。上为细末，如作丸药，外加乳香、没药各五钱，自然铜、麝香研细为衣，好酒化下。

内跌打损伤、外感风寒治法：头疼发热呕吐，先祛寒邪，后治损伤。半夏、紫苏木、羌活、川芎、藿香各一钱，陈皮、厚朴各八分，前胡一钱二分，山楂二钱，防风七分，加生姜三片、葱头二个，酒煎服取汗，忌食生冷。

大小便不通方：凡治大小便数日点滴不通，服导利之后，小水略通，又不能全彻，不时频频遗出，此是为何？按小肠经乃多气少血之经，今用苦寒破气等药利之，故气虚而寒，膀胱不能来约，所以频遗不止，愈短缩，而仍前肠胀不利，若真有死血不尽，留滞小肠者，须用琥珀行血药逐之自效。如无死血不尽，须用温补气血药几剂，而无便数之患矣。

石韦散：治小便不利，茎中肿胀，腹硬如石。石韦、车前子、冬葵子、赤茯苓、红花、当归、泽兰叶、桃仁泥、木通、郁金。若血中有热，加蘡麦；大便不通，加芒硝、大黄。

阴阳不分，关格不通方：阴阳不分，关格前后不通一证，诸药不效难救，则胀满闷乱而死，以甘遂末水调敷脐下，内以甘草节煎汤投之，及药汁至脐，二药相反，胞自转矣，小水来如泉涌。

大便不通方：猪胆汁，用竹筒相接套入谷道中，以手指捻之，令胆汁直射入内，少时即通，盖苦益阴以润燥也。

初发附骨疽方：治附骨疽，初起发于太阳、厥阴经，环跳穴痛不止，得此阳滞于阴之症。羌活、川芎、苍术、防己、木香、连翘、射干、甘草、木通、白芍、归尾、苏木各七分。水、酒各半煎服。

黄连消毒饮：治附骨疽。黄连、羌活各一钱，黄芩、黄柏、桔梗、防己、苏木各五分，生地、知母、独活、防风、归尾各四分，黄芪、人参、甘草、陈皮、泽泻各三钱。上锉，水煎，空心服。

治枪伤腹裂肠出方：录此参用。细辛、当归、川芎、白芷、续断、鹿茸、黄芩、黄芪、干姜、附子、芍药各二两。为细末，先饮酒，次服五钱，七日三服，加至方寸匕立验。又方：煎人参枸杞汤淋之，皮自合矣。吃羊肾粥，十日见愈。

常用破伤皮内消肿排脓药：当归、生地、连翘、花粉、白芍、防风、荆芥、黄芪、羌活、独活、甘草、白芷、白术。上部加川芎、桔梗；下部加牛膝、米仁、木瓜；汤火伤加黄柏、刘寄奴。随症加减，清水煎好，加酒送下。

羌活愈风汤：治破伤风初传在表。当归、川芎、白芍、防风、羌活、藁本、细辛、地榆、甘草。水煎热服。

追风散：治破伤风角弓反张，不省人事。防风、荆芥、薄荷、僵蚕、天麻、白芷、麻黄、当归、茯苓、甘草。加生姜三片，水煎服。

防风通圣散：治破伤风里症，大小便闭结、发热口禁等症。防风、川芎、当归、白芍、大黄、芒硝、连翘、桔梗、石膏、黄芩、栀子、麻黄（不去节）、薄荷、滑石、甘草、荆芥穗、白术。清水煎服。

大秦艽汤：破伤风有类痉症者，外无六经之形，内无便溺之阻隔，如血弱不能养筋，故手足不能运动，舌强不能言语。秦艽、白芍各八分，甘草、川芎、石膏、茯苓各六分，当归一钱，细辛二分，羌活、黄芩、独活、生地、熟地各五分，白芷三分，防风、白术各四分。如心下痞满，加枳实八分，水二盅，加生姜二片，竹沥、姜汁同服。

清咽利肺饮：治割喉初缝，气喘有嗽有痰有热。防风、牛蒡子各七分，荆芥、桔梗、川贝母（去心）、黄芩各五分，玄参、当归、马兜铃各八分，麦冬、门冬、百合各一钱，甘草四分，加生姜二片，灯心干枝，煎服。

川楝子汤：治阴囊破损，初缝止血定痛，利水宽胀。川楝子一钱五分，地榆、当归、乌药各一钱，生地、黄柏（酒炒）、赤芍各八分，车前子五分，连翘、独活各六分，木通、防风、牛膝各七分。水二盅，煎八分，加酒食远服。

破伤皮肉敷药：遇破伤皮肉或在头角或腿足，血出不止，当引血归经，外用敷药包紧，内服此方。当归头、何首乌、玄参、丹皮、蒲黄（炒黑）、生地、白芍、人参、黑荆芥。上加川芎下地榆，灯心二十根煎服。

补唇口方：如伤去唇舌，先用川乌、草乌末摊纸一条，以凉水调合贴之，即不觉疼，可用刀取血流，以止血散涂之，用鲜蟹烧灰，每二钱加乳香、没药三分涂之，即生肉愈，后如舌硬，用白鸡冠血点之即软。

当归拈痛散：治湿热脚气为病，四肢骨节烦痛，肩背沉重，下注足胫肿痛，脚膝生疮赤肿及里生外疮，脓水不绝。羌活、黄芩（酒炒）、甘草（炙）、茵陈（酒洗）各一钱，人参、升麻、葛根、苦参、防风、苍术各四分，猪苓、泽泻、当归、知母（酒炒）、白术各五分。上锉一剂，水煎，空心服。

牛黄护风丹：治破伤风角弓反张，牙关紧急，痰涎涌盛，并治感冒风寒，小儿惊风搐吊。全蝎三个，胆星（套过真者）三钱，天竺黄、白芷、川芎、僵蚕（炒）、蝉蜕、黄芩、甘草、荆芥穗、薄荷叶各一钱，防风、明天麻、归身各一钱五分，勾藤二钱，木香八分，牛黄三分。俱为细末，炼蜜为丸，另研朱砂七分、透明雄黄三分为衣，用灯心汤化下，随症酌用，有惊加金银器，共煎灯心汤下。

牛黄清心丸：治男妇诸风，头目眩晕，痰涎雍盛，卒然倒扑，口眼相引，手足挛搐，脊梁强直，癫狂痫病，心神恍惚，梦寐不安，积热吐血，骨蒸劳病及小儿痫症天吊，急慢惊风，潮热发搐，惊过昏迷，一切怪病并宜服之，分两随症分别修合，如欲少合，照数分减。人参二钱七分，白术、当归、白芍、黄芩、门冬、防风、神曲、朱砂各一钱五分，茯苓、川芎各一钱三分，肉桂、山药、羚羊角、麝香、片脑各一钱，干姜、阿胶（炒）各七分，柴胡一钱五分，桔梗、杏仁各二分，蒲黄（炒）二钱五分，白蔹七分，甘草五分，雄黄八分，牛黄一钱二分，犀角二钱，黄豆芽（炒）一钱七分，金箔一百张，胶枣（未煮去皮骨研）。上为细末，枣肉与蜜共捣为丸，每重一钱，金箔为衣，黄蜡包裹，每用一丸或半丸，小儿分为四分，或薄荷汤灯心汤、姜汤化下。

将军膏：治伤损肿痛或伤眼上青黑。大黄为末，生姜汁调敷患处。

守田膏：治打扑有伤，瘀血流注。半夏为末，调敷伤处，一宿不见痕迹。

爪甲抓破面皮：生姜汁调轻粉搽涂伤处。

万病无忧膏：治跌打损伤，接骨闪挫，一切筋骨疼痛，诸般无名肿毒疮疖痞疾，及哮吼喘嗽，痈疽发背，烂腿臁疮，百发百中，功难尽述。大黄、当归、赤芍、白芷、连翘、白及、白蔹、乌药、玄参、骨碎补、扁柏叶、紫梢花、甘松各八钱，苦参、皂角、川乌、草乌、郁金、生地、五倍子、羌活各五钱，肉桂、红花、桃仁、木通、川芎、牛膝、刘寄奴、甘草、阿胶、细辛、麻黄、三奈、威灵仙、干姜、丹参各四钱，矾红二两四钱，黄丹（飞）十四两，血余三团，麻油四斤，桐油一斤半，龟板（去边）一个，土木鳖二十八个，蓖麻肉四十九个，桃柳槐桑枝各三钱，乳香、没药、血竭各四钱。药油分作四处浸三日，合共入锅，炭火熬至药枯，生绢滤出渣，煎至滴水成珠，次下乳、没、竭搅匀，再入丹、矾二味，搅匀摊膏，任用此膏，与仙神太乙膏相同，合时忌生人、妇女、鸡犬，须静室处制作修合，无不灵效。

跌闪膏：治一切跌打损伤闪腰挫气。松香（提净听用）一斤，桐油十二两，麻油四两，血余三两。共熬，血余化尽，入松香候化，再入血丹六两，收看软硬，摊膏药内掺接骨丹。方载：可计阿魏五钱另研，血、丹、土、朱各三钱，共研细末，磁器贮用。

跌打损伤膏：沥青（埋地一周年，临用时取起，童便浸一月）十斤，赤芍、红叶各四两，狗胎一个，苏木、骨碎补、威灵仙各二两，川续断加五钱，落得打草一两五钱，壮人发（胎发尤妙，如无黄狗胎，以血管鹅毛代之）。

跌打损伤内损肿痛膏药奇方：陈糙糯米一二合，用陈社醋浸一二时，捣如酱，入铜勺内，再加醋煎稠，待腻入葱汁及麝香少许，用新青布照所患大小摊贴。若初跌打损，一二日即愈，痛四五日者，贴五六日即愈，忌铁器。

治跌打损伤膏药：丁香、乳香、没药、血竭各一钱，老龙须（即粟根）、葱头、陈棕榈、千里马（即旧草鞋，各化灰）各三钱。将前药和匀，外麝香五分，加陈醋捣烂，青布摊膏，贴患处三日即好，如膏干落，再加醋捣贴。又方（治同）：生姜葱各半，取自然汁煎至三分之一，加阿胶收得老嫩合宜，如用阿胶一两，加自然铜、土鳖虫末、骨碎补末各一钱五分，乳香、没药各八分，青布摊贴，即骨碎亦可合。又方：治遍身跌打伤，颠扑重伤，青肿疼痛。小麦叶、罗卜叶、青松毛各一大把。共捣极烂，摊单被上，赤身入被，将药贴肉裹被紧，尽量饮醉，睡醒即愈。又方：治跌打损伤。面粉一撮，山栀三个，苎麻根五钱，葱白七个，鲫鱼一尾，生姜一块，肥皂圆囵一个。共捣极烂，摊贴患处。又方（治同）：新鲜桑白皮捣糊，加盐少许，罨缚患处即愈。

松葱膏：治折伤及一切损破骨断或指头破裂流血。葱白（连根带叶煨熟）、松香（白蜜砂糖）。共杵烂成膏，焙热，厚敷裹损处，冷再易，先以生姜捣烂炒熟罨片时，次用此膏贴之，减瘢退肿住痛（出《本草》），但不宜入口中。

黎峒膏：治跌打损伤。广三七、川大黄、续断、韭子、延胡索、槐角、姜黄、地鳖虫各三钱，乳香、没药、藤黄（为末）各二钱。真麻油一斤，将前七味煎枯去渣，加入后三味，搅匀成膏摊贴。

清凉膏：治一切跌打损伤，刀破箭伤，汤泡火烧，如破不用。黄芩、黄柏、川连、甘草、大黄、苦参、人参各二钱，龟板一个，铅粉二斤，麻油四两，加麝香、阿魏。

透骨回阳膏：治跌打损伤，筋骨疼痛，半身不遂，痞块，妇女经水不调。陶鹅油（近海之家多畜之）三斤十二两，香油三斤十二两，银诱十二两。打碎入油，熬至滴水成珠去渣，每斤油用飞过黄丹五两收好后，入细药乳香、没药（去油）、血竭、儿茶、龙骨各五钱，麝香五分，研细末，搅匀，照《古今医鉴》金不换穴道贴。

又膏方：木瓜、甘松、三奈、蒲黄、丹参、连翘、甘草、玄参、黄柏、川乌、草乌、川姜活、独活、赤芍、红花、细辛、秦艽、桃仁、萆薢、熟地、生地、荆芥、苍术、川芎、首乌、肉桂、阿魏各二钱，土贝母、防风、大黄、银花、当归、丹皮各四钱，丁香、附子、乳香、没药、木鳖、黄连各一钱，象皮二钱。熬入油内，滤渣时取起，候冷，同肉桂、阿魏、丁香、乳香、没药、黄连研末，搅入膏内，桃、柳、桑、槐、榆枝各七寸，麻油二斤，入药熬至黑色，用麻布滤渣，用五枝每长一二尺，不住手搅至滴水成珠，加东丹十两，炒黄色入膏收摊贴。

鸡鸣散：治从高坠下及木石所压，凡跌打损伤血淋凝积，气绝欲死，烦躁头痛，叫呼不得及瘀血冲心胀满，肿痛难忍，初伤用效，此药能利瘀血，若觉气绝不能言语，心尚温者，急将本人扶起，如僧打坐，令持其发，略放低，用半夏末吹入鼻孔中，挖开口，同热小便和韭菜汁灌下即醒，再以生姜汁和麻油和匀灌之，次用药灌方可无虞。大黄（酒蒸）一两，归尾五钱，桃仁（泡去皮尖）七粒，豆豉一合，干薄荷叶（烧灰）。共为细末，每服五钱，用酒煎至六分去渣，热小便冲匀，鸡鸣时服，次日瘀血下即愈。

土鳖方：治跌损伤垂危者，但能入药即可取效。土鳖（又名土骨虫，又名接骨虫）不拘多少，用好烧酒浸死晒干，每用土鳖一个，入雄黄、朱砂、炒半夏、归尾、血竭、白硼砂、五灵脂各一分，乳香、没药（去油）各六厘，麝香三厘，另研巴霜（去油）

六厘，共研为极细末，为散，或烧酒为丸，重一分，以瓶盛，勿令泄气，每服一分起，至一分半止，不可多服，先用磁杯盛药酒调服，不能自吃者，灌之入口，好酒尽量饮至醉，盖被，令睡出汗为度，随觉遍身拘急醒时，自然肿消痛减，次日可愈，若小儿破伤，只服八厘至一分止，不可多服。

千金不易铁布衫神方：治跌打损伤、外面青肿、内里瘀血不行等症，千金不易散名曰铁布衫，遇难则当济之，勿吝宜珍。红花、苏木、生地、骨碎补、防风、羌活、独活、白芷、刘寄奴、陈皮、当归、桃仁、木香（择香尤妙）、牛膝（用下部）、秦艽各二钱，木通、五加皮、川续断、泽兰、熟地、乌药、蝎尾、乳香、没药、石斛、银花、槟榔、蒲黄各一钱，肉桂、香附、枳实、柴胡各五分，再加紫菇、仙乔草、活鹿草各二钱，土鳖虫（煅）五六个。重者加真山羊血一钱，花蕊五分，用好酒一斤煎，或鸳鸯水煎，冲酒共煎至一大碗，患在上半饱服，在下空心服；凶者加童便一杯冲服；如小便不通，加黄芩（炒）五分；腹痛倍加乳香、老酒、无灰酒均可服。

回生起死丹：治跌打损伤气绝不能言语，一服见效。红花苏木酒山栀，黄芩童便与桂枝，芍药川芎并白及（煎半好下乳没），杏仁甘草及当归，乳香没药且留下，直待煎时下酒后（看患上下服）。又方：治跌打损伤并夹棍。当归、茯神、远志、威灵仙、胎骨、川乌、山羊血、草乌、十大功劳各二钱，麝香五分，薏苡仁四钱，血竭三钱，老鼠刺、兔儿、一枝箭、九死还魂草各三两，地埋金二两，兰叶、仙乔草、落得打、草墨、录草各一两。共为细末，炼蜜丸如圆眼大，每重二钱，朱砂为衣，好酒送下。

黎峒丸：治跌打损伤。黄牛角（煅）一对，雄鸡毛（烧灰）三只，毛竹节（烧灰）一全枝节，天竺黄、血竭、大黄（细研）、冰片、黎峒草、阿魏、明雄黄七味各三钱，儿茶、乳香、没药（俱去油）各五钱，山羊血五分，再加藤黄五钱，碎米大，用不见水子羊血拌，隔汤煮百余沸候干，次即烊摊碗底晒干，共研细末，炼蜜为丸，如龙眼大，约重三分，雄黄为衣，黄蜡为丸收藏，看伤何处，引子煎汤送下。

金不换接骨丹：治跌打损伤，骨碎欲死者，服之即起死回生，如未断气，挖开口灌入，真妙神方。乳香、没药（去油）各一钱，归尾、川大黄、骨碎补、硼砂、土鳖虫（略焙去头足用）、自然铜（桑柴火煅红，好醋淬七次，另研细）、血竭各二钱，地龙（去土净取用）四钱，辰砂、半夏、巴霜、儿茶各一钱，虎骨（煅）二钱。上药共研细，磁罐收之，勿令出气，如遇前症，每用八厘，黄酒送下。尽量饮，盖被出汗，其疼立止，其骨自接。有突块自平，不唯接骨、能下死血等症，即妇人月信不通，用七厘黄酒送下一服即通，亦尽量饮，每服八厘，服八厘即消杖疮，川乌草汤洗之。

此秘方在于武林，周氏所藏，于辛卯仲春给余也。相射散人缄